Allgeier Riki / Amann Max

Der himmlische Heilpflanzenführer

Eine Zusammenschau von Astrologie, Volksmedizin, Naturheilkunde, Magie, Mythologie und Signaturenlehre

BACOPA VERLAG

Alle Ratschläge und Empfehlungen in diesem Buch wurden von der Autorin und dem Verlag sorgfältig erarbeitet und geprüft. Dennoch kann keine Garantie übernommen werden. Die vorgestellten Methoden sind nicht dafür bestimmt, die Beratung oder Behandlung durch einen Arzt zu ersetzen. Eine Haftung der Autorin, des Verlages oder seiner Beauftragten für Personen-, Sach- oder Vermögensschäden ist ausgeschlossen.

4521 Schiedlberg/Austria, Waidern 42
E-Mail: office@bacopa.at, verlag@bacopa.at
www.bacopa.at

Gestaltung Sonnensymbol: Christine Nkruma

Printed in the European Union

ISBN: 9783902735911
2. Auflage, 2021

Allgeier Riki / Amann Max

Der himmlische Heilpflanzenführer

Eine Zusammenschau von Astrologie, Volksmedizin, Naturheilkunde, Magie, Mythologie und Signaturenlehre

BACOPA VERLAG

Inhalt

Pflanzenregister

Danksagung

Ein schöner, wenn auch schwieriger Teil dieses Buches strahlt mir nun als weißes Blatt entgegen. Ich wüsste nicht, welchen Wegbegleitern ich nicht danken möchte, ich hoffe dass ich Niemanden vergesse.

… wo fang ich bloß an?

Natürlich bei meinen Eltern. Durch sie durfte ich das Leben lernen und meinen Freigeist entwickeln. Meinen Geschwistern, die mich das Überleben trainieren ließen, aber auch die Liebe für die Gemeinschaft in mir weckten.

Für die Unterstützung und hilfreiche Kritik meiner zahlreichen Freunde, ob zwei- oder vierbeiniger Art bin ich dankbar und selbst meinen Widersachern gebührt Dank, sie ließen mich ebenso wachsen. Angelika, Herta Amann, wie schön, dass ihr mir einen Teil eurer wunderschönen Pflanzenaufnahmen zur Verfügung gestellt habt und Chris, du hast mir nicht nur den Blick für Farben gegeben, sondern mit deinen Zauberhänden das Buchcover veredelt. Lilu, du warst meine beste Freundin und hast mich auf der Entdeckungsreise nach Spuren der Pflanzengeister immer begleitet und oft spüre ich du bist noch immer dabei. Doris, von dir bekam ich die ersten Ephemeriden, Babsi, Susi und Rita zünden immer wieder das „Feuer unter meinem Hintern“ an, Claudia du wirbelst auch in meinem Sinn und nicht zuletzt Micha und Vicky, meine großen Hilfen für die Gestaltung im Internet – Danke. Ja, meine Mitbewohner (auch die vierbeinigen) brachten mich ebenfalls immer weiter und nähren bis heute meinen Gemeinschaftssinn - keinen von ihnen möchte ich auf meinem Werdegang missen.

Beruflich bekam viel Hilfe durch meinen Vater, Kurt, Irene Zandanel, Natura Naturans, besonders gefördert hat mich hier mein Freund und Kollege Dr. Max Amann. Und jetzt natürlich dem gesamten Bacopateam ein Dank. Sie haben den Mut ein ganz außergewöhnliches Buch zu verlegen und viel Geduld mit mir.

Ein ganz besonderes Danke gibt es für meine vielen Patienten. Sie helfen mir meinen Freigeist mit Erfahrung zu verknüpfen und lassen meine Arbeit zur Berufung werden. Meinen Schüler möchte ich ebenfalls danken. Sie erweitern meinen Horizont, so wie ich ihren, und lassen Unterricht zur Weiterbildung und Teamarbeit werden. Viele von euch werden sicherlich weitere spannende Spuren der Sterne und Pflanzengeister aufspüren.

Erwin, ganz viel Danke für deine große und liebevolle Unterstützung und dir Heinz, dass du da bist, wenn man dich braucht. Von dir durfte ich lernen nicht zu werten und wie man seinen ganz eigenen Weg geht.

Eine Verkäuferin von Lottolosen, weigerte sich einst, mir eine Gewinnchance zu geben. Sie war überzeugt, ich hätte meinen Pool für Glück schon voll ausgeschöpft, mit meinen beiden wunderbaren Söhnen Max und Felix und Ziehtochter Michaela. – Recht hatte sie. Lotto gespielt habe ich seitdem nicht mehr, doch die Tatsache, dass ich voller Stolz und Liebe auf meine Kinder blicken kann erfüllt mich von Tag zu Tag mehr. Sie waren und sind mein Glück und meine Inspiration – und meine besten Lehrmeister.

Mein Schutzengeltrupp hat mich immer bestens geführt. Ihnen und unserer himmlischen, magischen und zauberhaften Mutter Erde mit all ihren hilfreichen und liebenswerten Erdenkindern danke ich täglich. Ich freue mich weiterhin ihr aufmerksamer Schüler zu sein.

Die irdischen Sonnengötter

Die Zahl der Lehrbücher der Phytotherapie ist ungewöhnlich groß. Etwa die Hälfte ist lesenswert, also ein erheblicher Prozentsatz. In der Angabe der jeweiligen Heilanzeigen der Pflanzen und ihrer Zubereitungen findet man in den einzelnen Büchern ganz erhebliche Unterschiede, besonders auch nach der nationalen Herkunft des Autors und Zeitpunkt der Erscheinung. Angaben in alten Büchern sind durchaus lehrreich, müssen aber nach gegenwärtigen Therapiebedürfnissen interpretiert werden und zwar nicht nach der zeitgemäßen Veränderung unserer Vorstellungen von Krankheit und Heilung, sondern von der tatsächlichen Veränderung der Krankheiten, was neue Wege der Heilung erfordert. Ein Vergleich der Heilanzeigen in den verschiedenen zeitgenössischen Lehrbüchern ist unterhaltsam; man findet bald heraus, welche Bücher außer Allerweltsangaben, viele Tipps für die tägliche Praxis enthalten, also nicht nur zusammengeschrieben sind, sondern Erfahrung weitergeben. Es ist deshalb auch unnötig, ein Superlehrbuch zusammenzufassen, das alle auffindbaren Indikationen der Literatur aufzählt. Wichtiger, falls möglich, sind Angaben, was uns bei eventuellen Problemen weiterhelfen könnte. Hier ist die nicht einfache Auswertung der Angaben in alten Büchern am Platz sowie Mitteilungen von Beobachtungen aus der zeitgenössischen Literatur. Die Astromedizin bietet uns eine weitere Möglichkeit therapeutischen Eingreifens über die Verwertung von Erfahrungen aus alter und neuer Zeit. Besitzen wir Angaben zur astrologischen Einordnung des Arzneimittels und das Geburtshoroskop des Patienten, so können wir diese vergleichen und die Arzneien auswählen, die in seinem Fall am meisten Hoffnung auf Hilfe versprechen.

Beispiele: Bei Erkrankungen der Leber vergleichen wir die Nativität des Patienten mit den astrologischen Einordnungen der Lebermittel.

Die Astromedizin bietet uns aber noch eine weitere Möglichkeit des therapeutischen Eingriffs. Wir können Mittel einsetzen, die bisher nicht für das festgestellte Leiden verwendet wurden, von der astrologischen Zuordnung aber angebracht sein sollten. Auf diese Weise sollte es möglich sein, für altbewährte Arzneimittel auch nebenher neue Indikationen aufzufinden. Dies deuten wir jeweils unter *Wirkung im Horoskop* in Klammern an (da wir kein Astrologielehrbuch schreiben, sind dies nur Beispiele, keineswegs der gesamte, vorstellbare Einsatzbereich der beschriebenen Heilpflanze). Diese Art Forschung ist wegen der rasch zunehmenden Veränderung der Krankheiten und dem Versagen bisher wirksamer Heilmethoden unbedingt notwendig.

Beispiele: Die Zunahme viraler Leiden in Häufigkeit und Bösartigkeit. Wir müssen jederzeit damit rechnen, dass neuartige Viruserkrankungen, die erst einige Jahrzehnte alte Krankheit Aids im Vergleich als Kinderkrankheit erscheinen lassen. Übrigens: Virale Leiden sind dem Mond unterstellt. Hilfe schließt also Stärkung der Freunde des Mondes ein, besonders wenn sie in Beziehung zur Mondstellung durch Winkel oder ähnliches sind.

Dem Pflanzengeist auf der Spur

„Dann dachte ich nach, wie gelernt werden müsste, wenn kein Buch und gar kein Arzt auf der Erde wären."
„Es ist verfehlt, in der Medizin sein Wissen vom Hörensagen und Lesen zu schöpfen. Sondern man muss sich fragen: Wie hat der Erste gelernt? Und der, der ihn gelehrt hat, lehre uns auch." Paracelsus

Da sagte die Engelwurz zum Wissenschaftler: „Hältst du es für möglich, einen Menschen vollständig zu zerlegen, ihn auf seine chemischen Grundbestandteile zu reduzieren, das Ergebnis in eine messende und analysierende Maschine zu speisen, und dann daraus zu schließen, ob er ein begabter Maler oder ein kreativer Musiker ist? Nein? Warum glaubst du dann, dass du etwas über mich weißt, wenn du das mit meinem physischen Körper getan hast?"

„Ja, aber wie sonst soll ich etwas über die Heilkräfte einer Pflanze erfahren?" fragte der verunsicherte Wissenschaftler.

„Frage die Alten, frage die Weisen, sie werden es dir sagen" antwortete die Engelwurz.

„Aber wir haben keine alten Weisen mehr, und kaum Überlieferungen!", seufzte der Wissenschaftler.

„Dann werde selber ein Weiser! Dann nimm mich als Lehrer. Komm setz dich zu mir. Ich werde dir die Rituale und Zauberworte schenken, mit denen du meine Geschwister rufen kannst."

(Stephan Harrod Bruhner, „Sacred Plant Medicine", Bolden CO, Roberts Rinehart Publ. 1996)

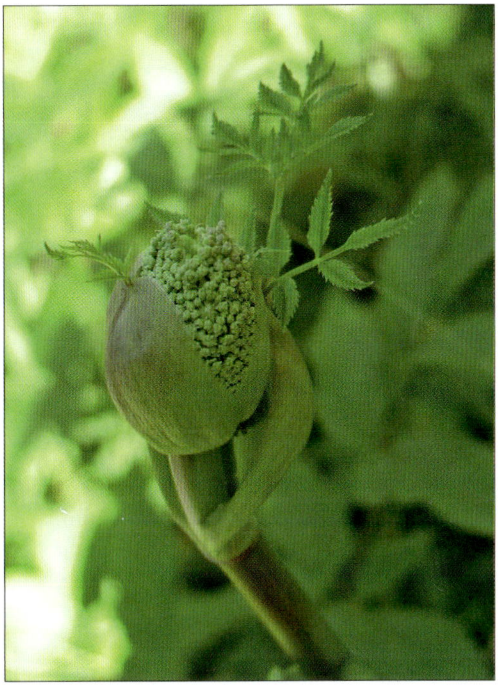

Engelwurz

1. Die Signatur

„Diese Signatur, ist ganz aus dem Brauch gekommen und ihrer ganz vergessen worden, woraus dann ein groß Irrsal folgt.“ Paracelsus

Die älteste medizinische Behandlungsmethode ist sicher die schamanistische durch Menschen mit besonderer Begabung der außersinnlichen Wahrnehmung. Diese Menschen waren und sind sich ihrer schwierigen Lebensaufgabe durchaus bewusst und übernehmen die Last keineswegs freiwillig, sondern nur im Falle einer Berufung. Schamanen waren bei allen Naturvölkern in hohem Ansehen, doch auch Furcht und Abscheu wurde ihnen entgegengebracht. Schamanistische Fähigkeiten können bei entsprechender Veranlagung durchaus weiterentwickelt werden – der Schamane wählt Nachfolger und schult sie viele Jahre. Der Schamanismus ist dem Element Feuer zugeordnet und zeichnet sich durch Gaben wie Intuition, Eingebung und Channelling aus. Die Signaturenlehre ist so etwas wie eine schamanistische Grundausbildung und erfordert „nur“ den richtigen Gebrauch der fünf Sinne. Die Signaturenlehre ist als Werkzeug jedem vorurteilsfreien Menschen zugänglich (Tiere haben sie instinktiv, von ihnen könnten wir uns viel abschauen, um die Pflanzensprache noch besser zu verstehen).

Als Therapiehilfe ist die Signaturenlehre seit der Steinzeit bis ins 18. Jahrhundert von nahezu allen Therapeuten verwendet worden. Die frühe Medizin hat in erster Linie Pflanzen, aber auch Mineralien als Heilmittel genutzt und auf ihre Signatur hin betrachtet. Schriftliche Zeugnisse zur Signatur von Heilmitteln aus dem Altertum existieren von Heilern vieler Naturvölker. Die deutschen Kräuterbücher des 16. und 17. Jahrhunderts sind nach Signaturen der Pflanzen geordnet.

Mit der Entwicklung der Naturwissenschaften und der chemisch-wissenschaftlichen Medizin begann das Mobbing gegen die Signaturenlehre. Die Kenntnisse der Wissenschaft haben zwar zu klaren und bewundernswerten Fortschritten in vielen Bereichen der Heilkunde geführt, doch leider zeigte sich im Gegenzug, dass in diesem Zeitraum eine massive Verurteilung alter Erkenntnisse im Namen der Wissenschaft stattgefunden hat. Schlägt man in üblichen Lexika den Begriff der Signaturenlehre nach, finden wir: „Inzwischen überholte, da wissenschaftlichen Kriterien nicht mehr entsprechende Lehre“ oder gar „mystische Arzneilehre“.

In der Medizin Chinas, der TCM und in der ayurvedischen Medizin Indiens dient die Signaturenlehre heute noch als konsequente Grundlage der Heilkunst. Die großen praktischen Erfolge dieser Therapiesysteme sind mittlerweile eindeutig belegt und auch die Labors bestätigen heute nach aufwendigen, teuren und lang dauernden Untersuchungen, täglich neue Wirkungen von Heilmitteln, die die alten Heiler und auch die Volksmediziner bereits durch die Anwendung ihrer fünf Sinne bestens kannten. Ziehen die Pharmakologen jedoch heute so gerne in den Regenwald, um „neue“ Arzneien zu erforschen, sind sie nach wie vor auf die einheimischen Pflanzenkenner angewiesen, die ihre Kenntnisse wie vor vielen tausenden von Jahren aus dem Erspüren und Erkennen der Signaturen schöpfen.

Beispiele: Mistel. Dem Anthroposophen Rudolf Steiner ist die Signatur des Halbschmarotzers aufgefallen, der sich über den ganzen Wirt verbreitet und selbst zu Grunde geht, wenn sein Wirt stirbt. Die Verbindung zum Krebsverhalten war erkannt. Erst in den letzten Jahren sind die Inhaltstoffe der Mistel entdeckt und erforscht worden, die diese These belegen und die Mistel auch wissenschaftlich als Krebsheilmittel anerkennen lassen.

Beispiele: Johanniskraut. Schon immer wurde das Johanniskraut als Pestheilmittel sehr geschätzt. Die Labors bestätigen heute die große Wirksamkeit des alten Pestheilmittels im Einsatz gegen die moderne Pest: Aids.

1.1 Vom Buch der Natur

„Wer die Natur erforschen will, muss ihre Bücher zu Fuß durchmessen“ Paracelsus

So, wie der Mensch von einem Leiden gezeichnet ist, so sendet auch das Heilmittel dem Menschen Hinweise (Signale) wofür und wo es in Körper, Seele und Geist wirkt. Ein Symptom ist nichts anderes als ein Zeichen (Signum), das die Krankheit im Menschen hinterlässt. Die Signaturenlehre geht davon aus, dass alle fünf Naturreiche, Geistwesen, Mensch, Tier, Pflanze und Mineral miteinander durch eine Urverwandtschaft in Beziehung stehen, Ähnlichkeiten zeigen oder Entsprechungen aufweisen. Die kosmischen Kräfte, die auf alles einwirken, verknüpfen die verschiedenen Reiche.

Signaturen lassen sich durch alle fünf Sinne wahrnehmen, wobei die Beobachtungen durch den Gesichtssinn am wichtigsten sind, da der Mensch ein Augentier ist. Auch Geruchsinn und Geschmack können wertvolle Informationen bringen.

Seit der Antike hat man die Signaturenlehre dazu verwendet, Heilmittel aufzufinden und Hinweise daraus abgeleitet, für welche Leiden sie anzuwenden sind. In der heutigen Medizin, im Zeitalter der Wirkstoffanalyse, wird die Signaturenlehre belächelt. Im Allgemeinen ist immer mehr festzustellen, dass das Wissen der Mediziner über Heilstoffe kläglich und bedauernswert ist und somit auch falsche Vorstellungen über diese Lehre bestehen. Dieses Buch soll zeigen, dass die Signaturenlehre ein wertvolles Hilfsmittel zur Arzneimittelfindung darstellt, besonders, wenn man die Astrologie miteinzubeziehen weiß.

Jeder Arzt sollte, nach Paracelsus, das Alphabet der Natur lesen können. Nachdem uns die Ärzte hier weitgehend im Stich lassen, müssen wir den Zugang zu den Pflanzengeistern eben selber finden. Wenn wir jedes Jahr nur eine neue Pflanze zum Freund gewinnen, und sei es der Löwenzahn, der gleich neben den Bahngleisen oder aus einer Mauerritze wächst, wird sich unser Freundeskreis enorm schnell erweitern. Sicherlich haben auch uns die Pflanzengeister nicht alles verraten, vielleicht haben wir manche Spur übersehen. Das, was wir erkennen konnten wollen wir aber an Naturheilkunde-Interessierte gerne weitergeben.

„Wer also die Natur bereiten will, der muss durch ihre Schule, und sonst ist er nur ein Sudelkoch und Suppenpanscher und Ausspüler“ Paracelsus

1.1.1 „Nomen est Omen“ – Über die Namen

Namen geben uns Hinweise, für welches Organ die Pflanze erfahrungsgemäß wirkt und welche Eigenschaften in dem Kraut stecken können.

Beispiele: Knabenkraut, Augentrost, Leberblümchen, Feigwarzenkraut, Blutwurz, Lungenkraut, Milzkraut, Mutterkraut, Löwenzahn (Pißinsbett), Zahnwurz, Storchschnabel

Beispiele: Matricaria chamomilla: von Matrix: die Gebärmutter

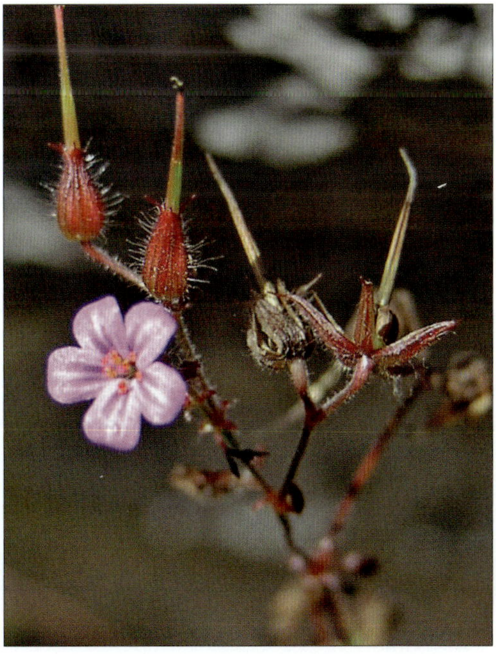

Der Kindermacher Nr. 1: Storchschnabel

Beispiele: Das Bilsenkraut und seine Namen

- Zigeunerkraut: das fahrende Volk nutzte das Bilsenkraut fernab der Heimat als Ersatz für Opium und Haschisch
- Teufelswurz: weil es teuflischen Zwecken diente
- Schlafkraut: einen tiefen Schlaf bewirkt
- Tollkraut: zuerst tauchen die Schwindelgefühle auf, dann folgt der Katzenjammer, bis hin zum „Verrücktsein“

1.1.2 Mythologie und Brauchtum

Nahezu jede Pflanze hat ihre eigene Geschichte, die auf ihr Wirken hinweisen kann. Mythologien über die Götterwelt liefern uns nicht selten Entsprechungen verschiedener Pflanzen aus astrologischer Sicht.

Beispiele: Adonis, der Sonnengott und Adonis die Sonnenpflanze.

1.1.3 Lehrmeister Tier

Die Nutzbarmachung der verschiedenen Heilkräuter wurde nicht selten von Hirten überliefert, die sich die Zeit nahmen, Tiere zu beobachten um von ihnen zu lernen. Auch die Ähnlichkeit von Pflanzenteilen hinsichtlich bestimmter Tierarten bemerkten und nutzten unsere Vorfahren genau.

Beispiele: Löwenzahn, Natternkopf, Katzenpfötchen, Hirschzunge, Mausöhrlein, Rossschwanz (Schachtelhalm), Tigerkraut.

Auch künden viele Legenden von Vögeln, die dem Menschen ein Heilmittel zugezwitschert haben.

Beispiele: Während der Pest pfiffen die Vögel folgenden Spruch über die Dächer der verseuchten Gebiete: „Esst Kranewit und Bibernell, dann sterbt ihr nit so schnell.“
„Schöllkraut ist den Augen g'sund, das wird uns von den Schwalben kund.“

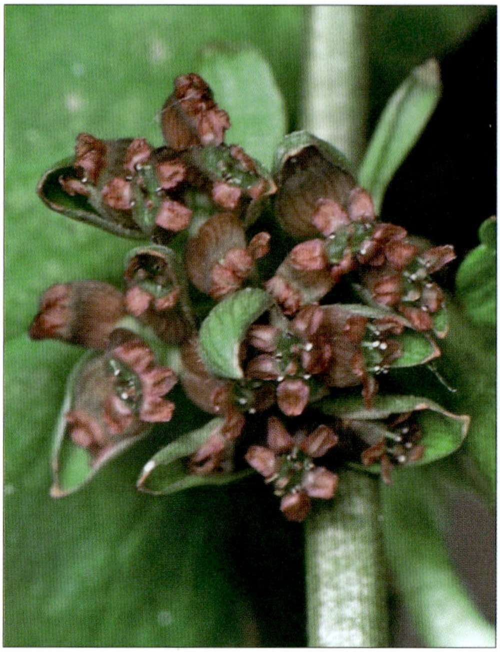

Tigerkraut heilte einst die Schusswunde des Tigers

1.1.4 Über die Zeiten

„In der Zeit, wo die Pflanzen nötig sind, kommen sie auch hervor…“ Emil Schlegel

Pflanzen, die im Frühling, im ganzen Sommer und im Herbst blühen, zeigen Ausdauer und diese vermitteln sie uns auch. Blühen oder fruchten sie im Winter, tanzen sie aus der Reihe. Dies sind die ganz außergewöhnlichen Heilmittel mit einem gewissen Uranusaspekt.

Beispiele: Gänseblümchen (kommt als eine der ersten und geht zuletzt).

Frühling

Beispiele:

- Halsentzündungen: Gundermann, Veilchen
- Frühjahrsmüdigkeit: Brennnessel, Vogelmiere, Bärlauch, Scharbockskraut, Gundermann, Himmelschlüssel
- Frühjahrsentgiftung: Huflattich, Löwenzahnblüte, Gänseblümchen, Brennnessel, Bärlauch, Schlehe (junge Triebspitzen), junge

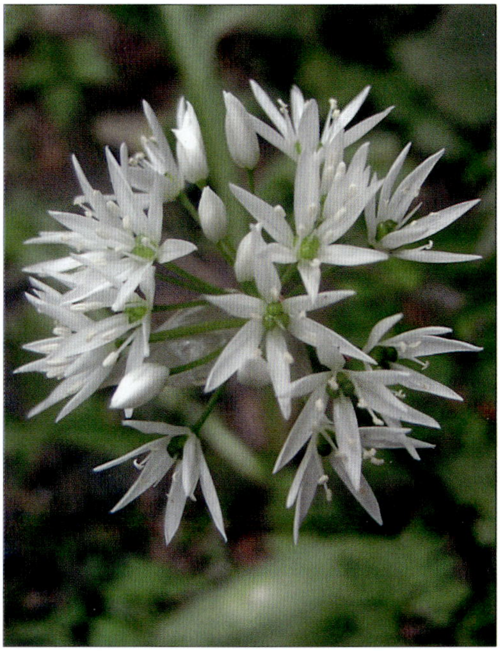

Bärlauch vertreibt die Frühjahrsmüdigkeit und dient der Frühjahrsentgiftung

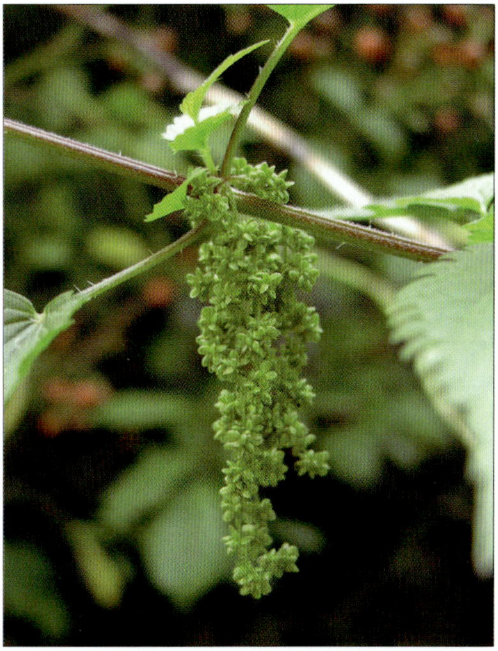

Brennnesselsamen schenken Vitalität und stärken das Yang

Nadelbaumtriebe
- Frühjahrsdepression: Himmelschlüssel, Scharbockskraut
- Allergie: Brennnessel

Sommer

Beispiele:

- Verdauungsprobleme: Wermut, gelber Enzian
- Wunden, Verbrennungen: Ringelblume, Arnika, Johanniskraut, Wegerich
- Abwehrschwäche: Sonnenhut, Storchschnabel, Melisse, Brennnesselsamen und blühendes Kraut
- Sonnenallergie, Lichtempfindlichkeit: Johanniskraut (D30)

Herbst

Beispiele:

- Herbstentgiftung: Klette, Löwenzahnwurzel, Brennnesselwurzel, Goldrute

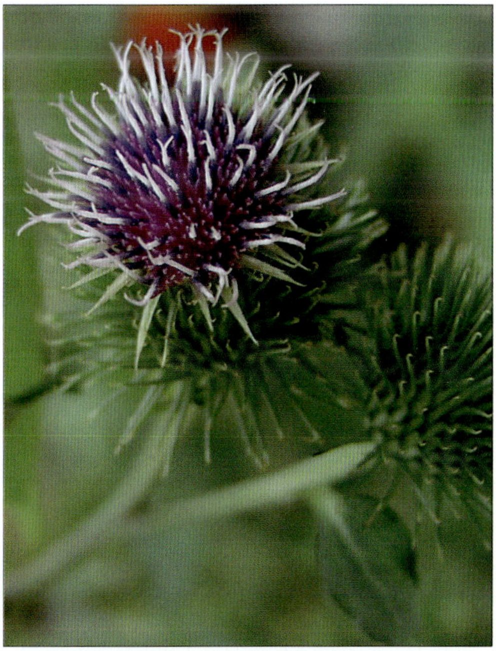

Die Klette für die Herbstentgiftung und als Lungenstärker

Winter

Immergrüne Pflanzen sind von Saturn geprägt. Sie eignen sich zur Behandlung der chronischen Leiden, denn diese sind ja, wie die Immergrünen, auch immer da. Sie zeigen Ausdauer und Durchhaltevermögen und sind erfahrungsgemäß hervorragende Altersheilmittel. So wie sie sich vor Fäulnis schützen können, so wirken sie gegen Leiden mit Fäulnisprozessen. Immergrüne Pflanzen zeigen sich besonders wertvoll als Alters- und Durchhaltemittel und bei sehr chronischen Leiden wie Rheuma, Sklerose und Krebs. Auch als Haarwuchsmittel eignen sich die Immergrünen.

Beispiele: Immergrün, Zypresse, Mahonie, Efeu, Wacholder, viele Nadelbäume

Kalte zum Chronischen neigende Leiden herrschen im Winter (auch das Lebensalter) vor, wie:

Beispiele:

- Krebs: Mistel
- Alterschwäche: Efeu, Immergrün
- Gicht: Herbstzeitlose

Tag/Nacht

- Tagblüher: unterstützen das Bewusste, Aktive, Extrovertierte
- Nachtblüher: Sie offenbaren uns ihre Kräfte unter dem Licht der Nacht, dem Mond. Sie helfen uns bei Leiden, die sich nachts verschlimmern, unterstützen den Zugang zum Unbewussten, das Passive, Introvertierte und sie führen uns in die Tiefe.

Beispiele: Königin der Nacht, Robinie (duftet nur nachts), Nachtkerze

1.1.5 Der Wachstumsort

„Ubi malum, ibi remedium“, „Wo das Übel, da ist das Heilmittel“ ist eine uralte medizinische Regel, die jeder Kräuterheilkundige in seine Rezepturen mit einbezog.
Paracelsus wusste ebenfalls: „Wo Krankheit, da Arznei, wo Arznei, da Krankheit.“

Treten Pflanzen an gewissen Orten gehäuft auf, werden auch die Leiden vermehrt auftauchen, die dieses Kraut heilt.

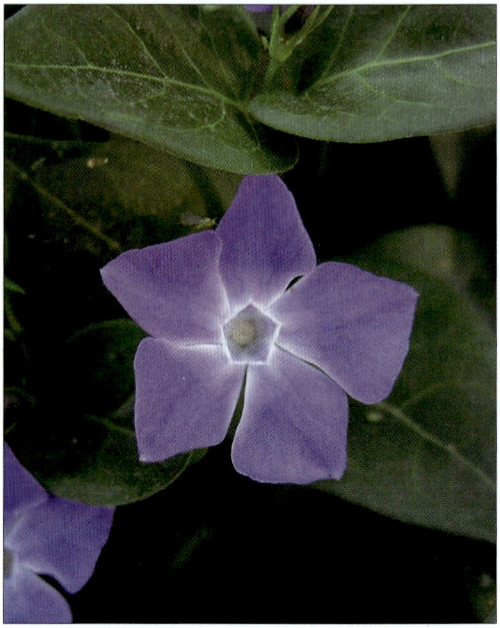

Immergrün

Beispiele: Die Mistel als Störfeldanzeiger und Heilmittel bei Krebserkrankungen.

Paracelsus bemerkte, dass Krankheit und Heilmittel denselben Umwelteinflüssen unterliegen und folgerte: „Jedem Land wächst seine eigene Krankheit, seine eigene Arznei und sein eigener Arzt.“ Leidende Stadtbewohner benötigen also auch Pflanzen, die in ihrer unmittelbaren Umgebung wachsen und die jeweilige Flora des Heimatlandes sollte ebenfalls der Hauptbestandteil eines Rezeptes sein. Tropische Erkrankungen brauchen entsprechend häufig die Gewürze aus den exotischen Ländern (Darminfektion aus Indien: Galgant, aus Südamerika: Bitterholz, Nux vomica, Afrika: Okoubaka). Der zunehmende Handel mit Gewürzen, die unglaublich teuer waren, wurde nicht nur vom Hochadel im alten Rom wegen der Gaumenfreude unterstützt und geschätzt, die alten Römer wussten sehr wohl, das beispielsweise Pfeffer nicht nur schmeckt, sondern auch peppt.

Pflanzengemeinschaften, so zeigt es die Erfahrung längst, ergänzen sich auch auf dem Rezeptblock in nahezu perfekter Weise. Die Anhänger der Signaturenlehre gehen wie Paracelsus davon aus, dass eine Arznei nur dann auf den Menschen wirken kann, wenn das Heilmittel eine verwandtschaftliche Verbindung zu Leiden an Körper, Seele und/oder Geist finden kann.

Eine Art Globalisierung ist allerdings auch bei den zunehmend „exotischen" Leiden aufgetreten, weshalb wir auf Arzneipflanzen aus der Ferne heute nicht mehr ganz verzichten können.

„Nichts ist zufällig und ohne Sinn in einer Pflanzenfamilie zusammengefügt, alles auf bestimmte Weise und aus guten Gründen in bestimmter Zahl und zweckmäßig nach Zeit und Ort." *Paracelsus*

Standort sonnig

Dies sind meist die Pflanzen, die auch astrologisch der Sonne zugeordnet werden. So wie sich diese Heilmittel vor Austrocknung gut schützen können und Strahlen- und Ozonschäden widerstehen, so verhindern sie auch bei Mensch und Tier die bösen Folgen der Sonne. Besonders die Hochgebirgspflanzen bieten uns einen Schutz vor den Schäden der Höhenstrahlung (heute auch gegen die verschiedensten elektromagnetischen Strahlungen wie Röntgenstrahlung, Elektrosmog etc.).

Sie vermitteln uns Feuer, die Wärme der aufgenommenen Hitze, durchsonnen unser Gemüt und erhellen den Geist.

Beispiele: Johanniskraut, Königskerze, Dachwurz, Goldrute, Aloe

Standort schattig

Wundheilpflanzen für die nicht sichtbaren Wunden (Hautfalten, innerliche Wunden wie Magengeschwür, auch seelische Traumen). Schattenpflanzen dienen für Leiden wie Lichtscheu (sympathisch), Sonnenstich (antipathisch) und den Erkrankungen, die sich bei Wärme und durch Sonneneinstrahlung verschlimmern.

Beispiele: Sanikel, Ehrenpreis, Eibe, Tollkirsche

Standort Wasser, Moor

Heilpflanzen, die im Wasser oder in Feuchtgebieten wachsen, vermitteln das Element Wasser. Als Wasseranzeiger dienten und dienen sie den Wünschelrutengängern und Brunnenbauern als Wegweiser zu unterirdisch verlaufenden Wasserreservoirs. Sie bevorzugen Standorte, die für den Menschen zum Wohnen ungeeignet sind, wirken aber bei den Erkrankungen, die sich bei Nässe verschlimmern oder aus der Nässe entstanden sind wie: Fieber (Fieberklee, Brunnenkresse), Grippe (Wasserhanf, Bittersüß, Wasserdost), Rheuma (Mädesüß), auch Angst und Unruhe (Baldrian). Allgemein zeigen diese Heilmittel eine Wirkung auf die Nieren (Goldrute, Birke) und die Säfte des Körpers, besonders auf Blut und Schleim. Oft enthalten „Wasserpflanzen" den schmerzstillenden Wirkstoff Salicin (Weide).

Beispiele:

- Bittersüß bei Wetterumstürzen von warm nach kalt.
- Chinarinde als Heilmittel gegen die Malaria, die in sumpfigen Gegenden entsteht. In Gebieten, wo besonders viele von diesem Fieber geplagten Menschen leben, ist der Chiningehalt in der Rinde dieses Baumes entsprechend wesentlich höher als sonst.
- Mädesüß und Weide wachsen in Feuchtgebieten, sie sind das Heilmittel für Rheuma, das sich bei Kälte und Nässe verschlimmert.

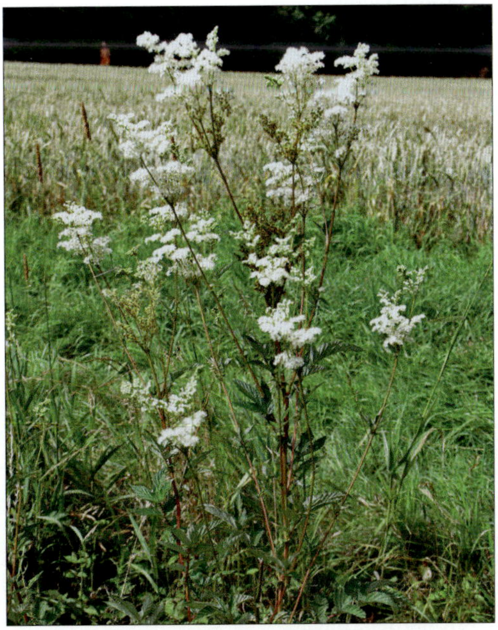

Mädesüß macht nicht nur das Mädel süß, sondern lindert auch Rheuma

Standort Fette Wiesen

Die Erde sieht speckig aus und ist meist sehr stickstoffhaltig. Pflanzen, die diesen Standort bevorzugen, vermitteln das Element Luft. Damit sind sie in der Lage uns Leichtigkeit zu übermitteln und Schwung in Körper, Seele und Geist zu bringen.

Beispiele: Löwenzahn, Brennnessel, Knoblauchhederich, Wiesenschaumkraut, Schierling

Standort Steinige, sonnige Plätze

Hier wachsen die Heilmittel meist in schwarzer Erde (Trockenrasen). Sie vermitteln das Element Feuer und Erde. Die Verwirklichung der schamanistischen Gabe, aber auch das Durchbrechen chronischer Leiden wird damit ein Kinderspiel. Sie machen ihnen quasi „Feuer unter dem Arsch".

Beispiele: Berberitze, echtes Labkraut, Natternkopf, Gamander, Dost

Standort Sandboden

Heilmittel, die auf sandigen Böden wachsen, vermitteln das Element Erde. Das gibt Struktur für Körper, Seele und Geist.

Beispiele: Besenginster, Heidekraut, Kiefer, Flechten

Standort Lehmboden

Pflanzen, die hier wachsen vermitteln das Element Wasser und Erde. Wasser macht die Erde fruchtbar, Erde gibt dem Wasser das Ufer. So helfen sie uns, dass wir gefühlsmäßig nicht ausufern und den Boden unter den Füßen verlieren. Hier finden sich auch viele Lungen- und Nierenheilpflanzen.

Beispiele: Sonnenhut, allgemein Doldenblütler, Bärenklau, Wiesenkerbel, Löwenzahn, Rainfarn etc.

Standort Tonschiefer

Pflanzen, die hier gedeihen, vermitteln Erde und Wasser. Wie Lehmboden.

Beispiele: Isländisch Moos

Standort Kalk

Pflanzenvermittler der Elemente Feuer und Erde, also die anhaltende Energie, das Durchhalten

Beispiele: Wacholder, Sonnenhut, Ziest, Quendel, Huflattich, Buche

Standort Fels

Element Erde, die Realisation, Struktur

Beispiele: Dachwurz, Berggamander

Standort Mist- und Dunghäufen

Bezug zu den Eingeweiden (plutonisch). Was stinkt und modert braucht Heilmittel, die stinken und modern, aber auch geeignet für die Transformation

Beispiele: Solanazeen

Standort Gebirge

Die Gebirgspflanzen vermitteln Feuer und Erde, die anhaltende Energie, das Durchhalten

Beispiele: Edelraute, Ivakraut, Edelweiß, Zirbe, Alpenrose, Enzian

Mauerblümchen und Steinbrecher

„Du wirst dir merken, dass ein steinbrechendes Mittel einen Stein leicht bricht." Paracelsus

Die Fähigkeit mancher Gewächse, sich in kleinsten Mauerritzen zu drängen und auf bloßem Stein zu wachsen, zeigen die bescheidenen Mauerblümchen. Vor der Erfindung des Sprengstoffs nutzten unsere Vorfahren die Kraft steinbrechender Pflanzen, um Felsblöcke langsam, aber sicher zu spalten. Oft entdeckt man haarfeine Risse, die sich um die Wurzeln herum bilden. Diese scheiden Säuren ab, die den Stein allmählich auflösen und auf diese Weise sogar Betonplatten sprengen können.

Beispiele: Brennnessel, Dachwurz, Löwenzahn, Schöllkraut, Steinbrechgewächse.

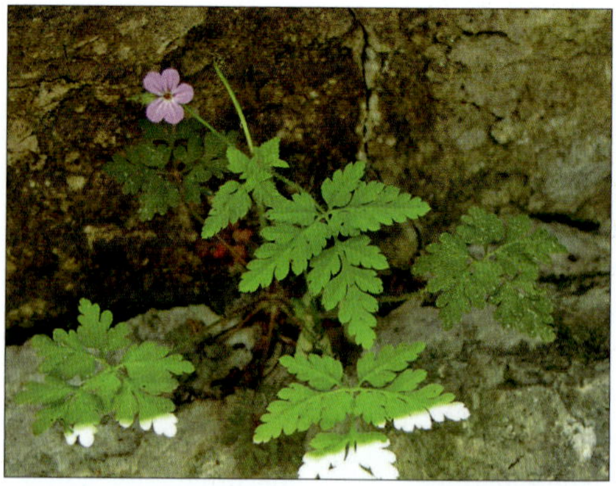

Storchschnabel bricht den Stein

Pflanzen an Orten der Kraft/Heilige Orte

Verleihen dem Besucher Kraft für Körper, Seele und Geist. Meist fallen diese Plätze schon durch eine lichte Ausstrahlung auf, sind mit einem Kloster oder einer Wallfahrtskirche bebaut, und/oder befinden sich auf einem sanften Hügel (Venus). Auch Quellen und Teiche lassen oftmals Kraftplätze vermuten. Viele Berichte über Wunder oder Erscheinungen deuten auf Kraftorte hin, an welchen es möglich ist, Naturwesen zu sehen. Diese Plätze dienen zum Energie tanken und führen zur schnelleren Regeneration. Die Flora an diesen Orten ist überaus artenreich, von großer Schönheit und kräftigem Wuchs. Orte der Kraft und heilige Orte treffen an Wallfahrtsorten zusammen

Beispiele: Seltene Pflanzen wie: die heimischen Alantarten (besonders wenn mehrere in Gruppen wachsen), Salomonsiegel, Enzianarten, Akelei, Betonie, Diptam, Narzisse, Engelwurz, Fieberklee, Gamander, Orchideen

Pflanzen an Orten des Unheils

Das sind Plätze, die Energie saugen. Allgemein ist der Bewuchs an solchen Orten kümmerlich, auch Bäume mit Krebsgeschwüren und Wachstumsanomalien deuten auf unheilvolle Plätze hin. Gehäuft finden sich viele Gruselgeschichten und Unfallberichte in diesen Gegenden. Pflanzen, die hier gedeihen können, zeichnen sich durch starke Kräfte aus, denn sie können sich dort entfalten, wo andere untergehen. Energie zehrende Orte können durch gezielten Anbau von Pflanzen die gerne an Orten der Kraft wachsen verändert und deutlich gebessert werden.

Beispiele: Tollkirsche, Hexenkraut, Mistel, Efeu

Störzonen

Der Mensch ist ein Reizstreifenflüchter. Die Katze liebt diese Plätze und kann die dort schädigenden Einflüsse sogar ins Positive wandeln. Hunde sind in der Lage, reizstreifenfreie Zonen zielsicher ausfindig zu machen. Sie halten sich auf Störzonen höchst ungern auf und dienen wegen ihrer Feinsinnigkeit auch hervorragend zur Geistersuche. Störzonen sind meist mit Pflanzen bewachsen, die unsere Erde heilen sollen. Erkennbar sind sie an Ameisenhaufen, Bienen (allgemein Hautflügler), gedrehten, gezwieselten Bäumen, Erdrutschen, oder auch

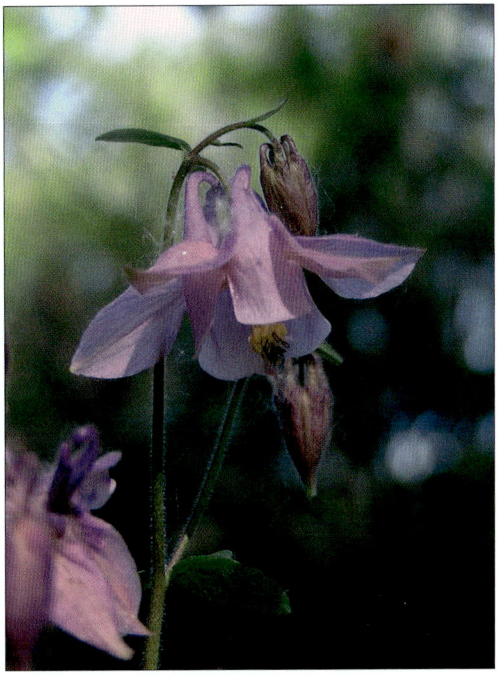

Akelei zeigt die guten Plätze

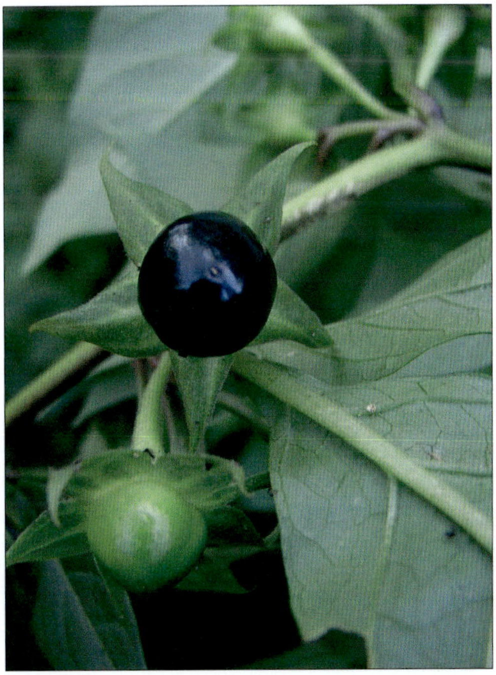

Tollkirsche

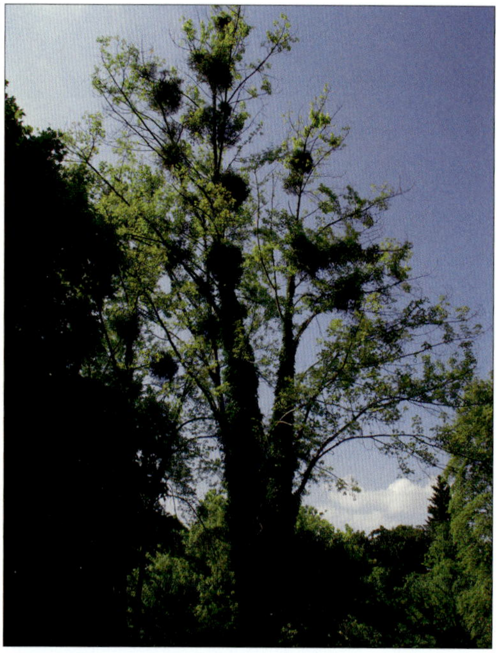

Mistel und Efeu als Störzonenanzeiger

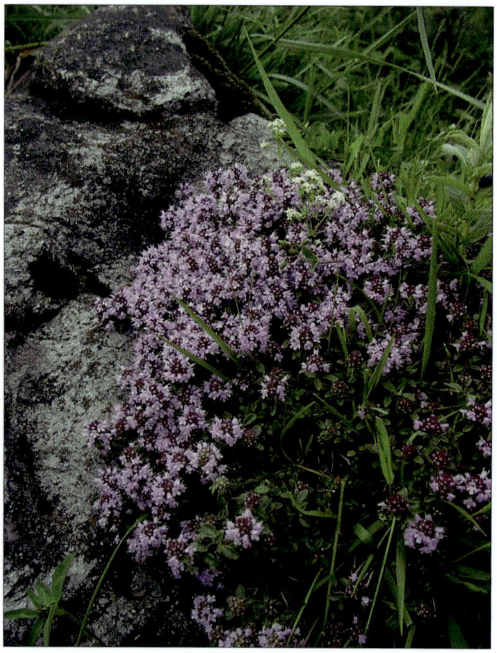

Quendel macht Händel

Erdverwerfungen. Paracelsus gab den Hinweis, dass verkümmerte und gräulich verfärbte Pflanzen auf unterirdische Erzgänge sowie auf durch Schwermetalle belastete Böden schließen lassen.

Die Störzonenbewohner der heimischen Flora haben stets immunmodulierende Wirkung und sie stärken die Widerstandskraft. Uranus ist der Planet, der Störzonen zugeordnet wird.

Beispiele: Mistel, Efeu, Schlehe, Eiche, Tollkirsche, Erdbeeren, Pestwurz, Schwalbenwurz, Wasserdost, Zaunrübe, Waldrebe, jedes Steinobst

Pioniere

Das sind die Heilpflanzen, die unter Extrembedingungen wachsen können (hohe Breitengrade, Hochgebirge, Wüste, Tundra, Taiga, Einwanderer ect). Sie fördern im Menschen ebenfalls die Widerstandskraft und erhöhen die Belastbarkeit während Extremsituationen.

Beispiele: Zirbe, Latsche, Edelraute, Ivakraut, Quendel, Vogelknöterich

Auch die Pflanzen der Macchia des Mittelmeerraums zählen zu den besonders widerstandsfähigen Pionierkräutern

Beispiele: Rosmarin, Lavendel, Thymian, Ysop, Bergbohnenkraut, Melisse

Unkraut vergeht nicht: Ruderalpflanzen und Unkräuter

„Und du, Wegerich, Mutter der Kräuter, östlich offen, innen mächtig. Über dir quietschten Kampfwagen. Über dir reisten Königinnen, über dir riefen Bräute, über dir knirschten Stiere mit den Zähnen. All dem widerstandst du und widerstehst du: So widerstehst du auch Gift und Ansteckung, und dem Feind, der durchs Land fährt."

(Altengl. Neunkräutersegen)

Pflanzen, die bevorzugt in menschlicher Nachbarschaft gedeihen, waren tatsächlich auch die ersten Heilpflanzen der frühen Siedler. Für Germanen und Kelten waren die nahrhaften und heilsamen „Zaunkräuter" die Verkörperung wohlwollender Hausgeister und viele dieser menschenfreundlichen Gewächse wurden schon seit tausenden von Jahren als Heilmittel genutzt. Der Paracelsist Emil

Schlegel fragte sich einst: „Ob nun diese Gewächse sich in besonderem Maße der Volksaufmerksamkeit und der Heilkunde darbieten wollen?“ Gerade die Pflanzen, die oft als Unkräuter die Feinde eines jeden Gärtners sind, sind mit die wirksamsten aller Heilmittel. Unkräuter stellen für gewöhnlich hohe Ansprüche an die Bodenqualität. Sie erwecken tatsächlich den Eindruck, sie würden sich dem Menschen in gewisser Weise aufdrängen, indem sie ihm auf Schritt und Tritt folgen und sich zum Teil auf menschenfeindlichen Plätzen ansiedeln, nur um in unserer Nähe zu sein.

Ruderalpflanzen (von lat. rudus, Klumpen, Brocken) erholen sich besonders schnell. Tritte, Umweltgifte wie Abgase, Reifenabrieb, metallverseuchte Böden und saurer Regen scheinen ihnen nichts auszumachen. Sie wachsen an Autobahnen, neben Bahngleisen, auf Schuttplätzen, überdüngten, von Pestiziden und anderen Chemikalien verseuchten Äckern und Obstplantagen. Diese Anpassungsfähigkeit ist Teil ihrer Heilkraft, die sie auf uns übertragen. Die Pflanzen am Wegesrand versuchen, die Erde von allerlei Unrat zu reinigen und gelten als Selbstheilungsversuch von Mutter Erde. Ihre Signatur zeichnet sie somit als Arznei bei allen „Zivilisationskrankheiten“ wie Allergien, Asthma, Atemwegsreizung durch Benzol oder Ozon, Fettsucht, Infektanfälligkeit und Virusleiden, Hautleiden wie Neurodermitis und nicht zuletzt auch Schwermetallbelastung, aus. So wie sie die Erde entgiften, so reinigen sie auch den menschlichen Körper von vielen umweltbedingten Giften. Die Überlebenskünstler der Pflanzenwelt gelten als unausrottbar. Sie übertragen diese Vitalität und Regenerationskraft auf uns Menschen. Viele besitzen zudem antibiotische Kräfte. Diese Kräuter finden Verwendung, wenn Körper, Seele und Geist geschwächt und nicht mehr belastbar sind.

Beispiele: Brennnessel, Quecke, Gundermann, Geißfuß, Schachtelhalm, Ackerdistel, Wegerich, Ampfer, Vogelmiere, Königskerze, Wegwarte, schmalblättriges Weidenröschen, Schöllkraut, Erdrauch, Sonnenblume, Ehrenpreis, Kamille, Schafgarbe, Senf, Nachtkerze uvm.

Pflanzen mit Verbindung zur Anderswelt

Dies sind die Pflanzen mit Wirkung in Haus 8 („Stirb und Werde“, die Transformation). Meist sind dies psychogene Drogen und erfordern Vorsicht und genaue Dosierung.

Beispiele: Allgemein Solanazeen wie Tollkirsche, Bilsenkraut. Besser in Mischrezepturen mit lichten Mitteln wie Engelwurz, Ehrenpreis, Johanniskraut, Enzian, Tausendgüldenkraut, Wasserschwertlilie (nicht im Handel).

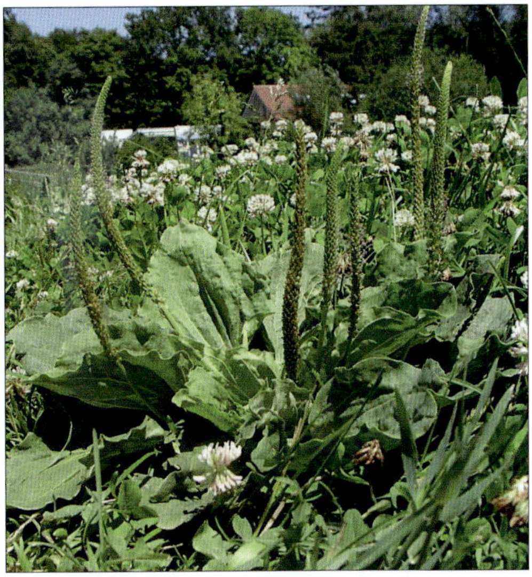

Der Wegerich ein heilkräftiges „Unkraut“

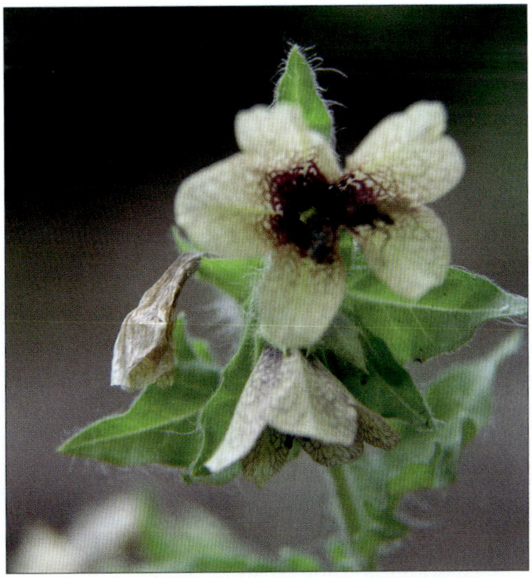

Bilsenkraut ist alles andere als harmlos

1.1.6 Gestalt

„Wenn ihr Ärzte, Apotheker und Doktoren die Form, die Farbe und den Geschmack etc. aller Kräuter magisch und kabbalistisch erfahren hättet (…) Dann wäret ihr auf der richtigen Bahn“ Paracelsus

Denn durch die Kunst der Chiromantie, Physiognomie und Magie ist es möglich, gleich von Stund an nach dem äusseren Ansehen eines jeden Krautes und einer jeden Wurzel Eigenschaft und Tugend zu erkennen, an deren Zeichen (Signatis), Gestalt, Form und Farbe und es bedarf sonst keiner Probe oder langen Erfahrung, denn Gott hat am Anfang alle Dinge sorgfältig unterschieden und keinem eine Gestalt und Form wie dem anderen gegeben, sondern jedem eine Schelle angehängt, wie man sagt: „Man erkennt den Narren an der Schelle“.

Düstere Gewächse

Sie wachsen meist in dunklen Wäldern und zeigen die Erdenergie, die sie uns als Vitalenergie dann liefern. Einige dieser Vertreter warnen uns jedoch auch vor einer Giftwirkung dieser Pflanze.

Beispiele: Zypresse, Schlehe, Sellerie, Efeu, Bingelkraut, Eisenhut.

Die düsteren Pflanzengestalten zeigen eine allgemein günstige Wirkung in den Horoskophäusern 3 (Kommunikation), 7 (Partnerschaft), 12 (heimliche Feinde, Spiritualität)

Herzerfreuende Gewächse

Sie sind stimmungsaufhellend bei Depressionen und zeigen eine Wirkung bei funktionellen Herzbeschwerden (Ich-Schwäche) und Nervenleiden

Beispiele: Gänseblümchen, Schlüsselblume, Rose, Tausendgüldenkraut, Gauchheil, Veilchen

Die herzerfreuenden Gestalten zeigen eine allgemein günstige Wirkung in den Horoskophäusern 2 (Selbstwert), 4 (Heim, Karma), 6 (Beruf, Krankheit), 11 (Freunde, Verpflichtung)

Strahlende Gewächse

Sie stärken das Ich, dienen oft als Altersheilmittel und helfen gegen ausstrahlende Schmerzen.

Beispiele: Sonnenblume, Disteln, Ringelblume, Wegwarte, Gänseblümchen, Dachwurz

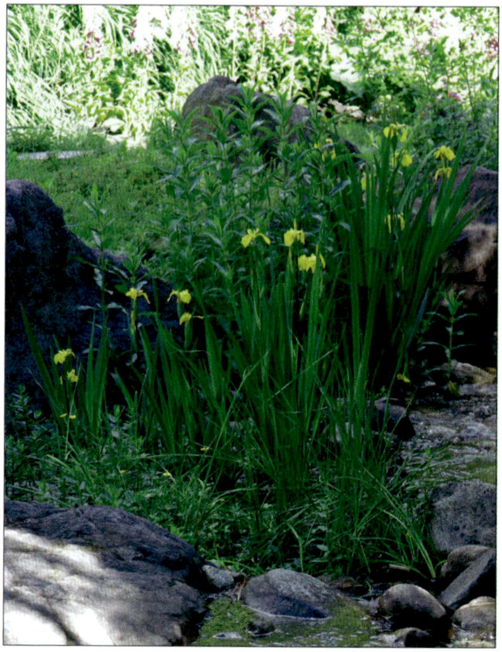

Ist nicht nur schön sondern stärkt auch die Intuition: die Schwertlilie

Strahlende Gewächse zeigen eine allgemein günstige Wirkung in den Horoskophäusern 8 („Stirb und Werde“, Transformation), 12 (die heimlichen Feinde)

Pflanzen von unglaublicher Schönheit und klaren, harmonischen Formen

Dies sind meist die Gewächse die unter Naturschutz stehen und der Quintessenz am nächsten kommen. Viele dieser Pflanzen wachsen im Hochgebirge. An Orten mit reicher Flora und seltenen Pflanzen von großer Schönheit kann man Kontakt mit Naturwesen aufnehmen. Zerstört der Mensch solch Heilige Plätze der Natur, muss er mit schweren Strafen rechnen.

Beispiele: Narzisse, sibirische Schwertlilie, Enzian, Diptam, wilde Karde, Taubenskabiose, Türkenbund, Feuerlilie, echtes Labkraut

Sie zeigen eine allgemein günstige Wirkung in den Horoskophäusern 4 (Heim, Karma), 9 (Fortbildung, Reisen, eigene Meinung)

Stattliche, gerade gewachsene Bäume

Sie können die Elemente Feuer und Erde harmonisch vereinen und wirken auf Stütz- und Bindegewebe. Dadurch dienen sie als Festiger und zeigen eine verjüngende Wirkung. Der Aufenthalt in einem Wald aus großen, edlen Baumgestalten führt zum inneren Frieden.

Beispiele: Fichte, Tanne, Buche, Lärche

Diese Pflanzengestalten zeigen eine allgemein günstige Wirkung in den Horoskophäusern 2 (Selbstwert), 10 (Berufung, Auftreten)

Imponierende Pflanzengestalten

Zeigen Jupiterqualität und sind meist Ich-Stärker. Sie verbessern das Auftreten in der Öffentlichkeit.

Beispiele: Sonnenblume, Königskerze, Engelwurz

Die Imponierer zeigen eine allgemein günstige Wirkung in den Horoskophäusern 2 (Selbstwert), 10 (Berufung, Öffentlichkeit)

Klein, aber oho

Viele Frühlingskünder zeigen starke Vitalität und Durchsetzungsvermögen. Sie helfen auch gegen die Frühjahrsmüdigkeit und Frühjahrsdepression.

Beispiele: Gänseblümchen, Veilchen, Vogelmiere

Die Kleinen zeigen eine allgemein günstige Wirkung in den Horoskophäusern 4 (Heim, Karma) sowie im 1. Quadrant (Kindheit)

Schlanke, aufrechte, filigrane Erscheinungen

Sie deuten auf eine Merkurprägung hin, sind also geistanregend und vermitteln das Element Luft, machen also das Leben leichter..

Beispiele: Lavendel

Sie zeigen eine allgemein günstige Wirkung in den Horoskophäusern 3 (Kommunikation), 6 (Krankheit, Beruf)

Rhythmischer Aufbau von Blättern & Blüten

Diese Gestalten zeigen uns die Heilkraft bei Störungen des rhythmischen Geschehens (Herzrhythmusstörungen, Pulsanomalien etc.) und/oder der Peristaltik im Körper (Darm)

Beispiele: Herzgespann, Bilsenkraut, Melisse, Fingerhut

Sie zeigen eine allgemein günstige Wirkung in den Horoskophäusern 5 (Lebensfreude), 7 (Partnerschaft)

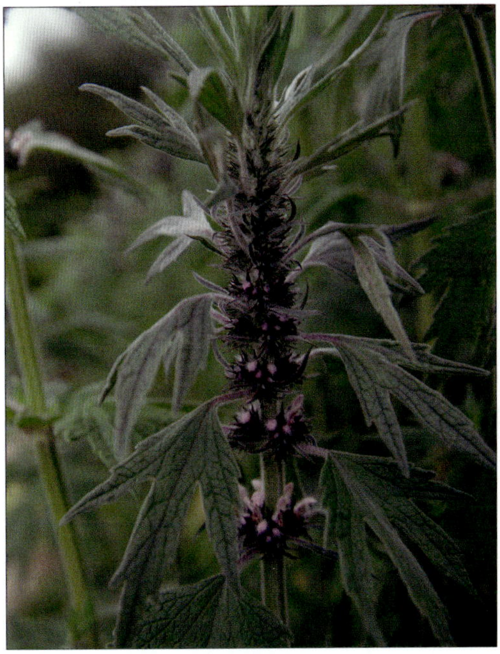

Herzgespann
bringt den Herzrhythmus in Harmonie

Kriecher und Klammeraffen

Pflanzen, die am Boden kriechen, sich an Mauern und Bäumen festkrallen, haben eine Sympathie für die Nerven und heilen Hautausschläge. Viele Vertreter verbinden die Elemente Erde (tiefe Wurzeln) und Luft (Höhenwachstum). Damit können wir beispielsweise Ideen verwirklichen und die Lunge stärken.

Beispiele: Bryonia, Efeu, Bittersüß, Clematis

Kletterpflanzen

Führen in die Harmonie. Sie können Gegensätze wie Feuer und Wasser, Erde und Luft vereinen. Meist zeigen sie auch eine stimmungsaufhellende Wirkung und dienen als Altersheilmittel. Astrologisch zeigen sie den Einfluss Merkurs, wirken also beflügelnd auf den Geist und erweitern das Bewusstsein.

Beispiele: Efeu, Waldrebe, Wein, Hopfen, Kletterrose, Lianen

Die Kletterer zeigen eine allgemein günstige Wirkung in den Horoskophäusern 3 (Kommunikation), 9 (Fortbildung, Reisen, eigene Meinung)

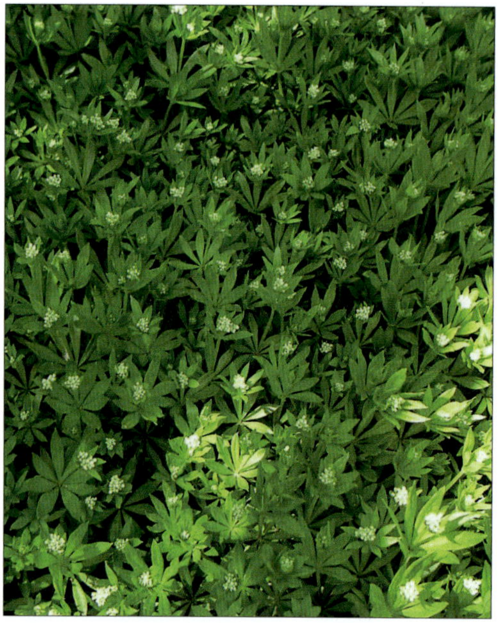

Waldmeister erobert den Platz

Bodendecker

Ausläufer verdrängen die Pflanzennachbarn und erobern den Boden erfolgreich. Sie zeigen sich demnach als Heilmittel für die Ellbogengesellschaft und bei übertriebenem Ehrgeiz. Besonders die am Boden kriechenden Pflanzen mit Ausläufern zeigen das Element Erde und dienen als Heilmittel bei chronischen Zuständen (Konstitution). Viele haben sich als ausgezeichnete Heilmittel bei der Bekämpfung von Metastasen erwiesen. Eine weitere Entsprechung vergleichen wir Ausläufer von Pflanzen mit dem menschlichen Körper, finden wir in den Gefäßen, Lymphbahnen, Nerven, in der Nabelschnur und in den Meridianen.

Beispiele: Bärlapp, Ehrenpreis, Erdbeere, Habichtskraut, Pfennigkraut, Gundermann, Waldmeister, Scharbockskraut, Dachwurz

Bodendecker zeigen eine allgemein günstige Wirkung in den Horoskophäusern 6, 12 (Häuser der Krankheiten)

Stamm oder Spross einfach oder mehrfach harmonisch gekrümmt

Harmonisierend, stimmungsaufhellend. Sie liefern Vitalenergie und werden zur Regeneration bei Schwächezuständen und/oder nach schweren Erkrankungen eingesetzt. Meist sind diese Pflanzen in den Lebenselixieren enthalten, denn sie sind zuverlässig lebensverlängernd.

Beispiele: Viele Mitglieder der Rosengewächse. Himbeere, Rose, Kiefer

Sie zeigen eine allgemein günstige Wirkung in den Horoskophäusern 2 (Selbstwert), 6 (Krankheit, Beruf), 9 (Fortbildung, Reisen, eigene Meinung)

Bizzare Krümmungen

Eröffnen den Zugang zur Astralsphäre und dienen damit der magischen Anwendung

Beispiele: Eiche, Holunder

Sie zeigen eine allgemein günstige Wirkung in den Horoskophäusern 4 (Heim, Karma), 8 („Stirb und Werde“, Transformation) sowie im 3. Quadrant (Ernte, Lehren)

Behaarte Pflanzen

Wird die Pflanze von einem Fell aus Haaren geschützt, zeigt sie in der Regel Kieselsäure an. Dieser festigende Wirkstoff stärkt das gesamte Bindegewebe. Es sind also Heilpflanzen für den Stützapparat, um Sehnen, Knorpel, Gefäße und auch das Lungengewebe aufzubauen und elastisch zu halten. So wie sich die Pflanze durch ihre Behaarung vor Außeneinflüssen schützt, so zeigt sie sich uns als Haut- und Wundmittel sowie als Arznei für Allergien. Ist eine Pflanze mit einem Pelz überzogen, wird sie dem zartbesaiteten, kälteempfindlichen Menschen helfen und die Abgrenzung fördern.

Beispiele: Ringelblume, Borretsch, Lungenkraut, Ochsenzunge, Kleines Habichtskraut, Küchenschelle

Die Haarigen zeigen eine allgemein günstige Wirkung im Horoskophaus 10 (Beruf, Öffentlichkeit) sowie im 4. Quadrant (Alter)

Spiralformen

Heilpflanzen, die eine Spirale zeigen, weisen auf ihre Vitalität spendende Eigenschaft hin. Die Spirale gilt als Channelinghilfe, Lebensspirale, Vitalität. Spirale: Quintessenz, (DNS)

Beispiele: Sonnenblumenblüte, Alant, Farn (junges Blatt), Alpenveilchen

Sie zeigen eine allgemein günstige Wirkung in den Horoskophäusern 5 (Lebensfreude, Sexualität, Kinder), 9 (Reisen, Fortbildung, eigene Meinung)

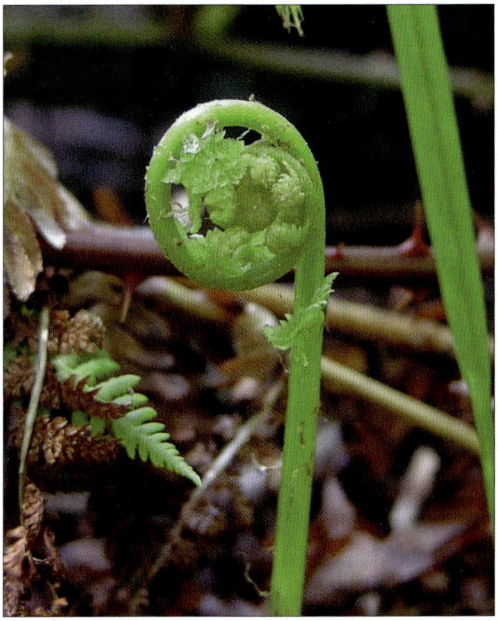

Farn

Menschenform

Liebeszauber, allgemein magische Wirkung

Beispiele: Ginseng, Alraune

1.1.7 Die Wehrhaften

Pflanzen mit Stacheln, Haken, Dornen, stechenden Nadeln und/oder Brennhaaren sind durchwegs gute bis sehr gute Arzneimittel. Sie wirken auf alle Säfte der Humoraltherapie regulierend ein. Im Sinne der Therapie von Bernhard Aschner sind sie Blutreiniger (Depurantia), Mittel gegen die falsche Säftemischung (Antidyskratika). Hierzu gehören alle Stoffwechselheilmittel und alle krebsfeindlichen Arzneien, des weiteren alle Mittel, die pathologische Zustände im Organismus durch Anregung zur Selbstregulation in Richtung Status der Gesundheit beeinflussen (Alterantia) sowie die Mittel, die Ablagerungen und pathologische Neubildungen auflösen (Resolventia).

Was sticht, findet Nutzen bei all den stechenden Schmerzen, Seitenstechen, Verletzungen, Rheuma, Gicht und fördert Abwehr, Blutbildung und Entgiftung. Meist sind diese Pflanzen ungiftige Vertreter der marsianischen Pflanzenkraft (die Wehrhaftigkeit ist durch diese Waffen ausreichend gegeben), doch hier gibt es auch Ausnahmen (Stechapfel).

Dies sind die Heilmittel, die seit jeher in Kräuterbuschen das Böse abwehren sollten und sie dienen auch heute noch zur Abgrenzung bei Ich-Schwäche.

Die Wehrhaften zeigen eine allgemein günstige Wirkung in den Horoskophäusern 7 (Partnerschaft), 9 (Fortbildung, Reisen, eigene Meinung) sowie im 3. Quadrant (Ernte, Lehren)

Beispiele: Disteln, Brennnessel, Bürzeldorn, Rose

Die, die haken

Sie wirken bei gelockertem Astralkörper (Inkarnationsschwäche: erzeugt verringerte Belastbarkeit durch chemische, physikalische und psychische Reize, was unter anderem zu Lungenschwäche, Allergie, Wetterempfindlichkeit, Neurodermitis und Neurasthenie führen kann.) Sie wirken bei geschwächtem Ätherleib (Dyskrasie, Präkanzerose, Stoffwechselstörung, allgemeine Tendenz zu Formverlust), bei geringer Vitalität, bei Abnutzungserscheinungen und nach Krankheiten, bei denen im Organismus ein Toxindepot entstanden ist. Kurzum: Sie sind Ausleitungsmittel (Depurantia). Mit ihren Haken klammern sich diese Heilpflanzen gerne an Jacken, Tierfelle und Hosen an und so bleiben auch die Giftstoffe des Körpers an den Haken kleben und werden hinausgeschleust.

Beispiele: Klebkraut, Klette, Nelkenwurz, Odermennig, Teufelskralle

Sie zeigen eine allgemein günstige Wirkung im Horoskophaus 5 (Lebensfreude)

Die Stachelwesen

„Stacheln" werden aus Zweigen und Blättern gebildet. Die Stachelgewächse sind ebenfalls Reiniger und auch als Ausleitungsmittel unentbehrlich. Die stark regulierende Wirkung zeichnet sie als die eigentlichen Alterantia (Reiniger) aus. Die regulierende, allgemein gesünder machende Wirkung zeigt sich nicht nur am physischen Leib mit seinen Säften (Nachweis mittels Laborbefunden), sondern auch an Seele und Geist. Stachelpflanzen sind nicht nur Stimmungsaufheller, sondern verbessern allgemein die Beziehung der sieben Körper (sie bilden zusammen die Aura) untereinander.

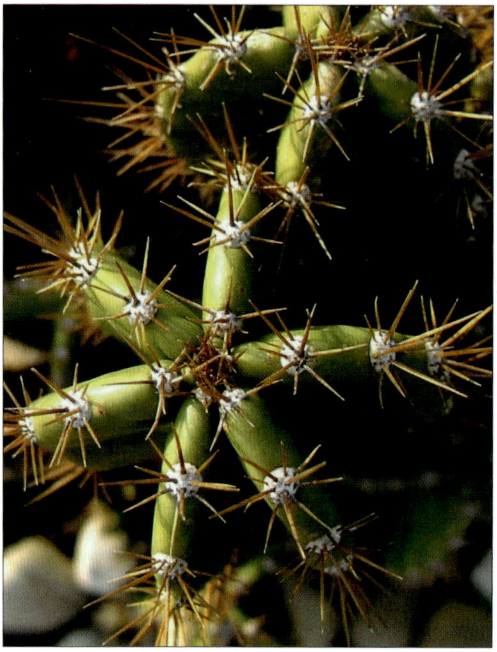

Was sticht entgiftet und stärkt das Immunsystem: Kaktus

„Also die Distel; stechen ihre Blätter nicht wie Nadeln? Dieses Zeichen halber ist durch die Magie gefunden worden, dass kein besseres Kraut ist für das inwendige Stechen."
Paracelsus

Beispiele: Sanddorn, Berberitze, Schlehe, Weißdorn, Hauhechel, Disteln, Benediktenkraut, Königin der Nacht

Sie zeigen eine allgemein günstige Wirkung in den Horoskophäusern 6 (Krankheit, Beruf) und 10 (Berufung, Öffentlichkeit, Auftreten)

Die Dornengestalten

Sie bilden gekrümmte Hautstacheln aus der Haut der Zweige heraus. Auch die Dornigen wirken stark reinigend, außerdem energisch regenerierend und vitalisierend. Sie sind also Alterantia (Reiniger), Roborantia (Kräftiger) und Tonika gleichzeitig. Wir nutzen diese Energien für Zeiten während Extrembelastungen, als natürliches Dopingmittel, zur Willensstärkung und auch bei psychotherapeutischen Problemen.

Beispiele: Myrrhe, Rosen, Himbeere, Brombeere, Taigawurzel

Die Dornigen zeigen eine allgemein günstige Wirkung in den Horoskophäusern 6 (Krankheit, Beruf), 10 (Berufung, Öffentlichkeit, Auftreten) sowie im 3. Quadrant (Ernte, Lehren)

Die, die brennen und nadeln

Viele kleine Drüsen auf der Blattseite münden in Brennhaaren, deren Handschlag wir nie wieder vergessen. Entsprechend finden diese Heilpflanzen Verwendung bei allem was brennt. Auch Hautleiden die sich mit Bläschen oder Quaddelbildung zeigen, sprechen auf die Brenner an. Sie regen stets den Stoffwechsel (Leber) und die Ausscheidung (Niere) an, sind also Depurantia und Alterantia. Über die Lunge führen sie zudem Vitalenergie zu. Zudem fördert Brennen die Durchblutung. Heilmittel, die sich durch Brennhaare outen verwenden wir als Schutzmittel, zur Entgiftung, Abwehr, Ich- und Willenssteigerung.

Beispiele: Brennnessel, Wacholder, alle Nadelbäume

Sie zeigen eine allgemein günstige Wirkung in den Horoskophäusern 8 („Stirb und Werde", Transformation) und 11 (Gemeinschaft, Verpflichtung)

Die Giftigen

Für Mensch und Tier unverträgliche, weil giftige, Heilpflanzen geben sich oftmals zu erkennen durch:

- Signalfarben (Rhizinus)
- violette Blüten (Tollkirsche) oder Stängel (Schierling)

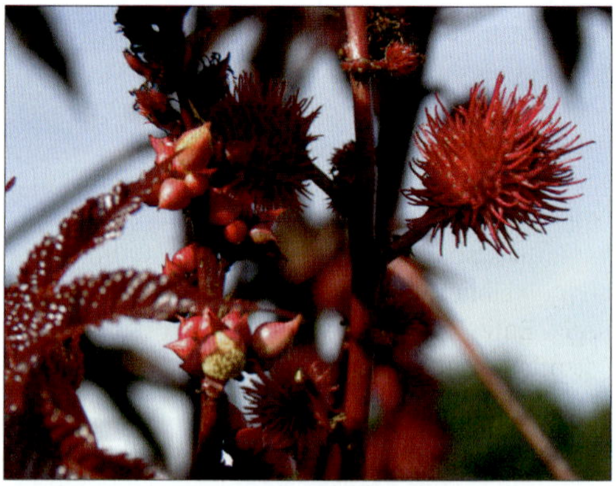

Rhizinus

- düstere Farbe von Blüten, Blättern, Früchten, Stängel (Bilsenkraut)
- Blätter, Stängel wie mit Raureif überzogen (Schierling)
- Gelackte Blätter (Immergrün, Berglorbeer, Eibe, Rhizinus)
- bitterer bis widerlicher Geschmack (Glykosiddrogen)
- Aasgeruch (Alkaloiddrogen)

Die Giftigen zeigen eine allgemein günstige Wirkung in den Horoskophäusern 6 (Beruf, Krankheit) und 8 („Stirb und Werde", Transformation)

1.1.8 Von den Farben

„Die Natur hat jedem Kraut eine besondere Farbe in den Blumen und Blättern gegeben und du willst sagen, dass es nur zufällig und ohne Grund in einem Kraut anders als in dem anderen ist." Paracelsus

Anhand der Farben war es den Pflanzenkundigen möglich, erste Rückschlüsse über Elementen- und Planetenzugehörigkeiten zu ziehen. So zeigt sich der kriegerische, kraftvolle, feurige und heiße Mars beispielsweise in roten Stängeln, Blüten, aber auch in roten Pflanzensäften. Das Gelb des Jupiters deutet auf Leberheilpflanzen (Jupiter regiert im Körper die Leber) hin und die Erfahrung zeigt, dass tatsächlich viele, bzw. die meisten Leberheilpflanzen gelbe Blüten oder Wurzeln vorweisen. Reste der Farbpsychologie finden wir heute höchstens in den Glasuren von Pillen und Kapseln, das Wissen über die tieferen Zusammenhänge die die Farbe als Hinweis für die Heilwirkung gibt, ist jedoch dabei verloren zu gehen.

Grün

Venus: Entspannung, Regeneration, Ruhe, Hoffnung, Weiblichkeit, Wundheilmittel für Körper und Seele, Entkrampfer, Niere, Schilddrüse, weibliche Fortpflanzungsorgane, Venen

Tannengrün, also dunkles Grün spricht von Saturn.

Beispiele: Birke, Frauenmantel, Lärche, Melisse

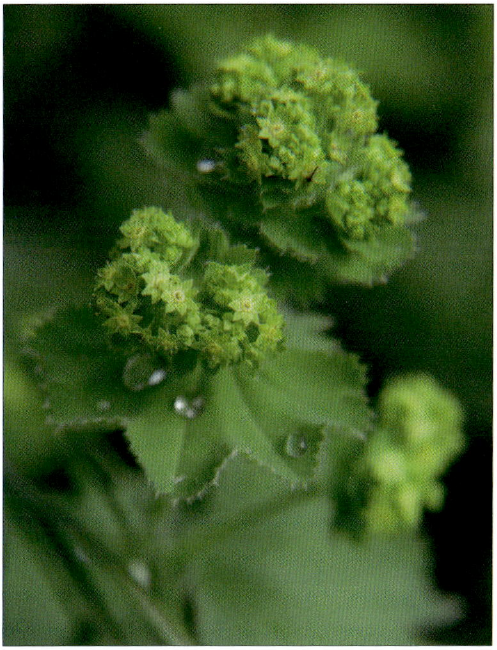

Der Frauenmantel zeigt Venusgrün

Rosa

Venus: Ich-Liebe, herzstärkend, Entschlussschwäche, Psychotherapie

Beispiele: Rose, Betonie, Gamander, Herzgespann, Dost, Fingerhut, Storchschnabel, Gänseblümchen, Tausendgüldenkraut

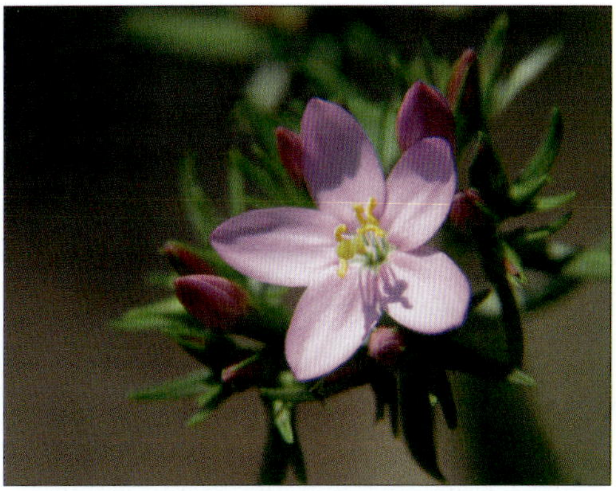

Tausendgüldenkraut

Rot

Mars: Feuer, Kraft, Energiespender, Wut, Aggression, Blut, anregend auf die Blutbildung, Abwehr, Entzündung, Entschluss, Wille stärkend, Wunden. Sympathie mit dem Herzblut, Adern, Milz. Die rote Signalfarbe kann auch ein Hinweis auf eine Giftwirkung der Pflanze sein.

Pflanzen mit roten Staubfäden oder Stempeln dienen der Blutentgiftung und der Therapie bei Blutergüssen.

Beispiele: Storchschnabel, Betonie, Rose, Himbeere

Gelb/Orange

Sonne: Gelb und Orange sind die fröhlichsten aller Farben. Sie sind Ich-stärkend, erhellen das Gemüt und erwärmen die Seele. Gelb- und orangegeprägte Heilmittel beleben und wirken auf Körper, Seele und Geist durchwärmend. Als Pflanzen der Sonne brauchen wir sie bei Herz-Kreislauf und Sonnenschäden sowie für Stoffwechselleiden. Gelbe Pflanzenteile sind meist reich an Flavonoiden, den Sonnenschirmchen für die Haut.

Leber/Galle, Niere, Stuhl und Urin sind wie alle entgiftenden Ausscheidungen des Körpers ebenfalls gelb)

Beispiele: Johanniskraut, Adonis, Arnika, Schlüsselblume, Schöllkraut, Odermennig, Fingerkraut, Bingelkraut, Ringelblume, Enzian, Labkraut, Löwenzahn, Safran, Alant, Berberitze (Blüte, Wurzelrinde), Curcuma (Wurzel), Engelwurz (Wurzel), Geum urbanum (Wurzel)

Gelbe Staubfäden, Stempel: Entgiftung über die Galle, Cholerik, Kopfweh (Entgiftungskopfweh).

Blau

Die Farbe Blau wird Merkur, oder Jupiter zugeordnet. Sie beruhigt, beflügelt den Geist, kühlt, wirkt damit reizlindernd und entzündungswidrig. Im Geist schafft sie Klarheit. Blau wirkt anregend ohne zu überhitzen (Lavendel). Viele Augenmittel sind blau, ebenso Lungenheilpflanzen und hormonwirksame Pflanzen.

Beispiele: Wegwarte, Kornblume, Enzian, Ysop, Lungenkraut, Natternkopf, Vergissmeinnicht

Blaue Blüten, die beim Zerdrücken rot werden nutzen der Leber und dem Blut

Beispiele: Boraginazeen, Johanniskraut, Leberblümchen, Salbei, Wegwarte, Enzian, Lavendel, Vergissmeinnicht

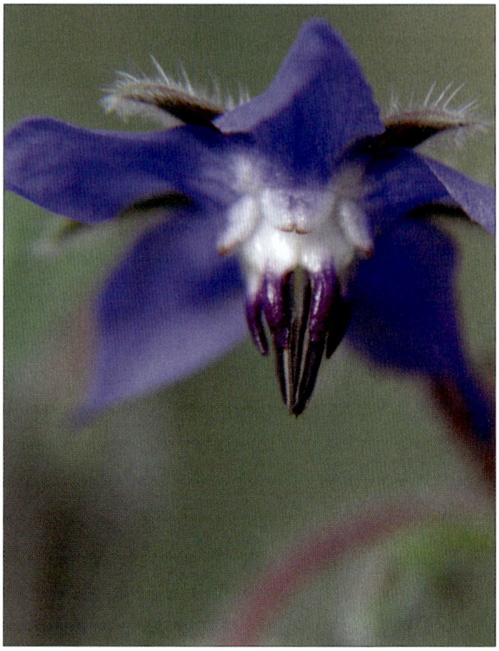

Borretsch

Lichtblaue Pflanzen wirken auf die Augen

Beispiele: Boraginazeen, Kornblume, Wegwarte, Gamander

Violett

Neptun ist zuständig, wenn wir in Pflanzen die Farbe lila erkennen. Dies sagt uns, dass wir eine bewusstseinserweiternde Heilpflanze vor uns haben. Auch bei Melancholie, Sehnsucht, Heimweh, in der Geriatrie, Psychotherapie (Karma), bei Instinkt- und Handlungsschwäche helfen uns die violetten Heilmittel sehr. Zudem harmonisieren sie die Verteilung der Körpersäfte.

Beispiele: Rosmarin, Thymian, Bergminze, Eisenkraut, Witwenblume, Karde, Salbei, Veilchen, Lungenkraut, Akelei

Weiß

Silber und Weiß sind die Farben des Mondes. Wir nutzen so gefärbte Heilmittel als allgemeine Wohltat für die Seele, um ins Unbewusste zu schauen und um hitzige Leiden zu kühlen. Viele haben sich als große Helfer für die Genitalorgane, Fruchtbarkeit, Schleimhäute, Gehirn (besonders die rechte Hälfte), Augen, Magen, bei Fieber, für die Nerven (weiße Blattäderchen), Lymphe, Immunapparat, Vegetativum, ZNS und für den Knorpel erwiesen.

Beispiele: Maiglöckchen, Zitronenblüte, Schlehe, Bohnenkraut, Hirtentäschel, Taubnessel, Kamille, Rettich, Zwiebel, Fieberklee, Sauerklee, Weißklee, Melisse, Andorn, Weißdorn, Schlehe, Gänseblümchen, Lilie, Schwalbenwurz, Silbermantel

Komplementärfarben (besonders blau/violett und gelb)

Pflanzen, die diese Farbkomnination zeigen verstärken die Channelinggabe (Eingebungen) und führen in die Tiefe des Geistes

Beispiele: Vergissmeinnicht

Schwarz

Saturn zeigt sich in schwarz, was oft gewisse Giftwirkungen anzeigt. Astralpflanzen (Äderchen) und Altersheilmittel sind Saturn zugeordnet und viele davon erscheinen in der Farbe schwarz

Schwarze Staubfäden oder Stempel weisen uns darauf hin, dass diese Pflanzen Gift aus dem Blut ziehen und gegen den hitzigen, melancholischen Geist (Leberpsyche) anzugehen wissen.

Beispiele: Tollkirsche (Beere), Bilsenkraut (Äderchen der Blätter), Schwarzdorn (Beere), Efeu (Beere), Boraginazeen, Mohn

Blasse Farben

Ziehen den Schleim.

Beispiele: Zaunrübe

Düstere Farben

Sind ein Hinweis auf die bewusstseinserweiternde Wirkung. Meist sind dies Giftpflanzen, die nahe an der Quintessenz sind (Allheiler).

Beispiele: schwarzviolette Akelei, Tollkirsche, Bittersüß, Pulsatilla, Eisenhut, Haselwurz, Bilsenkraut, Alraune

Milchflecken

Milchartige Adern weisen uns auf die Heilwirkung für die Lymphe hin.

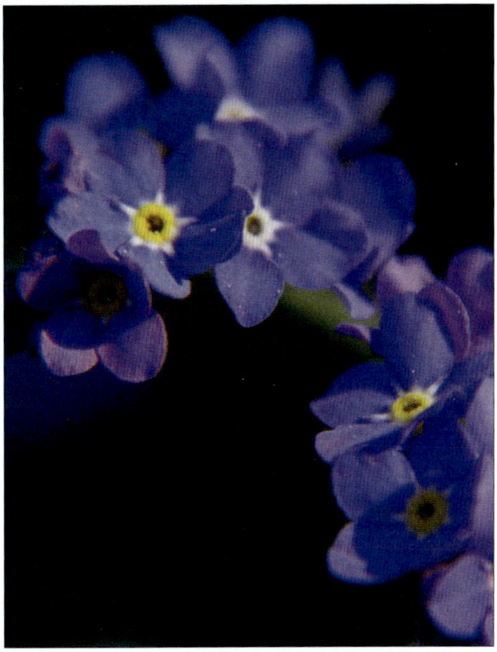

Vergissmeinnicht

Färbepflanzen

Gelb: treibt Galle, Stuhl, Harn, gelben Ausfluss
Rot: treibt Menses, geronnenes Blut

1.1.9 Organsignaturen

„Befleißet euch nit, auf der hohen Schule zu lernen, sondern in der Natur. Betrachtet, was für eine Vergeudung von Zeit das sei, daß ihr die großen Schwaderlappen (es folgt eine Aufzählung vieler bekannter Autoren von der Antike bis zum Mittelalter), deren Werk eine Schande ist… Was nutzt euch auch, daß ihr euch befleißigt viel theoretischen Geschwätzes, das doch keinen Arzt macht, sondern ihn zerbricht. Was sucht ihr in der Logik und in eurer Dialektik, die alle dem Arzt zuwider sind und eine Hinderung des Lichtes der Natur?… Der Arzt soll ein Naturalis (Naturkundiger) sein und solche Dinge wissen, eh er ein Arzt wird. Die Natur zeichnet jegliches

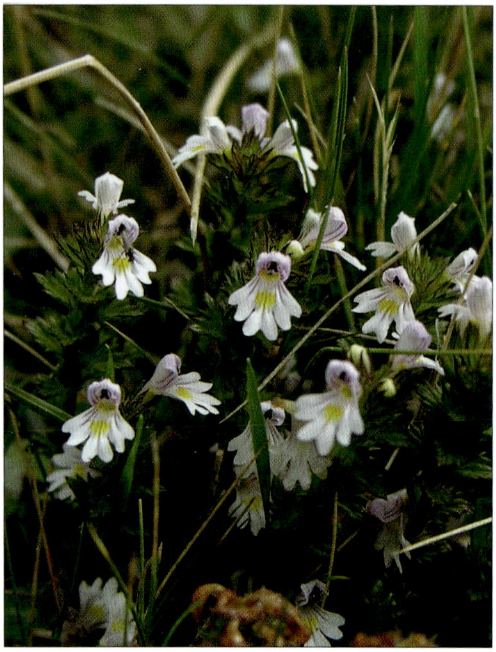

Augentrost

Gewächs, das von ihr ausgeht, zu dem, zu dem es gut ist. Also haben auch die Formen alle ihre Arznei, so in ihnen ist, hat sie die Form der Füsse, so ist sie für die Füsse, hat sie die Form der Hände, so ist sie für die Hände…" Paracelsus

Willy Schrödter erzählt in seinem Buch „Pflanzengeheimnisse" das Erlebnis von Philippe Moreusse. Dieser fühlte sich gar nicht wohl und keiner wusste warum. Schließlich begann er seine Lieblingsblume, eine Art der Boraginazeen mit seinem Badewasser zu gießen. Darin enthalten waren allerlei Körpersäfte des Monsieur Moreusse und auch abgeschnittene Haare. Nach zwei Monaten trieb die Pflanze fünf neue Blätter aus, alle hatten die Form einer Niere. Untersuchungen beim Spezialisten bestätigten die Diagnose der Pflanze. Ihr Besitzer litt an einer Nierenentzündung. Das Heilkraut wurde nun weiterhin mit dem Badewasser gegossen und je weiter der Heilungsprozess von Herrn Moreusse voranschritt, desto mehr bildeten sich auch die neuen Blätter in Richtung ihrer eigentlichen Form zurück. Natürlich sollte man gerade bei der Organsignatur bedenken, dass uns die eigenen Phantasien und Wünsche gerne einen Streich spielen könnten. Doch um einige sehr eindeutige Zeichen kommen wir nicht herum:

Kopf

Gehirnsignatur: Frucht der Walnuss
Kopfform: Schlafmohn (Kapsel), Stechapfel

Auge

Eine Verwandtschaft zu den Augen zeigt sich schon einmal rein dadurch, dass besonders die Blüten als erstes ins Auge fallen. Somit entspricht die Blüte dem Pflanzenteil, der den Augen hilft.

Beispiele: Gamswurz, Aster, Dachwurz, Kamille, Augentrost

All die Pflanzen, die sich nach der Sonne ausrichten

Beispiele: Habichtskraut, Einbeere

Augenform: Augentrost (Blüte), Tollkirsche (Frucht), Borretsch (Blüte)

Ohr

Muschelförmige Signaturen

Beispiele: Haselwurz (stärkt Gehör und Gedächtnis), Gundermann (Blüte), Königskerze (Blüte)

Nase

Beispiele: Wasserminze (Blatt)

Zähne/Zahnfleisch

Samen, die fest mit Fruchtfleisch umgeben sind, festigen das Zahnfleisch

Beispiele: Granatapfel

Alle gerbstoffhaltigen Heilpflanzen

Beispiele: Fetthenne, Sedumarten

Rhythmisch angeordnete Samenkapseln in der Form von Backenzähnen

Beispiele: Bilsenkraut, Zahnwurz, Pinienzapfen

Hals

Beispiele: Aronstab (Früchte zeigen das Bild entzündeter Mandeln, Blüte wie Schlund), Odermennig (Stimmbandknötchen), Braunelle (die Bräune war ein Ausdruck für Diphterie)

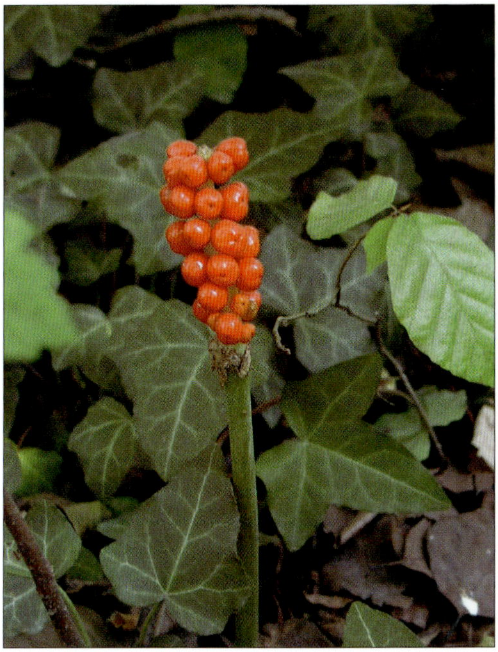

Aaronstab

Finger

Meist erkennen wir das Heilmittel, das den Fingern und Füßen dient, an seinen gefingerten Blättern.

Beispiele: Orchis, Fingergras, Kastanie

Lunge

Auffällig große Blätter (braucht die Pflanze zum Atmen)

Beispiele: Huflattich, Malve, Alant (Lungenflügelform)

Blattadern, die an Bronchialbaum erinnern

Beispiele: Flechten, Pestwurz, Alant, Königskerze, Malve

Blätter behaart (Hinweis auf Kieselsäure, also Bindegewebsstärker)

Beispiele: Borretsch, Lungenkraut, Vergissmeinnicht

Herz

Pflanzen mit Herzsignatur (Herzform) verleihen Sanftmut, Ich-Stärke und sind alle auch als Seelenbalsam zu verstehen.

Beispiele: Zitrone (Frucht), Mandel (Frucht), Pfirsich (Frucht), Kirsche (Frucht), Melisse (Blatt), Hirtentäschel, Herzlkraut (Blatt), Kava-Kava (Blatt), Cactus grandiflorus (Früchte)

Rhythmischer Aufbau

Beispiele: Herzgespann

Leber

Heilmittel mit der Lebersignatur bringen auch immer Heilerfolge bei der „Leberstimmung“, also Cholerik und Melancholie.

Dreiteilige Blätter, die an die drei Leberlappen erinnern.

Beispiele: Schöllkraut, Leberblümchen, Erdbeere, Fieberklee

Gelbe Blüte/Wurzel

Beispiele: Schöllkraut, Gelbwurz

Darm

Wurzeln oder Rhizome von Pflanzen haben die Aufgabe Nahrungsstoffe aus der Umgebung aufzunehmen bzw. zu speichern. Der Darm muss diese Aufgabe beim Menschen übernehmen und die aufgenommenen Stoffe für den Körper verwertbar machen.

Darmsignatur der Wurzel:

Beispiele: Bibernell, Blutwurz, Meisterwurz, Berberitze, Engelwurz, Enzian, Löwenzahn, Wegwarte, Kalmus, Galgant, Ingwer

Milz

Form der Milz und Name als Signatur

Beispiele: Milzkraut

Niere

Nierenförmige Blätter

Beispiele: Kapuzinerkresse

Nierenförmige Früchte

Beispiele: Bohnen

Blattdrüsen, die Calcium ausscheiden (Nierengries)

Beispiele: Steinbrechgewächse, Mauerblümchen

Pflanzen mit Guttation (Schwitzen)

Beispiele: Frauenmantel

Blase/Prostata

Diese Organe können eine Menge Flüssigkeit speichern und sind enorm dehnbar.

Beispiele: Wassermelone, Kürbis, Berberitze (Frucht), Sägepalme (Frucht)

Die Zeugungsorgane

Pflanzen, in denen wir Vagina, Gebärmutter, Hoden oder den Penis erkennen, haben neben der Heilkraft für Leiden der jeweiligen Fortpflanzungsorgane, immer eine sexuell stimulierende, Potenz steigernde und die Fortpflanzung anregende Wirkung.

Hoden

Beispiele: Knabenkraut, Bingelkraut (hodenförmige Samen werden wie bei einer Erektion hinaus geschleudert)

Penis

Beispiele: Drachenwurz (Blüten zeigen Vagina und Penisform), Eiche (Früchte), Kalmus (Blüte zeigt den erigierten Penis)

Vagina

Beispiele: Feige (Frucht), Taubnessel (viele Lippenblütler), Hauhechel (Schamlippen)

Gebärmutter

Alle Pflanzen, die sich bei steigender Luftfeuchtigkeit schließen und bei Wärme wieder öffnen zeigen die Signatur der sich im Zyklus rhythmisch öffnenden und schließenden Gebärmutter.

Beispiele: Gänseblümchen, Ringelblume, Silberdistel

Gebärmutterform:

Beispiele: Kamille (Blüte Gebärmutterform mit Eierstöcken), Seerose (Paracelsus verglich sie mit der Gebärmutter und Nabelschnur und erkannte ihre Zeichen zur Verwendung als Heilpflanze zum Austreiben der Nachgeburt), Frauenmantel (Blattschoß mit Tauperle), Taubnessel

Eierstock

Beispiele: Granatapfel

Haut

Die Rinde ist die Haut eines Baumes. Oft zeigt sie für welches Hautleiden sie eine besondere Gabe hat.

Beispiele: Birke (Schuppenflechte, Geschwüre mit Wundbrand), Eiche (Wundheilmittel, Altershaut), Lärche (Pilz)

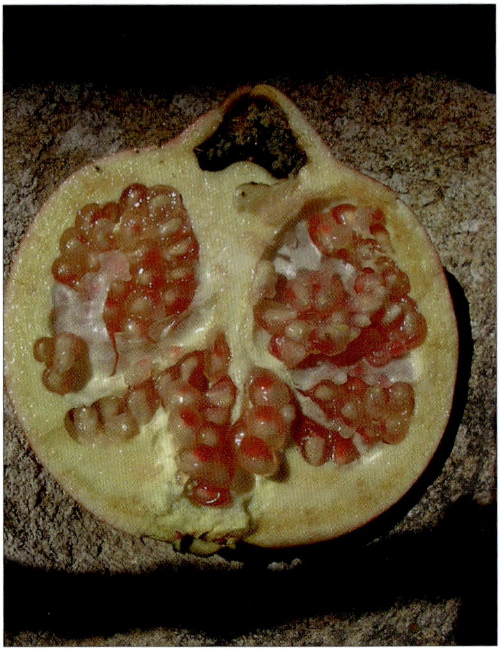

Granatapfel

Wirbelsäule

Alle Heilpflanzen die Kieselsäure (liefert beispielsweise dem Getreidehalm sein elastisches Stützskelett) enthalten, können festigen und elastischer machen.

Beispiele: Frauenmantel, Beinwell, Schachtelhalm

Wirbelsäulenähnliche Struktur:

Beispiele: Bambus, Schachtelhalm

Schnelles Wachstum
Beispiele: Bambus

Nerven

Blätter die nervenartig gefiedert sind, nervenartige dunkle Blattadern, Blätter wie mit Nadel durchstochen weisen uns auf Heilkräfte für die Nerven hin

Beispiele: Farn, Johanniskraut, Knöllchensteinbrech, Kapuzinerkresse, Buche, Melisse

Die Säfte

Blut

Beispiele: Wein, Johanniskraut (färbt sich als Ölauszug rot), Storchschnabel (rote Stängel), Blutwurz

Galle

Beispiele: Schöllkraut (gelber Milchsaft)

Milch

Beispiele: Lattich

Schleim

Beispiele: Meerzwiebel, Zaunrübe

Lymphe

Knotige Auftreibungen an Stängeln

Beispiele: Schierling, Engelwurzknospe, knotige Braunwurz

Knötchenartige Klettfrüchte

Beispiele: Klebkraut

Lymphähnliche Verzweigungen

Beispiele: Walnussblatt

Milchflecken, milchartige Flecken

Beispiele: Mariendistel

„... ich habe über 80 Bauern gekannt, die die Kräuter nur wegen ihrer Form und Anatomie mit den Krankheiten verglichen haben, und sie haben vor meinen Augen damit wunderbar und gut geholfen."
Paracelsus

Eine harmonische Pflanzengliederung hat ein gleich großes Funktionsverhältnis von Wurzel zu Blatt und zu Blüte bzw. Frucht. Ist das Verhältnis von Wurzel, Blatt und/oder Blüte besonders unterschiedlich ausprägt, möchte der auffällige Pflanzenteil auf seine therapeutische Nutzbarmachung hinweisen.

Beispiele: Die kleinen Blüten der Brennnessel, eine eher kleine Wurzel, aber ein statthafter Stängel und übermäßiges Blattwerk, lenken unsere Aufmerksamkeit auf den „Mittelteil" dieser Pflanze, der das wichtigste Heilmittel darstellt.

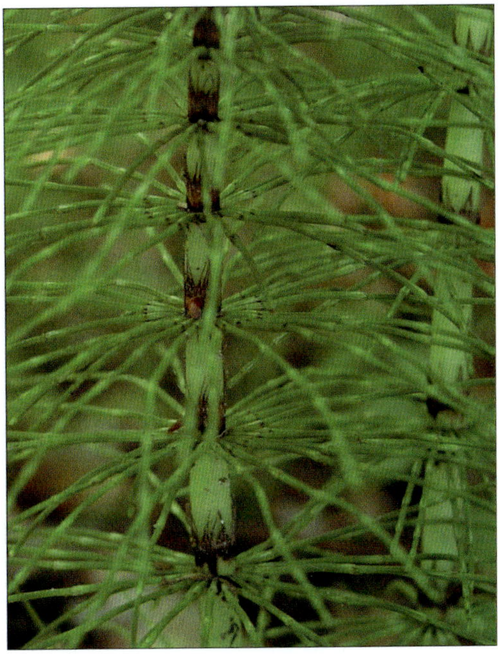

Schachtelhalm

Bei der Zaunrübe ist die Wurzel besonders groß. Sie liefert uns die Heilerfolge der Bryonia.

1.1.10 Die Blüte

Die *Blütezeit* ist besonders ausschlaggebend für die Charaktereigenschaften einer Pflanze (s.a. Frühling-, Sommer-, Herbst- oder Winterblüher).

Mehrfachblüher

Für Krankheiten, die oft zu Rezidiven neigen

Beispiele: Ringelblume, Meerzwiebel, Kreuzkraut, Gänseblümchen, Majoran

Blüten, die sich bei hoher Luftfeuchtigkeit schließen

Heilmittel für die Gebärmutter, Schutz vor Außeneinflüssen. Sie haben Mondcharakter

Beispiele: Gänseblümchen

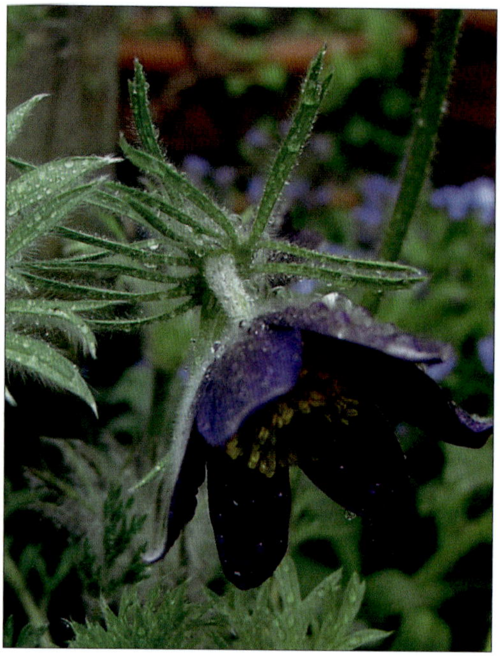

Küchenschelle/Pulsatilla

Blüten wie mit Nadel durchstochen

Wundheilmittel für Stichverletzungen und stechende Schmerzen. Sie zeigen eine Sympathie zu den Nerven.

Beispiele: Johanniskraut

Hängender Blütenkopf

Melancholie

Beispiele: Bachnelkenwurz, Pulsatilla, Alpenveilchen

Luftige Blüte

Merkur, Element Luft

Beispiele: Mädesüß, Labkraut

Blüten faulen in der Form des Blutes

„Die Blüten faulen in der Form des Blutes. Das ist ein Zeichen, dass sie für Wunden und was von Wunden kommt, gut sind, und auch soll man sie gebrauchen, wo man Fleisch zügeln muss." Paracelsus

Beispiele: Johanniskraut

Blüte ähnelt einem Windrad (Ventilator)

Wedelt den Geist nach oben (Channelingsignatur)

Beispiele: Immergrün

Glocken

Sympathie zum Kopf, zeigen Jupiterprägung

Beispiele: Akelei, Winden, Schneeglöckchen, Eisenhut

Schuhform

Bei Bindegewebsschwäche.

Beispiele: Rittersporn (Brüche), Salbei (Hämorrhoiden), Taubnessel (Gebärmuttervorfall), Frauenschuh

Dolden

Element Luft, treiben Harn und Blähungen, scheiden aus und erleichtern das Leben

Beispiele: Johanniskraut (Blähungen nach Fieber), Kerbel (Blähungen die Herz und Atmung bedrängen, Kümmel (Windkolik), Anis (vom Magen ausgehende Blähungen)

Pflanzen ohne Blumen und Früchte

Heilen die Milz (saturnal)

Beispiele: Farn, Schachtelhalm, Bingelkraut

1.1.11 Der Stängel

Verholzend, Hartholz

Saturn, Bindegewebsstärker, Verschleißkrankheiten, Geriatrie

Beispiele: Hasel, Esche, Buche, Ulme, Eiche

Stängel hart, dünn, zäh

Beispiele: Johanniskraut, Beifuss, Eisenkraut, Schafgarbe, Dost, Rosmarin (festiger für Leib und Seele, Entschlussbildung, Handlungsfähigkeit)

Stängel weich, fleischig

Element Wasser, kühlend, entzündungswidrig, beruhigend

Beispiele: Erdrauch, Fieberklee, Taubnessel

Knotige Auftreibungen am Stängel, stark wuchernd, verzweigend

Lymphsignatur

Beispiele: Braunwurz

Stängel mit wirbelähnlicher Struktur, schnellem Wachstum

Saturn, auch Mond (Verjüngungsmittel)

Beispiele: Bambus, Schachtelhalm

Hohle Stängel

Element Luft, Energiespender, krebsfeindlich, lebensverlängernd, Bezug auf Körperhöhlen, Luftröhre, Fisteln, Geschwüre, Zysten

Beispiele: Beinwell, Nieswurz, Habichtskraut, Zwiebel, Engelwurz, Laserkraut, Schierling, Johanniskraut, viele Labiaten

Gerade Stängel mit Stufen

Wirbelsäule, Bindegewebe, Nerven

Beispiele: Bambus, Schachtelhalm, Johanniskraut

Vierkantige Stängel

Jupiter: grundsätzlich wertvolle Heilmittel, Mittel für Schutz und Harmonie

Beispiele: Eisenkraut, Andorn, Betonie, Taubnessel, Thymian, Minze, Hohlzahn, Salbei, Melisse

Harzige Stängel

Sonne, Saturn. Für schlechtheilende Wunden. So wie der Baum mit dem Harz seine Wunden verschließt, so erfüllt auch ihr Harz den Wunsch nach Heilung bei Wunden von Menschen und Tier. Antibiotische Wirkung (Bakterien mögen die Sonne nicht), durchblutungsfördernd

Beispiele: Fichte, Weihrauch, Myrrhe, Tanne, Lärche

1.1.12 Die Rinde

Rinde: Bezug zur Haut

Bäume die ihre Rinde leicht abstoßen dienen der Reinigung der Haut.

Beispiele: Buche, Eiche, Platane, Tanne, Fichte, Linde, Birke (Psoriasis)

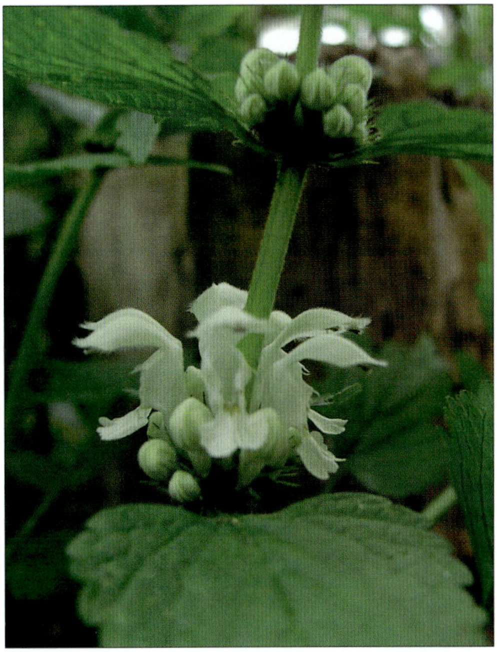

Taubnessel

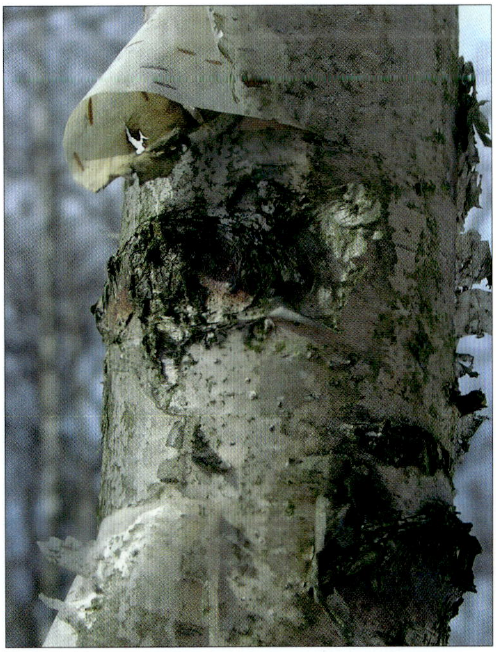

Birke

1.1.13 Das Blatt

Sehr groß
Lungensignatur
Beispiele: Alant, Pestwurz, Huflattich

Faserig
Die Blätter, die beim Zerreißen Fäden ziehen, lassen uns den Bindegewebsstärker erkennen.
Beispiele: Wegerich, Eisenkraut

Filigran
Merkur, beflügelt den Geist, Element Luft
Beispiele: Dill

Längliche, schmale Blätter
Element Luft, Merkur, Milz, Flüssigkeitshaushalt, Ausscheidung, Tuberkulinische Diathese
Beispiele: Spitzwegerich, Weide, Goldrute

Rauhaarig
Kieselsäure, Lunge, Bindegewebe, Haut, Wundheilmittel, entzündungswidrig, Geschwulst
Beispiele: Königskerze, Betonie, Alant, Borretschgewächse, Ringelblume, Lungenkraut, Habichtskraut

Kleingekerbt
Harntreibend, nierenreinigend
Beispiele: Gänsefingerkraut, Schafgarbe

Blattadern wie eingedrückt
Lunge
Beispiele: Lungenkraut, Betonie, Gundermann

Nierenförmig
Blattdrüsen, die Calcium ausscheiden gegen Nierengries
Beispiele: Mauerblümchen

Herzförmige Blätter
Herzsignatur, verleiht Sanftmut, Seelenbalsam, Nerven
Beispiele: Melisse, Flieder

Schildförmige Blätter
Immunstatus verbessernd

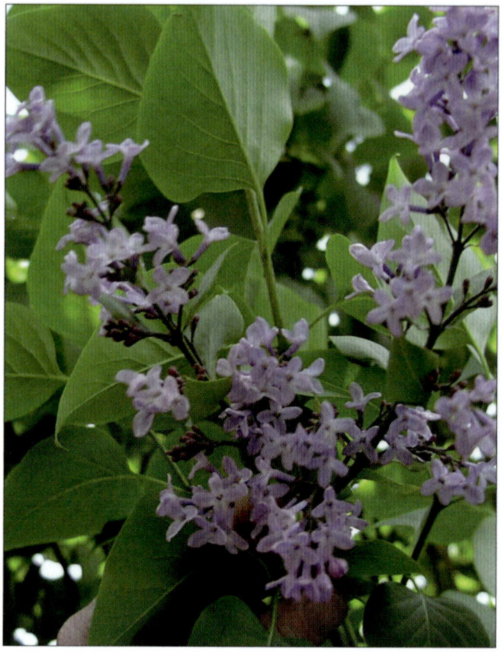

Flieder

Beispiele: Gundermann, Kapuzinerkresse, Wassernabel

In Lappen zerteilte Blätter
Element Luft, Wasser, Stoffwechsel-Gliedmaßensystem, aktivieren die Verdauung.
Beispiele: Schöllkraut, Bärenklau, Sellerie

Gefiederte Blätter
Erfahrungsgemäß ungiftige, sehr gute Heilmittel. Sie wirken regenerierend auf den Stoffwechsel und die Gefäße sowie auf das rhythmische Stoffwechsel- und Gliedmaßensystem.
Beispiele: Rose, Odermennig, Mädesüß, Nelkenwurz, Wiesenknopf, Esche, Diptam

Stark zerteilte Blätter
Element Luft, verbessert die Sauerstoffaufnahme, Kapillare, Atemwege, Altersheilmittel.
Beispiele: Fenchel, Dill, Bärwurz, Schafgarbe

Dreiteilig gelappte Blätter
Leber, wenn zusätzlich auffällig große Blattadern, die an Bronchialbaum erinnern, auch Lunge

Beispiele: Wasserpfeffer (roter Blutstropfen auf dem Blatt – Wundarznei), Fieberklee

Rhythmisch aufgebaute Blätter

Pflanze bei Störungen von Herzrhythmus, Peristaltik

Beispiele: Herzgespann

Stachelige Blätter

Bei Stechen im Leib, Entgiftung, Mut, Wille, Abwehr

Beispiele: Mariendistel, Eberwurz

Gefleckte Blätter

Lunge

Beispiele: Lungenkraut

Blattrand gesägt

Meist ungiftige, wertvolle Heilmittel, Auflöser, Energiespender, Haut- und Schleimhautmittel, Altersheilmittel, Erschöpfungsmittel

Beispiele: Esche, Rosengewächse, Mädesüß, Erdbeere, Taubnessel, Brennnessel

Wellige Blätter

Festiger für Leib und Seele, Bindegewebe, mangelnde Ausdauer, schlechter Energiestatus, Geriatrie

Beispiele: Eiche, Gamander

Girlandenförmige Blätter

Wirkung auf Brust, Hals, Kopf, schlechte Inkarnation, allgemein Schwäche, Lungen- und Halsleiden, Unsicherheit, Depressionen, Entscheidungsschwäche

Beispiele: Gundermann, Betonie, Schlüsselblume

1.1.14 Die Wurzel

Alle Wurzeln sind für abgehobene Typen besonders wertvoll und zeigen eine gewisse Ähnlichkeit zum Darm (Resorption von Nährstoffen, Gestalt). Wurzeln sind immer Kopfmittel und erden.

Rund

Gelenke, harntreibend

Beispiele: Zwiebel

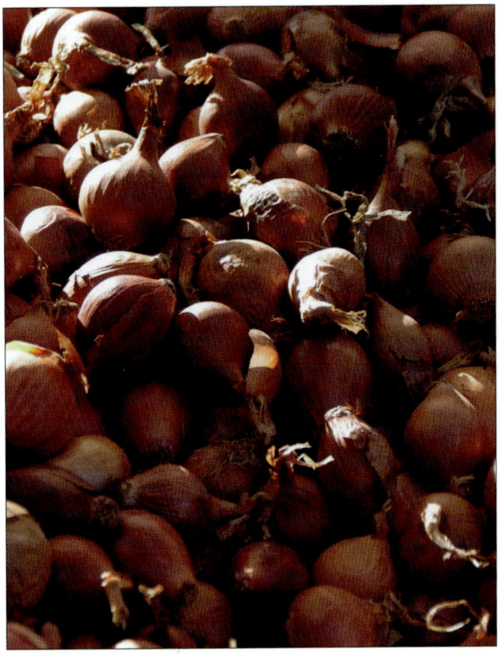

Zwiebel

Rübenförmige Wurzel

Regeneration, schlechter Energiestatus, Geriatrie, stärkt Leib, Seele, Geist

Beispiele: Zaunrübe, Sellerie, Engelwurz, Meisterwurz

Wurzeln mit Querrillen

Bild vom Dickdarm, Wirkung auf alle rhythmisch arbeitenden Organe (Herz, Lunge, Magen, Darm, Nervensystem, Tag-Nachtrhythmus)

Beispiele: Engelwurz, Meisterwurz, Kalmus

Tiefgreifende Wurzeln

Verbinden Erde und Luft, große Energiemittel

Beispiele: Wein, Eberwurz, Efeu

Gelbe Wurzeln

Stoffwechsel, regen die Verdauungssäfte an

Beispiele: Berberitze, Curcuma

Außen schwarze Wurzeln

reinigend, stärkend

Beispiele: Beinwell, Rettich

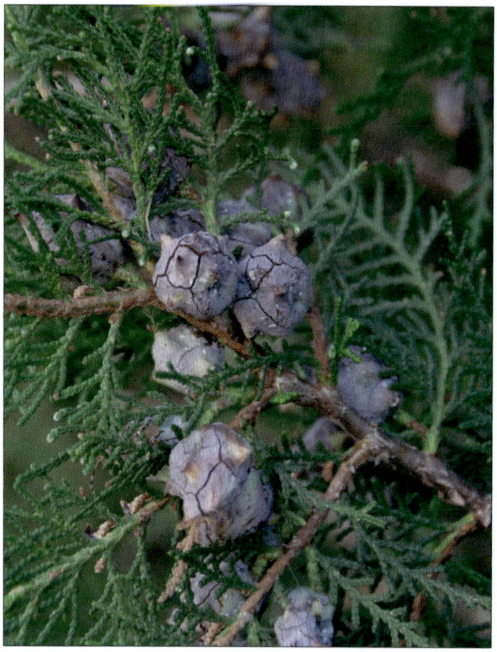

Thuja

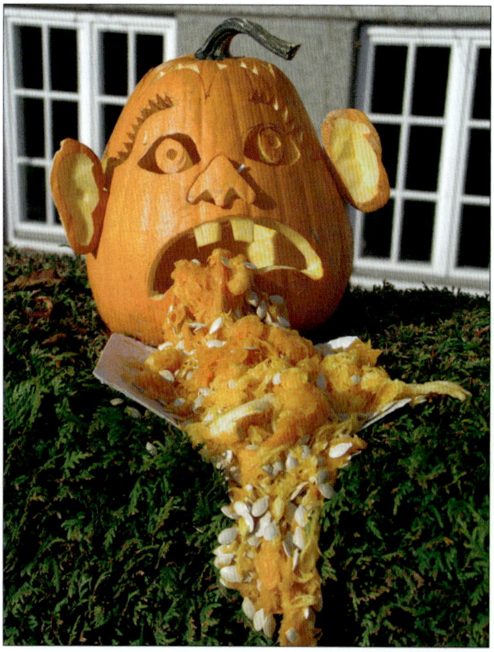

Kürbis

Stark verzweigte Wurzeln

Nerven, Gefäße, Immunsystem

Beispiele: Quecke

1.1.15 Die Frucht

Früchte haben immer auch eine Jupiterprägung, besonders die Essbaren.

Warzenform

Beispiele: Thuja

Klettfrüchte

Entgifter (knötchenartige Klettfrüchte haben Sympathie zur Lymphe)

Beispiele: Klettenlabkraut, Klette

Fruchttragende, samenreiche Früchte

Fruchtbarkeitssteigernd

Beispiele: Granatapfel

Kleine, staubartige Früchte

Element Luft: viele Gewürze

Beispiele: Kümmel

1.1.16 Der Same

Samen dienen der Fortpflanzung. Das Heilmittel zeigt sich durch Samenreichtum. Sie bilden bis zu 60.000 Samen pro Jahr und Pflanze. In der Vielsamigkeit erkannten die Alten noch die fruchtbarkeitssteigernde Eigenschaft, denn die Fruchtbarkeit der Pflanzenwelt und die des Menschen unterstehen in der hermetischen Medizin dem gleichen Prinzip (Mond).

Viele kleine Ableger, die wie Planeten um die Mutterpflanze angeordnet sind, verwenden wir als Metastasenmittel.

Rhizinussamen haben die Form einer gesättigten Zecke und dienen damit als Heilmittel für den Zeckenbiss.

Beispiele: Kürbis, Brennnessel, Vogelmiere, Hirtentäschelkraut, Bingelkraut (das seine Samen ejakulationsartig verschleudert und die Hodensignatur aufweist)

1.1.17 Die Lebensdauer

Pflanzen, die sehr alt werden können, besitzen den Code für langes Leben und werden vorwiegend in der Altersheilkunde und bei chronischen Erkrankungen gebraucht. Sie zeigen meist Saturncharakter.

Beispiele: Olivenbaum, Eiche

Schnellwachsende und welkende Pflanzen zeigen den Mond und sind eher für die akuten Leiden

1.1.18 Die Sinne

Pflanzen riechen und schmecken verschieden, je nach verwendetem Pflanzenteil, Erntemonat, Zubereitungsart, Ortsklima, Bodenbeschaffenheit und Jahrgang. Zur Beurteilung maßgebend ist tatsächlicher Geruch und Geschmack.

Beispiele:

- Wein: verschiedene Sorten je nach Klima und Standort. Geschmack und Geruch fehlen durch falsche Zuchtauswahl oder starke Mineraldüngung.
- Berberitze: Unterschiede der Tinktur aus Wurzeln und Früchten.
- Rose: Unterschiede der Tinktur aus Pflanze, Blüte, Tee, ätherischem Öl, einzelnen Rosenarten.

Sehr bittere scharfe Stoffe müssten dem Feuerelement zuzuordnen sein. Dies ist beim Scharfstoff aus Meisterwurz sehr wohl der Fall. Chinarinde und Tausendgüldenkraut werden aber traditionell der Venus zugeordnet, was mit der Heilwirkung gut übereinstimmt. Bitter und Scharf zeigen die Anwesenheit marsianischer Kräfte.

Sehen

Feuer, Sonne, Mond, visionäres Sehen: Neptun (Hellsehen)

Schmecken

Wasser, Mond, Neptun

Riechen

Luft, Merkur

Tasten

Erde, Venus, Saturn (Merkur)

Hören

Quintessenz, die Außenplaneten Saturn, Uranus, (Neptun: hellhören)

Der sechste Sinn

Die langsamlaufenden Planeten Uranus, Pluto, Neptun

a) Geschmack

Alle Traditionssysteme, das europäische wie das indische und das chinesische, teilen die Arzneimittel weitgehend nach dem Geschmack ein, viel weniger nach dem Geruch. Die exotischen Heilsysteme besitzen erhebliche Kenntnisse für den Zusammenhang von Nahrungs- und Heilmitteln.

Geschmackliche und geruchsmäßige Wahrnehmungen sind schwer auseinanderzuhalten. Die Zunge als Geschmacksorgan kann nur süß, sauer, salzig und bitter wahrnehmen. Alle Traditionssysteme kennen weitere Sinneswahrnehmungen, die einfach als Geschmacksqualitäten eingestuft werden. Die europäische Humoralmedizin (galenische Medizin, die Medizin der vier Elemente und der vier Temperamente) teilt die Geschmacksnoten in süß, sauer, salzig, bitter, herb ein und kennt weitere Geschmackswahrnehmungen wie dünn, dick, feurig, aromatisch, luftig, erdig, feucht, trocken, durchdringend, beißend, widerwärtig, schleimig, ölig, lieblich, klebrig. Fast immer liegt eine Mischung von zwei bis vier dieser Geschmacksqualitäten vor. Häufigkeit und Wirkung der einzelnen Kombinationen sind außerordentlich verschieden.

Beispiele: Eine ganze Menge wichtiger Heilpflanzen gehört dem Geschmackstypus scharf-bitter-aromatisch an, so der Gundermann, der scharf-bitter-aromatisch-dünn ist. Es handelt sich immer, um stark wirkende Mittel. Die Geschmackseinteilung über die sechs Grundnoten des Geschmacks hinaus erfordert Übung. Der indische Ayurveda kennt die Geschmacksrichtungen süß, sauer, salzig, scharf, bitter, zusammenziehend. Die chinesische Medizin teilt ein in fünf Geschmacksrichtungen sauer, bitter, süß, scharf, salzig. Diese entsprechen den fünf Elementen Holz, Feuer, Erde, Metall, Wasser.

Bei einigen Gewächsen mit abscheulichem

Geschmack scheint der Instinkt trotz großer Heilwirkung der Pflanze diese als zu meidendes Gift zu tarnen, obwohl sie völlig harmlos sind.

Bitter

Mars: Element Feuer

Allgemein günstige Wirkung in Haus 2 (Selbstwert, Hals), 5 (Lebensfreude)

Bittere Pflanzen gibt es massenhaft. „Bittere Kräuter machen das Herz froh." Es gibt so viele wichtige Therapeutika, dass man früher nur die bittere Arznei für heilsam hielt.

Sie sind Ich-stärkend, stimmungsaufhellend, helfen bei funktionellen Herzbeschwerden, dienen der Bewegung festgefahrener Krankheitszustände, bei Schwächezuständen aller Art, Immunschwäche, sind verdauungsfördernd, reinigend. Wir brauchen sie wenn wir verbittert sind. Bittere Mittel sind immer dann angesagt, wenn sich bei einer Erkrankung physische und psychische Symptome zugleich zeigen.

Beispiele: Tausendüldenkraut, Kalmus

Unangenehm, bitter

Hinweis auf bewusstseinserweiternde Wirkung. Vertreiben Eiter besonders im Gehirn, Lunge, Uterus.

Beispiele: Wermut, Gottesgnadenkraut, Engelwurz, Tausendgüldenkraut

Feurig bitter

Reaktionsmittel für chronische Zustände, erheblich Ich-stärkend, gegen degenerative Zustände

Beispiele: Aloe, Andorn, Benediktenkraut, Berberitze, China, Enzian, Eselsdistel, Gamander, bittere Schleifenblume, Tausendgüldenkraut, Wermut

Dumpf-bitter

Die Bitternote ist nicht so ausgeprägt und macht sich nicht sofort bemerkbar. Sie schließen Psychotherapeutika von höchstem Wert ein und helfen für Extremsituationen, Charisma. Immer wirksam sind sie gegen Viren und Bakterien, gewöhnlich krebsfeindlich, verdauungsfördernd.

Beispiele: Beifuss, Eberraute, Ehrenpreis, Eisenkraut, Fieberklee (karmische Belastung, das Schwert in der Seele, Ich-liebe mich-Mittel), Herzgespann, Klette, Teufelskralle, Bitterholz

Scharf

Scharfstoffe sind häufig Schwefelverbindungen, am schärfsten sind die Senföle. In Kreuzblütlern wie Kohl kommen weniger scharfe, mehr dumpf-bitter schmeckende Schwefelverbindungen vor. Dies ist der kostbare „Wasserschwefel" der Alchimisten. Es sind gute Mittel um die Inkarnationstiefe zu verbessern.

Sie verbrennen den Krankheitskeim, wirken verdauungsfördernd, stoffwechselanregend, treiben den Schweiß, und lösen den Schleim. Viele sind krebsfeindlich, antibiotisch und gute Altersheilmittel

Beispiele: Senf, Meerrettich, Brunnenkresse, Löffelkraut, Rettich, Pfeffer, Chillies

Scharf und bitter

Viele Schwächemittel und Altersheilmittel sind scharf-bitter-warm. Alle scharf-bitteren Pflanzen sind außerordentliche Tonika, sie rüsten den Immunstatus auf. Man verwendet sie bei chronischen Leiden mit schlechtem Energiestatus. Durch die starke Wirkung sind relativ viele giftig, man verwendet sie dann in homöopathischer Verdünnung

Beispiele: Alant, Beifuss, Damiana, Eukalyptus, weitere ätherische Öle, Germer, Gundermann, Meisterwurz, weitere Doldenblütler wie Haarstrang-Arten, Thymian, Zaunrübe

Scharf-bitter-süß

Krebsfeindlich, starke Reiniger

Beispiele: Klette, Mannstreu, Tigerkraut

Scharf und süß

Energiespender, besonders für chronische Leiden. Sie wirken ausgleichend und sind deshalb sowohl Kindermittel (die weniger scharfen) als auch Altersheilmittel, Wintermittel wie Tropenmittel und Hautmittel, gegen Parasiten und finstere Wesenheiten.

Durch Mischen verschiedener Geschmacksstoffe kann man besonders wirksame Signaturrezepte herstellen. Führend in dieser Technik ist die chinesische Medizin.

Beispiele: Ingwer in Zuckersirup eingelegt. Der

scharfe Ingwer wird durch den süß-kühlen Zucker optimal ergänzt.

Beispiele: Birke, Engelwurz, Ginseng, Ringelblume, Anis, Sternanis, Fenschel, Nelke, Piment, Zimt.

Süß

Venus, Element Erde; Elixire, festigend

Beispiele: Früchte, alle Grasarten, Engelwurz, Engelsüß, Anis, Sternanis, Zimt, Gewürznelke, Piment, Fenchel, Ringelblume, Birke, Ginseng, Sarsaparilla, Lakritze, Mädesüß

Sauer

Macht lustig, stimmungsaufhellend, reinigend im weitesten Sinn, tonisierend, bei Erschöpfung, regenerierend, krebsfeindlich, viele sind kühlend, gegen innere Fäule, fiebersenkend und wertvolle Lebermittel.

Beispiele: Saure Früchte, Zitrone, Apfel, Berberitzenfrüchte, Malve, Tamarinde, Sauerklee, Sauerampfer, Rhabarber

Salzig

Stets mineralreich, fördern das Erdelement, bei Stoffwechselentgleisung, chronischen Krankheiten aller Art, schlechter Beziehung der Organe zueinander, Kontaktarmut

Beispiele: Holzaschen, Brennnnessel, Glaskraut, Meeresalgen, Borretsch, Goldrute, Erdrauch, Mannstreu, mineralreiche Beeren wie: Heidelbeere, Holunderbeere, Johannisbeere, Klebkraut, Sellerie, Löffelkraut, Vogelmiere, Damiana, Hohlzahn, Schachtelhalm

Zusammenziehend/herb

Wirken festigend, austrocknend, stärken das Erdelement und sind antibakteriell.

Beispiele: Eiche, Galläpfel, Tormentill, Rose, Frauenmantel, Odermennig, Schlehe, Brombeere, Johannisbeere, Dachwurz, Walnuss, Nachtschattengewächse: Mundtrockenheit

b) Geruch

Der Geruch hat immer mit dem Luftelement, Merkur, zu tun und stellt eine ungeheuer wichtige Kommunikationsverbindung her („Ich kann dich riechen.")

„Alle riechenden Gewächse haben eine spirituelle Wirkung; denn der Geruch ist ein Geistiges, ein Spiritus, und wirkt auf die geistigen Kräfte im Menschen"

(Botanische Signaturenlehre)

Der Mensch kann angeblich 6000 Geruchsnoten unterscheiden. Die Einteilungsschemata der Gerüche sind nicht einheitlich; am besten hält man sich an die guten Lehrbücher von Parfümerie und Aromatherapie.

Nachfolgend ein stark vereinfachtes Signatursystem einiger Geruchsnoten.

Scharf/streng

Feuer: Willensbildung, Ausdauer, Abwehrstärkung

Beispiele: Berberitze, Echinacea, Enzian, Kalmus, Rosmarin, Tausendgüldenkraut, Zitwer

Aromatisch, harzig, würzig

Feuer, Erde: stabilisierend, bringt Energiezufuhr

Beispiele: Alant, Sarsaparilla, Pfeffer, Kubeben, Koriander, Kardamom, Nelken, Piment, Kümmel, Kumin, Currygewürze allgemein, alle Produkte aus Nadelbäumen, Johanniskraut

Modrig, pilzig

Erde: Inkarnationsschwäche mit Lungenleiden und kranker Darm, gestörter Realitätsbezug

Beispiele: Flechten aller Art, Lebermoos, Augentrost, Ehrenpreis, Wegericharten, Betonie, Patschuli

Angenehm, parfümartig, erotisch, betörend

Wasser: befeuchtend, harmonieschaffend, für zwischenmenschliche Beziehungen, allgemein um Verbindungen zu schaffen, Regeneration

Beispiele: Rose, Rosenholz, Palmarosa, Ylang-Ylang, Orangenöl, Geraniumöl, Sumbul, Waldmeister, Mädesüß

Lieblich-süß

Luft: Angst, Unsicherheit, Kontaktprobleme

Beispiele: Apfelblüte, Kirschblüte, Magnolie, Maiglöckchen, Orangenöl, Jasmin, Zistrose, Freesie

Frisch

Luft: antierotisch, bringt Stockungen in Bewegung, Geriatrie

Beispiele: Lavendel, Zitrone, Melisse, Zitronellagras, Dill, Estragon, Akazienblüte, Orangenblüte

Spermageruch

Mond, Venus: sexuell anregende Wirkung, Psychotherapeutika, Nerven beruhigend.

Beispiele: Weißdornblüten, Berberitze, Esskastanie, Türkenbundlilie

Leichter Aasgeruch

Hinweis auf bewusstseinserweiternde und sexuell anregende Wirkung, beruhigend für die Psyche. Kann bei Missbrauch zu Todessehnsucht führen.

Beispiele: Bilsenkraut

Kotgeruch

Sexuell anregende Wirkung.

Beispiele: Jasmin

Bockig/Schweißgeruch

Sexuell anregende Wirkung, beruhigend auf die Psyche.

Beispiele: Engelwurz, Baldrian, Basilikum, Bibernelle, Bucco, Damiana, Jasmin, Narde, Raute

Uringeruch

Sexuell anregende Wirkung

Beispiele: Sandelholz, Schierling

c) Begreifen

Betasten um die Wesensart der Pflanze zu „be-greifen“.

Ölig, harzig

Sonne, Saturn: Wundheilmittel

Beispiele: Ringelblume

Schleimig

Mond: Befeuchter, Schleimhautmittel

Beispiele: Mistel, Vogelmiere

Hart, fest

Saturn: Struktur, Skelett und Bindegewebe

Beispiele: Schachtelhalm

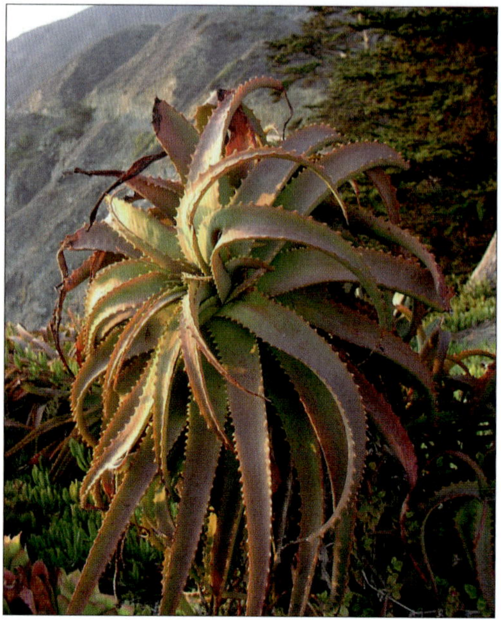

Aloe

Porös, markhaltig

Auflöser, treiben die Ablagerungen aus, schweißtreibend, harntreibend

Beispiele: Liebstöckel

Brennend

Mars: Reiniger, Abwehr, Blutbildung

Beispiele: Brennnessel

Rau

Kühlend, entzündungshemmend

Beispiele: Wirsing

Klebrig

Harntreibend, austreibend, reinigend

Beispiele: Klebkraut

1.1.19 Elementenzuordnung

Wasser

Die ganze Pflanze ist weich und saftig. Wasserspeichernde Pflanzen, Pflanzen, die im Wasser wachsen: kühlend, entzündungswidrig, Flüssigkeitsverteilung

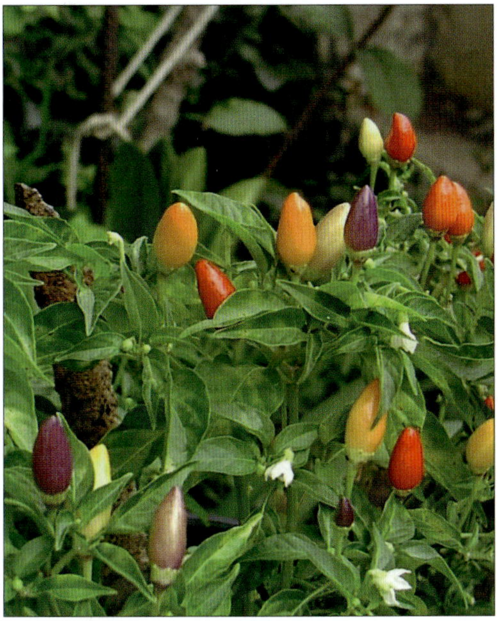

Peperoni

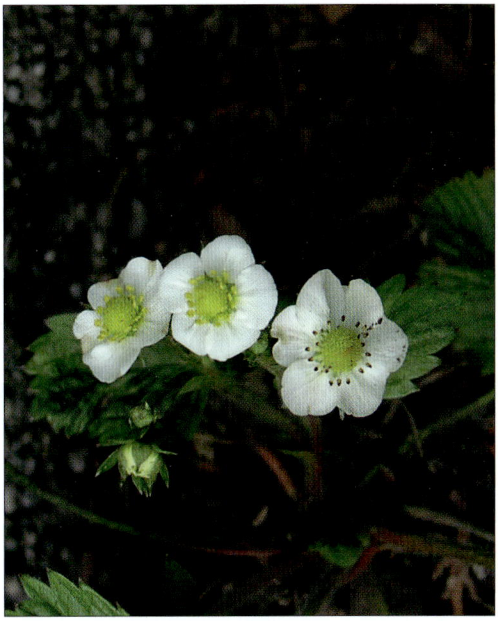

Erdbeere

Beispiele: Aloe, Kürbis, Gurke

Feuer

Blüte/Samen. Bitterer, scharfer Geschmack, Stacheln, Dornen, hartes Holz, Brennen, rote Farbe: Energielieferanten, Abwehr, Durchsetzung

Beispiele: Tausendgüldenkraut, Wermut, Peperoni, Pfeffer

Erde

Wurzel/Rhizom/Rinde. Wurzelbetonung, zäher/harter Stängel, Ausläufer: Struktur, Stabilität, Inkarnationstiefe

Beispiele: Erdbeere

Luft

Blätter/Stängel. Filigrane Blätter und Blüten, Doldenblütler, Duft, der erst beim Trocknen entsteht, ätherische Öle (auch Sonne), Windsamer, Luftkammern in der Wurzel, Sandboden, luftige Gestalten, hohler Stängel: alchimistische Prozesse, Transport, Reaktionsmittel

Beispiele: Mädesüß, Dill, Waldmeister

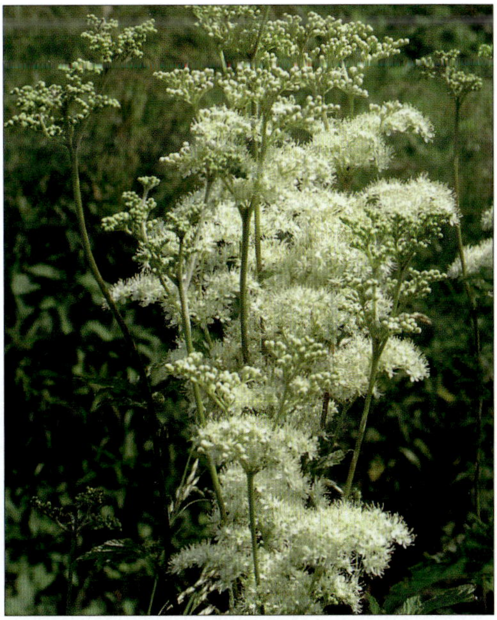

Mädesüß

2.
Die himmlischen Kräfte, wie oben so unten

Um die Signaturen zu verstehen, werden astrologische Eigenschaften hinzugezogen, die im mittelalterlichen Weltbild die Welt einteilten und erklärten: Alles hängt zusammen, der Makrokosmos korrespondiert mit dem Mikrokosmos. Das heißt, man kann am Stand der Sterne und Planeten ablesen, was auf der Erde aktuell wichtig ist. Am Himmel sieht man die gleichen Prinzipien der Welt, wie im Mineral- und Pflanzenreich, beim Tier und bei den Menschen.

„Wenn man vom Gestirn lernt, so übertrifft man alle Menschen. Wunderbare Werke würden auf Erden geschehen, wenn wir vom Gestirn so lernten, wie vom Menschen.“
„Jede Krankheit beginnt im Gestirn und vom Gestirn drängt sie herab in den Menschen“
„Keiner unter euch, der keine Kenntnisse der Astronomie besitzt, kann es in der Arznei zu etwas bringen.“ Paracelsus

2.1 Mythologie

Nahezu jede Kultur auf unserer Erde hat ihren Sonnengott. Die Germanen verehrten Baldur und die Kelten nannten ihn Bel, bei den Griechen war es Helios, in Indien Vishnu. Im alten Rom wurde Sol und Apollo verehrt, in Persien gab es den Mithraskult und bei den Ägyptern hieß er Ra. Die Christen nennen ihn Jesus Christus, die unbesiegte Sonne, „Sol invictus“. Jeden Morgen können wir den Sonnengott begrüßen. Täglich taucht er nach dem nächtlichen Kampf mit den Mächten der Finsternis in seinem von vier prächtigen weißen Pferden gezogenen Sonnenwagen am Horizont auf. Die vier Schimmel symbolisieren die vier Elemente, vier Jahreszeiten, vier Lebensalter, Quadranten etc. Mit unverminderter Kraft zieht er seine siegreiche Bahn über den Himmel und versinkt jeden Abend erneut in der Dunkelheit.

Apollo, ein Sohn von Jupiter (Zeus) und Leto war ein Bild von einem Mann und bei Nymphen sowie Sterblichen, ob männlich oder weiblich ein stets begehrter Liebhaber. Die Zahl seiner unehelichen Kinder ist groß. Von Merkur (Pan) erhielt er die Gabe der Prophetie. Als Apollo die göttlichen Waffenmeister des Olymps tötete, wurde er von Göttervater Jupiter (Zeus) zur Zwangsarbeit verdonnert. So lernte der Sonnengott Apollo die „Be*sonnen*heit“ kennen. Noch heute gelten seine Worte: „Erkenne dich selbst“, als Quelle des Bewusstseins.

Die vielen sozialen Probleme und eine nach wie vor steigende Zahl von Herzleiden, sprechen zudem von der sich weitenden Kluft zwischen der Eigenbestimmung als Individuum (die Sonne im Geburtshoroskop ist das Ich) und der Fremdbestimmung durch die Außenwelt.

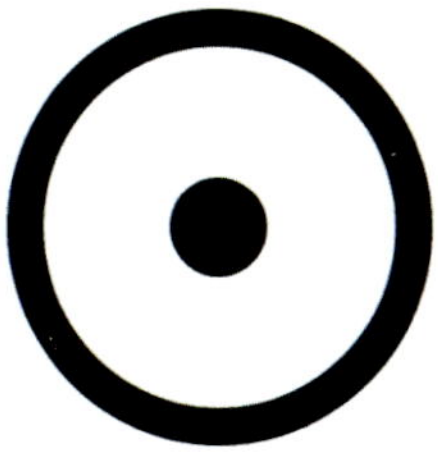

Das Sonnensymbol:
Die zentrale Kraft, aber auch Teil des Ganzen

2.2 Wissenswertes über den Planeten Sonne

Die Sonne, Quelle allen Lichtes und Lebens auf der Erde, entstand vor circa 4,5 Milliarden Jahren. Der bis heute am besten erforschte Fixstern besteht aus 90 % Wasserstoff, 8 % Helium und 2 % restlichen Stoffen. Durch einen atomaren Verschmelzungsprozess im Inneren der Sonne verwandeln sich pro Sekunde 655 Millionen Tonnen Wasserstoff in 650 Tonnen Helium. Die übrigen 5 Tonnen werden als Energie freigesetzt und bringen den, im Kern 15 Millionen °C heißen Planeten zum Leuchten. Das von fast allen so geliebte und notwendige Heizkraftwerk am Himmel ist fast 159 Millionen km von uns entfernt, hat einen Durchmesser von 1,3 Millionen km und ist somit 3-mal so groß wie die Entfernung zwischen Erde und Mond.

Die Sonne ist jetzt ungefähr in ihrer Lebensmitte angekommen. Stirbt sie, wird sie durch einen roten Feuersturm das ganze Sonnensystem in Schutt und Asche legen. Bisher wurde die gefährliche Strahlung der Himmelsregentin von der Ozonschicht der Erdatmosphäre abgehalten. Umwelteinflüsse schädigen diese schützende Hülle, was dann zu vielerlei Schäden wie Sonnenallergien und Hautkrebs führt und den Glanz Apollos immer mehr zum Feind werden lässt.

2.3 Die Sonne: Wärme und Licht

Seit der Antike werden Dinge den einzelnen Planeten zugeordnet. Die Astrologie nimmt an, dass es verschiedene Kräfte gibt, die sich in der Welt und in uns manifestieren. Sie zeigen sich aber auch in den leuchtenden Objekten am Himmel, besonders in den Wandelsternen, den Planeten. Der Kundige kann an der Planetenstellung erkennen, welche Kräfte im Augenblick wirken. In alter Zeit nahm man an, dass die Planeten Gottheiten sind, die bestimmte Kräfte ausstrahlen. Die Sonnenkraft wirkte durch Helios, Apollo, Baldur oder Seth. Stoffe, die diese Kraft enthalten, ordnet man der Sonne zu. Man spricht also nicht von der Kraft, die sich z.B. in der Sonne manifestiert, sondern von dem Planeten selbst. Die Astrologie lässt uns also die Sonnenkraft in Dingen finden, die sie der Sonne unterstellt. In Lebensmitteln beispielsweise die Walnuss, die Sonnenblume, deren Öle, Nüsse allgemein, Gewürze wie Zimt, Nelken, Ingwer, Galgant, aber auch Getreidearten, Wein usw.
Die zehn bestimmten Planeten sind also auch die Namen für verschiedenartige Kräfte in der Natur. Häufig zeigen sie sich in gemischter Form. Mensch, Tier und Pflanze sind eigentlich von allen zehn Himmelskräften geprägt, aber in verschiedener Intensität.

Als Zentralgestirn unseres Planetensystems ist die Sonne durch ihre Strahlung – Licht und Wärme – der Erzeuger des Lebens auf unserer Erde. In ihrem Rhythmus trennen wir die Nacht vom Tag und leben das Brauchtum. Je nach Breitengrad ist ihre Strahlungsstärke verschieden; durch die Neigung der Erdachse auch im Laufe des Jahres besonders in unseren und höheren Breiten verschieden stark.

Unsere Ernährung sollte sich nach Klimazonen und Jahreszeiten richten. In unserem jahreszeitlich stark schwankendem Klima ist die optimale Ernährung im Sommer wie im Winter sehr unterschiedlich.. Wir können die Ernährung optimieren, wenn wir außer der Aufnahme lebensnotwendiger Stoffe die Nahrung so zusammenstellen, dass sie die bestmögliche Zusammensetzung nach individuellen Bedürfnissen und äußeren Einflüssen hat.

Zur Ergänzung einer vernünftigen Lebensweise ist eine den Jahreszeiten angepasste Diät sinnvoll, um Leib, Seele und Geist günstig zu beeinflussen. In der Regel sagt einem der Instinkt, welche Grundbedürfnisse man hat; diese sind individuell verschieden, wechseln aber auch im Verlauf der Jahreszeiten.

Im Laufe der Jahrtausende ist bei allen Völkern ein Erfahrungswissen zusammengekommen, das stark in Sitten und Gebräuche eingegangen ist, über deren Sinn man gewöhnlich nicht weiter nachdenkt. Wir sind weit von der Lebensweise unserer bäuerlichen Vorfahren entfernt und trotzdem noch stark von den kosmischen Kräften beeinflusst.

Eine weitere Komplikation ist unsere Lebensweise in geheizten Häusern mit warmem, trockenem Kunstklima und allen möglichen elektromagnetischen Feldern. Die Meisten von uns müssen sich den größten Teil des Tages in dieser künstlichen Umwelt aufhalten. Trotzdem sind Stoffwechsel und psychischer Status von uns allen stark von den Jahreszeiten abhängig.

Die Strahlung der Sonne wirkt eindeutig vitalisierend. Erwiesen ist, dass an dieser Belebung sichtbares Licht im gelben Bereich des Sonnenspektrums durch Wirkung auf das Auge einen wesentlichen Anteil hat; diese Möglichkeit der Stärkung durch Licht fehlt Blinden.

2.3.1 Kompensation des Sonnenmangels

In Ländern mit langem Winter behandelt man die häufige Winterdepression durch Bestrahlung mit Lampen, deren Licht dem Sonnenlicht ähnelt (maximal 500nm). Es muss regelmäßig und länger bestrahlt werden. Die Wintertherapie ist zunächst Zufuhr von Licht und Wärme um die fehlenden Gaben der Sonne zu ersetzen. Die Substitution kann auch materieller Natur sein und in den Wirkstoffen von Heilkräutern bestehen - Beispiel sind die im Johanniskraut enthaltenen Stoffe - oder Nahrungsbestandteil sein - Beispiel die Sonnenblumenkerne oder deren Öl. Einheimische, der Sonne unterstellte Lebensmittel und Gewürze sind recht selten. Bei Gewürzen eigentlich nur der Wacholder (der „aromatische“ Geschmack ist ein Begriff der Klostermedizin, der auf den Sonnencharakter eines Stoffe hinweist) sowie Kümmel und Anis, die in ältester Zeit noch nicht verfügbar waren. Die Wurzeln der Sonnenpflanzen Engelwurz und Bibernelle sind als Suppengewürz nur bedingt geeignet. Sonnenhaften Charakter haben Getreidekeime (viel Vitamin E und Magnesium, beide sind der Sonne zugeordnet), womit die Bedeutung der Vollkorngetreideprodukte in alter Zeit zum Überstehen des Winters verständlich wird. Die traditionelle Abendländische Medizin kennt drei Einteilungssysteme, die zum Auffinden geeigneter Stoffe weiterhelfen können. Diese Systeme sind aus der vorwissenschaftlichen Vergangenheit überliefert; sie sind genauso wenig falsch wie die Erkenntnisse der Naturwissenschaft und keineswegs veraltet oder unpraktisch. Die drei Systeme zur Einteilung der uns umgebenden materiellen Welt und deren Eigenschaften sind (in zeitlicher Reihenfolge ihrer Entstehung) die Astrologie, die Lehre von den vier Elementen und die Alchimie.

Die Sonne steht in intensiver Beziehung zu den anderen Lichtern im Horoskop. Günstige Winkel und Stellungen machen sich ausgesprochen positiv bemerkbar, Spannungswinkel gehören zu den wichtigsten Problemstellungen (Bsp. Neu- und Vollmondgeburten) und auch die Nachtgeburten (die Sonne ist in der unteren Horoskophälfte auf der Nachtseite, über die der Mond herrschen sollte) brauchen erfahrungsgemäß Hilfe. Diese Stellungen im Geburtshoroskop müssen unter allen Umständen behandelt werden. Konjunktion oder Quadrat der Sonne mit Saturn sind beispielsweise ganz schwierige Winkel, die den Lebensweg zu einer mühsamen Tour machen können. Unterstützung z.B. durch die Zypresse bringt viel.

2.3.2 Qualitäten und Entsprechungen der Sonne

Sternzeichen	Löwe
Element	Feuer
	Yang, männlich
Wohltäter	doch alle Planeten bis auf Venus und Jupiter fürchten eine Konjunktion mit ihr.
Feind	Mars, Saturn
Freund	Jupiter, Venus
Tag	Sonntag

Das Haus und Zeichen, in welchem die Sonne im Geburtshoroskop steht, zeigt den speziellen Lebensbereich und zusammen mit dem Aszendenten auch die Konstitution als Krankheitsursache an. Ihre Stellung gibt uns Hinweise, in welchem Bereich und womit wir unsere Selbstentfaltung am besten fördern können.

Körper	Herz, Kreislauf, Temperaturhaushalt, die Glühbirne, Abwehr, Lebenskraft, Vitalität, Linkes Gehirn, rechte Körperhälfte, Sehkraft (rechtes Auge beim Mann, linkes Auge bei der Frau) Verstand: die helle Birne. Sternzeichen Löwe: Rücken, Herz 5. Haus: Lebensfreude
Geist	Idealismus, Charakterstärke, positives Denken, Bewusstheit, verantwortliches Handeln, Verstand, Ich, Bewusstsein, Individualität, Wahrnehmung, das Auftreten
Seele	Selbstbewusstsein, Sozialwesen, Stimmung

3.
Die Heilmittel der Sonne

Ursprung des irdischen Lebens ist die Sonne. Arzneimittel, die der Sonne unterstellt sind, gehören deshalb zu den wichtigsten Heilstoffen überhaupt.

Bei Nachtgeburten (Mehrzahl der Nativen), Geburt am Abend, Geburt im Schützen (Fall) und Wassermann (Exil) sollte man immer auch Heilmittel der Sonne in Erwägung ziehen. Sonnenmittel eignen sich fast immer zur Mischung mit anderen Planeten unterstellten Heilmitteln. Sind Arzneien Sonne und gleichzeitig weiteren Planeten unterstellt, so handelt es sich immer um sehr gute Heilmittel.

Zur Behandlung von Herren und/oder Damen aus Transsilvanien sind Sonnenmittel ungeeignet, aber das ist ein anderes Thema.

Heilmittel der Sonne sind immer stimmungsaufhellend und unterstützen den klaren Verstand, sind Ich-stärkend und bringen Spaß ins Leben. Sonnenmittel sind bei chronischen Leiden (Saturn) unerlässlich, beispielsweise bei der Krebsprophylaxe. Stimmungsaufhellung ist wichtig, um den Immunstatus zu verbessern (Neubildung, Infektionsabwehr bei Mondleiden)

Sonnenmittel wirken günstig auf die Mondstellung (zwei Lichter), dienen dadurch auch zur Regulation falscher Immunantworten, also zur Immunmodulation (wichtig bei Allergie, Stress). Stress steigert Allergien zuverlässig. Mineralien wie Magnesium (Sonne) und Zink (Uranus) gehen bei Stress über den Harn verloren. Sonnenmittel sind zudem meist keimfeindlich bezüglich pathologischer Keime wie Pilze, Bakterien und Viren. Sie durchwärmen Körper, Seele und Geist.

Die Mittel der Sonne brauchen wir, wenn Körper, Seele und Geist durchsonnt werden müssen. Sie sind für Mischrezepte unersetzlich und bestimmten die Rezepturen der Lebenselixiere (also Altersheilmittel). In Ländern mit hohen Breitengraden sind sie als Winterheilmittel unerlässlich. Manche der Sonne unterstellte Mittel sind photosensibilisierend, machen also empfindlich gegen die Sonneneinstrahlung (Umbelliferen, nicht alle, Johanniskraut)

Die Mittel der Sonne verwendet man gern, um einen Gesundungsprozess zu verlängern und verabreicht sie zum Abschluss einer erfolgreichen Heilbehandlung, sozusagen um die Gesundheit, die Heilung chronisch zu machen und den therapeutischen Erfolg zu stabilisieren. Die wirkungsvollste Einnahme ist morgens, mittags und sonntags.

„Die Sonne bringt es an den Tag." Sonnenmittel dienen der Präzisierung unklarer Diagnosen, beispielsweise bei viralen (Mond) Erkrankungen.

Verschlimmerung durch Arzneien der Sonne

Grübel, Grübel. Eine Verschlimmerung von Symptomen durch Sonnenmittel ist eine Erstverschlimmerung, siehe Vampirmythologie.

Allgemeine Wirkung von Sonnenmitteln im Geburtshoroskop und ihre Anwendung

Sonnenmittel wirken in der oberen Horoskophälfte, besonders am MC (Berufung), im fünften Haus (Lebensfreude), am Aszendenten (Ich-Stärke), im Sternzeichen Löwe (Bühne, Verantwortung, Auftreten) und dort, wo die Sonne im Geburtshoroskop steht. Auch die Winkel der Sonne zu anderen Planeten werden durch Sonnenmittel unterstützt. Einen wohlwollenden Einfluss üben die Arzneien der Sonne auf ihre Freunde (Venus, Jupiter) aus.

Mittel der Sonne, die eine weiße Blüte (Mond) haben, wirken zudem auf die 3 Lichter (Saturn, Sonne, Mond)

Das Ziel einer astromedizinischen Behandlung ist, Dissonanzen zwischen Planetenkräften in Harmonie zu bringen. So können Mittel der Sonne und ihrer Freunde (Jupiter, Venus) oft in substantieller Form verwendet werden. Steht die Sonne im Geburtshoroskop in Spannung mit anderen Planeten, haben sich homöopathische Verdünnungen in D6/D12 als besser wirksam erwiesen, ebenso bei seelischen und geistigen Problematiken.

3.1.1 Die Sonnenwirkstoffe

Heilpflanzen, die verstärkt die Sonne suchen, bilden bestimmte Wirkstoffe vermehrt aus. Zum einen brauchen sie diese, um das aufgenommene Sonnenlicht für ihr Wachstum zu verwerten, zum anderen benötigen sie den Schutz vor den schädlichen Strahlen der Sonne. Ätherische Öle sollen Bienen anziehen und Hypericine können sie vor Krankheiten schützen.

Chlorophyll: Blattgrün. Wandelt Sonnenenergie in chemische Energie um. Wundheilend, Kraft spendend, pflanzliches Dopingmittel nach Zeiten erhöhter Belastbarkeit.

Carotinoide: gelb-oranger Pflanzenfarbstoff, Provitamin A: Schutz vor UV-Strahlung

Flavonoide: von flavus = gelb. Schützen die Pflanze vor kurzwelligen Strahlen, Sonnenschirmchen für die Haut, Leber, Stimmung, Wundheilung

Ätherische Öle: ziehen die Bienen an und sind antibakteriell

Hypericine: roter Pflanzensaft schützt die Pflanze gegen Fäulnis, Pilze und Viren. Auch uns hilft dieser Wirkstoff hierfür, zudem hebt er die Stimmung, stärkt die Abwehr, nimmt Schmerzen und eignet sich als Darmreiniger

Alkaloide: Schutz vor Schädlingsbefall

Furanocumarine: häufig in Doldenblütlern vorkommend für Abwehr, Stimmung, Entgiftung, Darmreinigung

3.1.2 Die Sonnensignatur

- Gold, orange
- Zur Gelbfärbung verwendete Inhaltsstoffe
- Gelbe Blüte, gelbe Wurzel, gelber Pflanzensaft
- Geschmack: aromatisch
- Samen: besonders mit fetten oder ätherischen Ölen
- Majestätisch, leuchtend
- Richten (drehen) sich nach der Sonne
- Sonniger Standort, Hochgebirge
- Harmonischer, rhythmischer Aufbau
- Immergrüne Pflanzen (+ Saturn)
- Ölgewinnung möglich
- Alle Gewürze, Nüsse und Öle haben einen Sonnenaspekt.
- Desinfektion hinsichtlich lichtempfindlicher Krankheitskeime

3.2 Der Sonne allein besonders stark unterstellte Pflanzen

Krokus

Crocus sativa

Namen: Das „rote Gold", Suppengelb

Astrologische Zuordnung: Sonne

Signatur:

Sonne:

- Sehr starke Färbekraft. 1g färbt 100 Liter Wasser stark gelb (persisch zaferan = gelb), Künstler und buddhistische Mönche färbten ihre Kleider und Stoffe damit gelb (die Billig-

version der Gelbfärbung war Kuhharn nach Fütterung mit Mangoblättern)
- Ätherische Ölgewinnung möglich
- Aromatischer Geschmack
- Carotinoide: Sonnenschutz

Element: Feuer (Geschmack: bitter, scharf)

Verwendeter Pflanzenteil: Blütenfäden

Wirkung:

Körper:
- Menstruationsbeschwerden, Krampfneigung, Geburtserleichterung
- Altersschwäche
- Kreislauf, Schlaganfall, Herz
- Verdauung
- Entzündungswidrig, entkrampfend (deshalb auch Aphrodisiakum)

Seele:
- Beruhigungsmittel, Depressionen
- Negativdenken
- Plötzlicher Wechsel von Heiterkeit zu Melancholie
- Fördert Hingabefähigkeit, Liebe und Mitgefühl

Geist:
- Hirntonikum der ayurvedischen Medizin (die helle Birne)
- In der Geriatrie für unangenehm Betagte

Wirkung im Horoskop:
- Yangstärker (Energie, Aktivität, männliche Eigenschaften)
- Stärkt das kardinale Kreuz (Eckhäuser: Ich/Du, Vergangenheit/Zukunft, bei akuten Leiden)
- 3. Quadrant (Reifung, Lernen, Du-Zuwendung)
- 5. Haus (Lebensfreude)
- Sonnenprägung in Haus 2 (Selbstwert, Selbstentfaltung durch Materielles)
- Sonnenprägung von Haus 5 (Lebensfreude, Mittelpunktstreben, Entfaltung durch die „Bühne“)
- Sonnenprägung von Haus 6 (beste Entfaltungsmöglichkeit durch den Beruf)
- Im Sternzeichen Schütze (Freund Jupiter, Schützeeigenschaften wie Optimismus, Humor, Weltoffenheit, Leber)

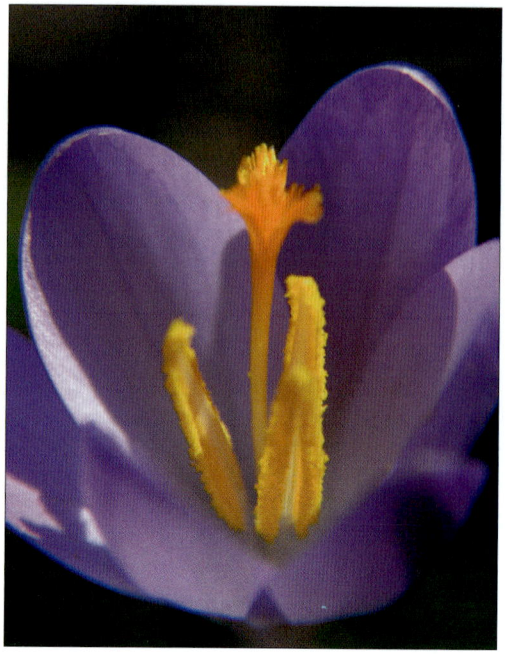

Krokus

- Stärkt die Sonne in der unteren Horoskophälfte (Auftreten, Kontaktfreude, Aktivität, Stimmung)
- Stärkt die Sonne im Sternzeichen Stier (Genussfähigkeit, Selbstwert, Hals, Element Erde)
- Stärkt die Sonne im Sternzeichen Jungfrau (für Planung, Sorgfalt, Verdauungsorgane, Element Erde)
- Stärkt die Sonne im Sternzeichen Löwe mit schwierigen Winkeln (Ich-Stärke, Auftreten, Herz, Rücken)
- Stärkt die Sonne im Sternzeichen Skorpion (Macht/Ohnmacht, Täter/Opfer, fördert den positiven Einfluss auf Andere)
- Spannungswinkel von Merkur und Saturn (Negativdenken, Schwarzsehen)
- Mond, von Saturn geprägt (Depression, trockene Schleimhäute, Neubildungen, die streitenden Eltern)

- Transit von Saturn über Mond (Schlechte Stimmung, psychosomatische Leiden, trockene Schleimhäute)
- Plutogeprägter Mond (Verlassensängste, Eifersucht, Seelendruck, Magenkrämpfe)

Besonderheiten:

- Teuerstes Gewürz der Welt. Für 1kg Safran müssen die Narben von etwa 150.000 Blüten per Hand geerntet werden
- Krokus verstärkt die Wirkung anderer Tonika und wirkt auch in tiefen Gewebsschichten
- Nicht in der Schwangerschaft (wehenauslösend)

Legende:

- Der griechische Götterbote Hermes verliebte sich in den wunderschönen Jüngling Krokus. Zu seinem Unglück tötete Hermes den Geliebten versehentlich und da, wo sich dessen Blut auf die Erde ergoss, spross die erste Krokusblume.
- In einer anderen Geschichte verliebte sich der Jüngling Krokus in die Nymphe Smilax und sie wurden unzertrennlich. Die Götter verwandelten Smilax und Krokus in eine Eibe und eine Krokusblume, um ihrer Liebe Ewigkeit zu verleihen.

Brauchtum/Magie:

- Seit über 5000 Jahren als Heilmittel bekannt
- Liebeszauber: Zeus, der Hallodri unter den Göttern, schlief auf einem Bett, das mit Safran bedeckt war.
- Hochzeitsschleier waren in Rom mit Safran gefärbt, die Reichen streuten ihn auf die Betten.„Dormivit in sacco croci“: „er schlief auf einem Safranbett“, bedeutete, er hatte eine fröhliche, unbeschwerte Zeit.
- In Indien ist es heute noch üblich, Safranfäden in die Haare zu flechten, um Männer anzuziehen.
- Im Mittelalter wurde man für das Strecken von Safranpulver verbrannt.
- Darf laut „Perger“ in Österreich nur von Männern, Knaben und jungen Frauen geerntet werden, weil die Ausdünstung einer menstruierenden Frau die Staubfäden welken und die Farbe schwinden lassen.

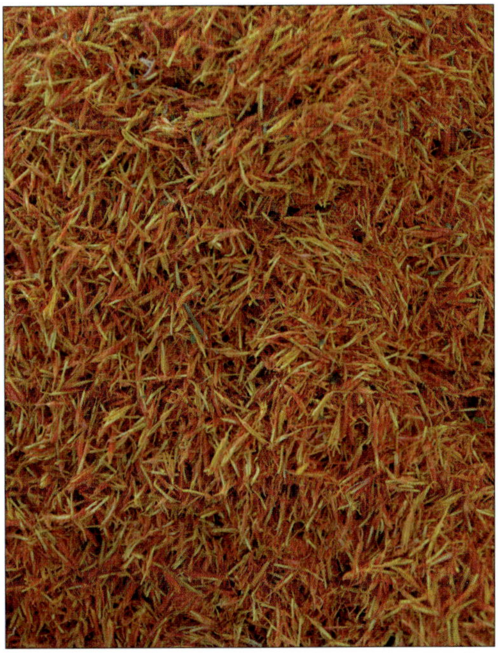

Safran

Edelraute

Artemisia umbelliformis, A. genepi, A. glacialis, mutellina

Namen: schwarze Edelraute

Astrologische Zuordnung: Sonne

Signatur:

Sonne:

- Aromatisches Aroma
- Standort: Fels- und Moränenschutt, Felsspalten, oft windexponierte Stellen auf kalkarmen aber basenreichen Gesteinen zwischen 1300m und 3700m (Extrembelastungen): starke Sonneneinstrahlung (Heilmittel bei Herpes durch Hochgebirgssonne)
- Blüten: gelb

Element: Feuer

Verwendeter Pflanzenteil: Kraut

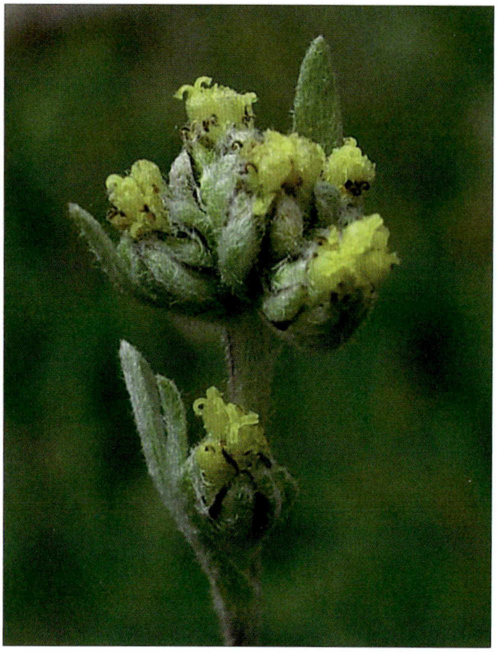

Edelraute

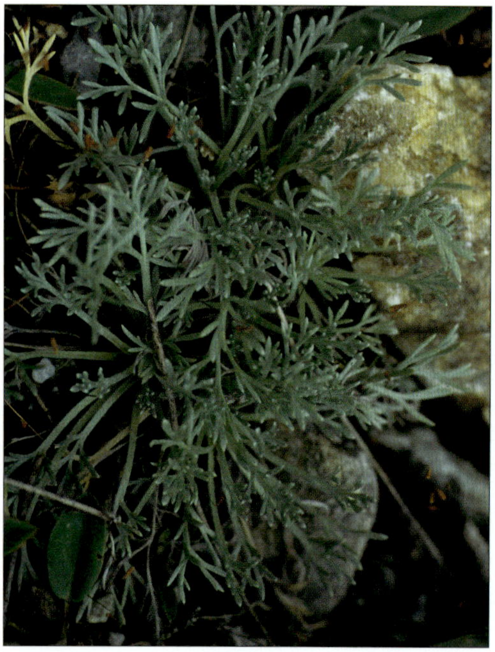

Edelraute

Wirkung:

Körper:

- Ähnlich wie Wermut, doch erheblich stärker.
- Schwäche von Leib und Seele
- Ausdauermittel während Extrembelastungen
- Innervierung der Oberbauchorgane.
- Stark keimtötend
- Herpes durch Hochgebirgssonne

Seele:

- Stimmungsaufheller

Geist:

- Altersdemenz, Alzheimer
- Während Stresszeiten, um durchzuhalten, macht stressresistent

Wirkung im Horoskop:

- Yangstärker (Energie, Aktivität, männliche Eigenschaften)
- Stärkt die obere Horoskophälfte (nach außen gehen, Auftreten, Energie)
- Stärkt die linke Horoskopsseite (Ich-Stärke, bei zu großer Abhängigkeit vom Du)
- Stärkt das kardinale Kreuz (Eckhäuser: Ich/ Du, Vergangenheit/Zukunft, bei akuten Leiden)
- Wohltäter für den 4. Quadrant (Altersheilmittel, Karma)
- Wohltäter für das Sternzeichen Löwe (Auftreten, Ich-Stärker, Verantwortungsgefühl, Herz, Rücken)
- Stärkt Haus 1 (Durchsetzung, Ich-Stärke, Selbstentfaltung)
- Stärkt den MC (Berufung; lässt den eigenen Weg finden, Altersheilmittel)
- Wohltäter für Pluto im Sternzeichen Widder (guten Einfluss auf Andere ausüben statt Machtstreben)

Besonderheiten:

- Bestände stark bedroht
- Zur Prophylaxe gegen die Höhenkrankheit geeignet

Brauchtum/Magie:

- Bestandteil von Lebenselixieren
- Mittel der Bergbauern, um Extrembelastungen durchzustehen. Die Edelraute erleichtert Schwerstarbeit in großer Höhe (alpiner Bergbau, Sauerstoffbilanz).

- Genepischnaps ist heute noch im Handel
- Die Sennen schätzen die Pflanzen als Arzneimittel für das Vieh, besonders bei Verletzungen.
- Hilfe gegen unheilvolle „Berggeister“

Sonnenblume

Helianthus annuus

Namen: hergeleitet von helios (Sonne) und anthos (Blume) „Schwester des Gänseblümchens“, Goldblume, Sonnenstern, Gottesauge

Astrologische Zuordnungen: Sonne, etwas Jupiter

Signatur:

Sonne:

- Gelbe strahlende Blüte
- Dreht sich nach der Sonne (Sehschwäche, positives Denken)
- Standort: nährstoffreich, volle Sonne
- Carotinoide und Flavonoide: Sie schützen die Pflanze vor Schädigungen durch Sonneneinstrahlung und legen sich auch uns wie kleine Sonnenschirmchen auf die Haut.
- Ölherstellung
- Lebensspirale: lebensverlängernd, fördert die Vitalenergie

Jupiter:

- Majestätische Gestalt
- Sehr große Blätter: Lungensignatur, Nervensignatur (Epilepsiemittel). Auch Nichtsensitive merken dies bereits beim Anblick eines Sonnenblumenfelds.

Element: Feuer

Verwendeter Pflanzenteil: blühende Pflanze, Samen, Öl

Wirkung:

Körper:

- Lunge
- Abwehrschwäche
- Entgiftung
- Stoffwechsel: senkt Blutfettwerte, Cholesterinsenker, Arteriosklerose, Rheuma, Gicht

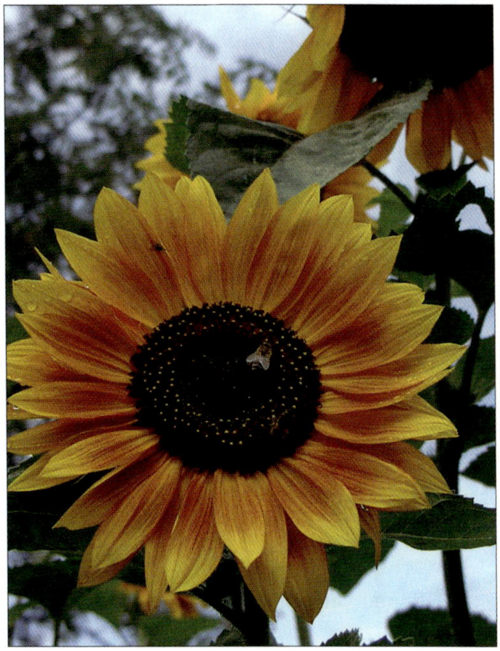

Sonnenblume

- Bluthochdruck
- Vitalität (Lebensspirale)
- Samenreich: Fortpflanzung, empfängnisfördernd (Östrogen- und gestagenartige Substanzen sind heute wissenschaftlich bestätigt)

Seele:

- Ich-Stärkung
- Stimmungsaufheller, stärkt Lebensfreude, vermittelt Mut, Hoffnung und Zuversicht (Senkt in der vollen Reife ihr schweres Köpfchen demütig: Depression, auch Wirbelsäulenmittel = Löwe)

Geist:

- Knipst die helle Birne an
- Lässt majestätisch Auftreten

Wirkung im Horoskop:

- Yangstärker (Energie, Aktivität, männliche Eigenschaften)
- Stärkt die obere/linke Horoskophälfte (Auftreten, Ich-Stärke, Durchsetzung, Altersheilmittel, Erfolg)

- Wohltäter für das Sternzeichen Zwillinge (Flexibilität, Verstand, Lunge, Kommunikation)
- Wohltäter für das Sternzeichen Steinbock (Stabilität, Planung, Erdung, Struktur)
- Mond im Löwen (Harmonisiert die hitzige Seele, Rheuma, seelische Herzleiden, Bandscheiben)
- Sonnenprägung von Haus 9 (Selbstentfaltung durch Reisen, Fortbildung, die eigene Meinung finden)
- Stärkt Haus 10 (Berufung, den eigenen Weg finden, Übergang ins Alter)
- MC (Berufung; Altersheilmittel)
- Mondprägung von Haus 5 (Lebensfreude durch Fürsorglichkeit, Kinderliebe, verbessert die sexuelle Lust)

Besonderheiten:

- Hervorragendes Wintermittel
- Das Kauen von Sonnenblumenkernen ist gut als Prophylaxe gegen Karies und Parodontose
- Guter Bodenreiniger: Nach dem Atomunfall in Tschernobyl wurden Sonnenblumen gepflanzt, um den radioaktiven Müll zu entsorgen. Bereits nach 10 Tagen waren 95% Cäsium und Strontium von der Pflanze aufgenommen: Blutreiniger, Schwermetallengifter, Schleimhäute (Ölkuren bei Parodontose)

Legende:

- Ein Komet, der auf unseren Planeten fiel, soll verantwortlich sein, dass der „Sonnstern" einst auf der Erde wurzeln konnte.
- Das Mädchen Clytia verliebte sich einst in den Sonnengott Apollon. Doch die Liebe wurde nicht erwidert. Clytia setzte sich deshalb nackt auf einen Felsen, trank und aß nichts mehr und wurde von Tag zu Tag trauriger. Lange Zeit beobachtete sie den Sonnengott, der seine Bahn über den Himmel zog und verfolgte ihn mit ihren Blicken. Dabei verwandelte sie sich durch ihr Herzeleid allmählich in die Sonnenblume, die heute noch ihren Kopf nach dem Sonnengott dreht.

Brauchtum/Magie:

- Inkas: „Indianische Sonne", „Gottesauge", Sinnbild für den Sonnengott.
- Fruchtbarkeitspflanze: Priesterinnen der Azteken schmückten ihre Häupter mit einem Sonnenblumenkranz während sie für ihr Volk um Fruchtbarkeit baten
- Mayas: die Sonnenblume schenkt Ausdauer für die ehelichen Werke (in Öl gebratene Stiele, Blätter, Blütenblätter mit Salz gewürzt essen)
- Wurde früher den Hühnern unters Futter gemischt damit sie mehr Eier legen, Kühen für bessere Milch
- Magische Schutzpflanze: Wiegenkraut gegen Fieber und Alp, Bestandteil des Johannisbuschen

Zistrose

Cistus incanus

Namen: graubehaarte Zistrose, „Vitamin des 21. Jahrhunderts" (Polyphenole), Griechische Bergrose

Astrologische Zuordnung: Sonne

Signatur:

Sonne

- Gelb der Blüte (weiß: auch etwas Mond, rosa: Venus)
- Harz
- Standort: Sonne

Element: Feuer

Verwendeter Pflanzenteil: Blätter, Harz, Blüte

Wirkung:

Körper:

- Haut: Jucken, Entzündungen, Risse, Falten, Ekzeme, Schuppenflechte
- Mund-Rachenraum
- Allergien
- Verbessert die Knochendichte
- Kreislaufstabilisator (Cholesterinsenker)
- Schwermetallentgifter
- Polyphenole: gegen freie Radikale
- Altersheilmittel

- Borreliose
- Antiviral, antibakteriell, antimykotisch, krebsfeindlich (besonders Darmkrebs)

Seele:

- Fördert die Nächstenliebe
- Herzkummer
- Angst

Geist:

- Unsicherheit, Kontaktprobleme

Wirkung im Horoskop:

- 4. Quadrant (Altersheilmittel, Karma)
- Stärkt Saturn im Sternzeichen Schütze (Leberschwäche)
- Stärkt Saturn in Haus 7 (schwieriger Zugang zum Du, Wunsch nach Sicherheit durch ältere, erfahrene Partner, Loslassprobleme)
- Überbetonung im Sternzeichen Stier (Festhalten, schwache Entgiftung, Sturheit, Genusssucht)
- Unterstützt die positive Wirkung Saturns (Stabilität, Abgrenzung, Struktur, Durchhalten)
- Mindert die negativen Auswirkungen Saturns (Einsamkeit, Starre, Hindernisse, Ängste)
- Saturngeprägter Mond (Depression, Neigung zu Neubildungen)
- Harmonisiert Mars in Spannung zu Saturn (Probleme mit Autoritäten, kraftlos, reizbar, abwehrschwach, impotent)
- Harmonisiert Mars in Spannung zu Pluto (Vergiftung, Machtstreben, Täter/Opfer)

Besonderheiten:

- Harz: Labdanumöl

Tiermedizin:

- Schweine-Vogelgrippe

Legende:

- Es gab Streit im Olymp. Ist die Wirkung dieses Heilkrauts besser gegen Kriegsverletzungen oder für die Schönheit? Die Zistrose versprach den Göttern, dass sie für beides wirkt

Brauchtum/Magie:

- In Griechenland wurden zur Gewinnung von Labdanum oft Ziegen durch Cistuspflanzungen getrieben. Das Harz blieb dabei im Fell kleben, die Ziegen geschoren und die Haare in Wasser erwärmt. Nach dem Erkalten konnte man das Harz wunderbar „ernten“.
- Traditionell bei Hals- und Ohrenschmerzen, Magen- und Darmverstimmung, Haut-Schleimhauterkrankungen, Juckreiz, zur Wundheilung und Blutstillung verwendet.

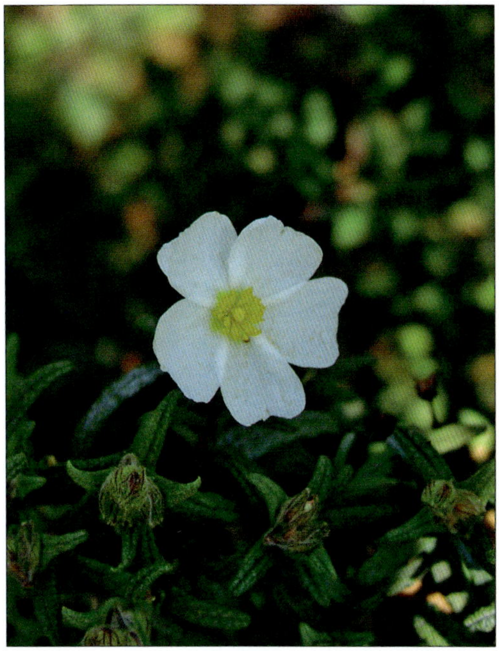

Zistrose

3.3 Mittel der Sonne und ihrer Freunde

3.3.1 Sonne-Jupitermittel

Sonne und Jupiter sind Freunde. Mittel, die beiden Planetenkräften zugeordnet sind, haben sich als besonders gute Arzneien gezeigt. Dies sind die ausgezeichneten Heilmittel, die die Sonnenkraft auch auf den Freundplaneten richten, als bestünde ein Trigon zwischen den Planeten. Eine günstige Wirkung ist auch gegeben, wenn im Horoskop ein schwieriger Winkel vorhanden ist; desgleichen ist eine Wirkung auf das Sternzeichen/Haus vorhanden, in dem der befreundete Planet steht.

Alle vermitteln starke Erholungskräfte, die Mittel wirken generell gut auf Blut und Leber.

Die Gefahr bei schwierigen Winkeln zwischen Jupiter und Sonne im Geburtshoroskop zeigt sich in erster Linie durch eine Leberbelastung wegen Genusssucht und übermäßigem Appetit. Jupiter übertreibt einfach gerne - oder er tut gar nichts und macht faul.

Sonne-Jupitermittel entkrampfen, heben die Stimmung (Leberpsyche), die Lebensfreude (5. Haus) und stärken das Herz. Besonders schöne Verbindungen gelten als Gewinnerzeichen, machen glücklich und stärken die Überzeugungskraft. Heilmittel, die Sonne und Jupiter gemeinsam zeigen, stärken das Auftreten in Massenmedien, allgemein in der Öffentlichkeit, was Schauspieler, aber auch Politiker dringend brauchen.

Sonne-Jupitermittel gehören zu den wirksamsten Heilmitteln überhaupt, weil die beiden Wohltäter eine Planetenoktave bilden, was bedeutet, dass sie auf einer physischen und einer mehr vergeistigten Ebene gleichzeitig eine wohltätige Wirkung entfalten. Man könnte es auch als gute Wirkung in der realen und idealen Welt darstellen. In Mischrezepten ist es ratsam immer mindestens eines dieser Mittel einzubeziehen.

Sonne-Jupitermittel verbinden das 5. und das 9. Haus und verbessern dadurch die Beziehung zu Anderen im weitesten Sinn.

Sonne-Jupitermittel wirken allgemein auf:
- Sternzeichen Schütze
- Sternzeichen Löwe
- Haus 5/9
- Sonne isoliert im Schützen/im 9. Haus
- Sonne-Jupiterwinkel
- Jupiter-Venus Aspekte (Freunde)

Alant

Inula helenium

Namen: Helenenkraut, Odinskopf, Brustalant, großer Heinrich, Gottesauge, Altwurz, Heilwurz, Darmwurz, Edelwurz

Inula = reinigen, Helios = griechisch Sonne

Astrologische Zuordnung: Sonne, Jupiter, etwas Merkur

Signatur:

Jupiter:
- Gestalt: Majestätisch, wird bis zu 3m hoch.
- Blätter, groß: Lungensignatur

Sonne:
- Ätherische Ölgewinnung
- Standort: volle Sonne
- Antibiotisch (Bakterien mögen die Sonne nicht)
- Gelbe Blüte, strahlend
- Wurzel: gelb

Element: Feuer, etwas Erde, stärkt das Erdelement, die Mitte

Verwendeter Pflanzenteil: Wurzel, Blätter

Wirkung:

Körper:
- Wurzelbetonung: chronische Leiden, Altersheilmittel
- Immunmodulation
- Behaarte Blattunterseite und Stängel: Kieselsäure
- Osteoporose, Bindegewebe
- Lunge (besonders Emphysem und Bronchiektasen, Kieselsäure), Alterslunge, chronische Lungenleiden
- Wirkung auf Lunge-Dickdarm
- Lunge, die das Herz schwächt
- Magen
- Niere-Blasenstein, Gicht, erhöhtes Chlorid (Niere kaputt)
- Der Energiestatus ist völlig am Ende, man muss aber als toller Hecht auftreten (Spirale: Lebenskraft)

- Antibiotisch, menstruationsanregend (Cave: Schwangerschaft), krebsfeindlich (besonders Lunge und Magen)

Seele:

- Angst
- Melancholie
- Verzweiflung: man will im Bett bleiben und weinen, muss aber den Tag überstehen

Geist:

- Stärkt Haupt und Gesicht
- Verbessert die Inkarnationstiefe (Stabilisator bei Lungenleiden), gelockerter Astralkörper

Wirkung im Horoskop:

- Yangstärker (Energie, Aktivität, männliche Eigenschaften)
- Stärkt die obere Horoskophälfte bei Überbetonung unten (Tag, Bewusstsein, Auftreten, extrovertiert)
- Stärkt die linke Horoskophälfte (Ich-Stärker, hilft sich abzugrenzen)
- Stärkt das kardinale Kreuz (Eckhäuser: Ich/Du, Vergangenheit/Zukunft, bei akuten Leiden)
- 1. Quadrant (Kindheit, Durchsetzung)
- 2. Quadrant (Reife, Lernen, Du-Zuwendung)
- 4. Quadrant (Altersheilmittel, Karma)
- Wohltäter für das Sternzeichen Widder (Kampfgeist, Durchsetzung, Pionier, Kopf, Abwehr)
- Stärkt die Sonne im Sternzeichen Löwe (Ich-Stärke, Lebensfreude, Auftreten, Herz, Rücken)
- Stärkt die Sonne im Sternzeichen Zwillinge (Flexibilität, Anpassung, Geist-anregend, Kommunikation, Lunge)
- Stärkt die Sonne im Sternzeichen Waage (Entscheidungsstärke, Stabilität, Haut-Nierenleiden)
- Stärkt die Sonne in Haus 1 (Durchsetzung, Wille, Ich-Stärke)
- Stärkt die Sonne in Haus 7 (Abgrenzung, Ich-Stärke)
- Stärkt den Mars in Haus 1 (Wille, Durchsetzung, Mut)
- Achse 3/9 besonders bei Jupiter-,

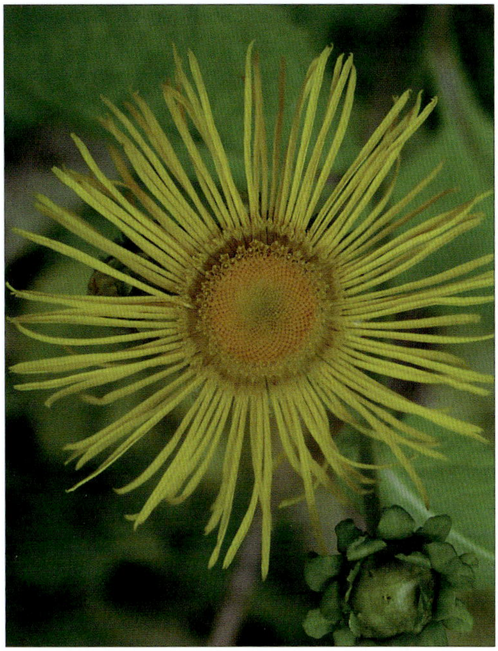

Alant

Merkur-Sonnenprägung (verbindet das Gelernte mit der eigenen Meinung, die vertraute Umgebung/Ferne)

- Achse 5/11 besonders wenn Sonnenprägung (Lebensfreude/Verpflichtung)
- Sonnenprägung am AC/DC (Ich-Du)
- Marsprägung am DC (Abgrenzung, Ich-Stärke)
- Schwierige Winkel: Mond/Merkur (Kommunikation über Gefühle, das Bauchdenken)
- Schwierige Winkel: Mond/Lilith (erhellt die dunkle weibliche Macht)
- Merkur rückläufig (immer wieder berufliche, geschäftliche Niederlagen, erschwerte Kommunikation)

Besonderheiten:

- Hervorragendes Energie- und Reaktionsmittel, um etwas in Schwung zu kriegen. Braucht guten, tiefgründigen Boden und stellt keine geomantischen Ansprüche, außer einem guten Energiestatus der Anbaustelle

- Wirksam gegen Strepto-Staphylokokken, Tuberkulose
- Geschmack: süß, bitter (= Lunge), Altersheilmittel
- Ergänzt besonders gut Ginseng
- Achtung: Korbblütlerallergie

Legende:

- Die griechische Vegetationsgöttin Helena, Tochter von Zeus und Leda galt als die schönste Frau ihrer Zeit und machte alle Männer verrückt. Der Alant ist aus ihren Tränen entstanden, die sie auf dem Weg nach Troja vergoss, als sie von Paris entführt wurde. Ihre Entführung vereinte ihren Gatten Menelaos und all die abgewiesenen Buhler zu einer Feindesschar gegen Troja, der Anlass für den Trojanischen Krieg.
- Brauchtum/Magie:
- Gegen das „Blöd Haupt"
- Potio Sancti Pauli (Trank des Hl. Paulus) war Allheilmittel, besonders in den Zeiten der Pest
- Gegen angehexte Leiden

Artischocke

Cynara scolymus

Namen: Erddorn, Erddistel, Hundedistel

Astrologische Zuordnung: Sonne, Jupiter

Signatur:

Sonne

- Standort: volle Sonne, nährstoffreich
- Inhaltsstoffe: Carotinoide, Flavonoide: Sonnenschutz, Vitamin E
- Gelb der Blüte

Jupiter:

- Braucht viel Platz, (die wilde Form wird bis zu 2m hoch)

Element: Feuer

Verwendeter Pflanzenteil: Blätter, Blütenknospen, Wurzel

Wirkung:

Körper:

- Die Freundin der Leber. Leberaufbau, Leberschutz, Hypercholesterinämie, Entgiftung
- Fördert die Gallenbildung und Gallefluss, bei allen entzündlichen Leiden von Leber und Galle (Cave: Gallensteine)
- Sklerose
- Zellulitis
- Erhöhtes Neutralfett (Leber kaputt)
- Geschmack: bitter (macht das Herz froh)
- Krebsfeindlich, antioxidans, Blutzucker senkend

Seele:

- Leberpsyche (cholerisch, melancholisch im Wechsel)
- Das Gefühl, die Sonne scheint nur noch für andere
- Geist:
- Der Geist ist träge, die Ideen bleiben aus
- Hilft Ideen erfolgreich in die Tat umsetzen
- Vermittelt Struktur und Ordnung, dadurch auch den „Riecher" (Komplementärfarben)

Wirkung im Horoskop:

- Yangstärker (Energie, Aktivität, männliche Eigenschaften)
- Stärkt die linke Horoskophälfte (Ich-Stärke, Durchsetzung)
- Stärkt Haus 11 (Verpflichtung, Gemeinschaft)
- Stärkt Haus 2 (Selbstwert, Hals)
- Sonnenprägung von Haus 9 (die eigene Meinung finden, Selbstentfaltung durch Reisen, Fortbildung)
- Uranusprägung von Haus 9 (Freigeist, Neugier)
- Stärkt Jupiter im Sternzeichen Wassermann (das Glück aus dem Freundeskreis, leberbedingte Venenschwäche)
- Jupiterprägung von Haus 11 (Gemeinschaftssinn, das Glück aus dem Freundeskreis, beste Entfaltung in der Gemeinschaft)
- Wohltäter für Mars im Sternzeichen Widder (Harmonisierend, vergiftungs-unfallbedingte Kopfschmerzen)
- Isolierter Jupiter (Glücksempfinden)

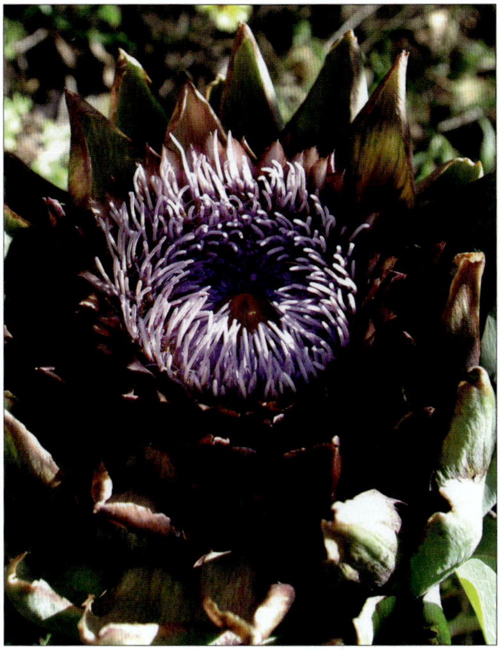

Artischocke

- Stärkt das Sternzeichen Schütze (Weltoffenheit, Glaube, Reiselust, eigene Meinung, Leber)
- Stärkt Mars im Sternzeichen Schütze (Fremdenhass, fanatische Glaubensziele, Leber, Partner unterdrückt eigene Meinung)
- Schwierige Winkel zwischen Neptun und Saturn (Suchtneigung, Fehlbehandlung, Fehldiagnose, Lymphe, Traum/Realität)

Legende:

- Cynara war eine Schönheit. Mit ihren langen blonden Haaren und ihren unglaublich langen Beinen verdrehte sie den Männern den Kopf, doch sie ließ keinen an sich heran. Schon beim ersten flüchtigen Blick hatte es auch Jupiter (Zeus) wieder einmal erwischt. Er, der es gewohnt war zu bekommen, was er wollte, blitzte jedoch ebenfalls ab. Das konnte der Göttervater nicht auf sich sitzen lassen, und zornig aufbrausend erinnert sein Verhalten nun an die typische Leberpsyche. In einem Wutanfall verwandelt Jupiter die unnahbare Cynara in eine Pflanze mit Stacheln, die Artischocke. Niemand sollte die Dornige jemals noch berühren wollen, keiner sie je wieder begehren.

Brauchtum/Magie:

- „Ardischauki“, der Erddorn war in Arabien und auch in Ägypten besonders als luststeigerndes Hilfsmittel bekannt.
- Töchter der reichen Europäer durften ihn wegen der Luststeigerung nicht essen.
- Männer sollen sie viel essen, wenn sie einen Buben zeugen wollen.

Dost

Origanum vulgare

Namen: Badkraut, Berghopfen, Wohlgemut, wilder Majoran

Astrologische Zuordnung: Sonne, Jupiter

Signatur:

Sonne:

- Ätherische Ölgewinnung möglich
- Standort: volle Sonne

Jupiter:

- Geschmack: sehr aromatisch, gut lagerfähig
- Standort: nährstoffreich

Element: Feuer, mildes

Verwendeter Pflanzenteil: Blühendes Kraut

Wirkung:

Körper:

- Verdauung
- Regt den Stoffwechsel an
- Schmerzen im Kopfbereich
- Krampflösend, entwässernd, schleimlösend, appetitanregend, antiviral

Seele:

- Dost stärkt das Herzchakra, also die Seele und gleichzeitig den Geist.
- Für Personen, die es lernen müssen „nein“ zu sagen

- Mobbing
- Mittel für die bessere Abgrenzung zur Umwelt
- Für den eingebildeten Kranken
- Für Weich- und Tränentiere
- Wenn sich jemand leicht reinlegen, überreden lässt, weil er zu lieb für diese böse Welt ist
- Schutz vor Außeneinflüssen (Dämonenwidrig)

Geist:

- Unruhe
- Stärkt die Persönlichkeit und erleichtert das Auftreten in der Öffentlichkeit.
- Der Hellsichtige sieht beim Patienten, für den Dost in Frage kommt, Löcher in der Aura. Bestimmte Mitbürger können diese erkennen und ziehen den Betroffenen dann finanziell und sonst wie über den Tisch.

Wirkung im Horoskop:

- Yangstärker (Energie, Aktivität, männliche Eigenschaften)
- Stärkt die obere/linke Horoskophälfte (Auftreten, Ich-Stärke, Durchsetzung, Altersheilmittel, Erfolg)
- Stärkt Mond in der oberen Horoskophälfte (die Mutter, die den Lebensweg beeinflusst, Intuition, Tag-Nachtrhythmus)
- Wohltäter für Haus 6, 12 (Krankheitshäuser, Hippie/Streber)
- Wohltäter für das Sternzeichen Jungfrau (für Planung, Sorgfalt, Verdauungsorgane, Element Erde)
- Wohltäter für das Sternzeichen Fische (Einfühlungsvermögen, Intuition, Karma, Abgrenzung, Lymphe)
- Ungünstige Planetenstellungen im Widder und Skorpion, die ohnmächtig machen
- Unterstützt den Mars im Sternzeichen Löwe (Auftreten, Persönlichkeit, Herz, Rücken)
- Stärkt den Mars im Sternzeichen Fische (macht wehrhaft, mutig, bei zu großem Harmoniebedürfnis, Abwehr)
- Stärkt Mars im Sternzeichen Krebs (macht wehrhaft, mutig, bei zu großem Harmoniebedürfnis, Abwehr, Ärger-Magen)
- Schützt vor schädigenden Kräften von Neptun und Mond (Lymphe, heilt Seelenleid das sich körperlich zeigt)
- Winkel Mars-Neptun (Energiespender, Abwehr, Impotenz, fördert das „sich führen lassen“, Mut, Wille)
- Sonnenprägung von Haus 9 (Beste Entfaltung durch Reisen, Fortbildung, die eigene Meinung finden)
- Marsprägung von Haus 4 (Streit im Heim, das strenge gewalttätige Heim, der Kampf für das Heim)
- Marsprägung von Haus 5 (Lebensfreude durch Aktivität, Sport, Sex)
- Marsprägung von Haus 12 (Helfersyndrom, Mobbing, der hinterlistige Kampf, immer die falschen Männer, intuitives Handeln)
- Gegen die unangenehmen Mächte Plutos (Macht/Ohnmacht, Täter/Opfer, Manipulation)

Besonderheiten:

- Oregano der italienischen Küche

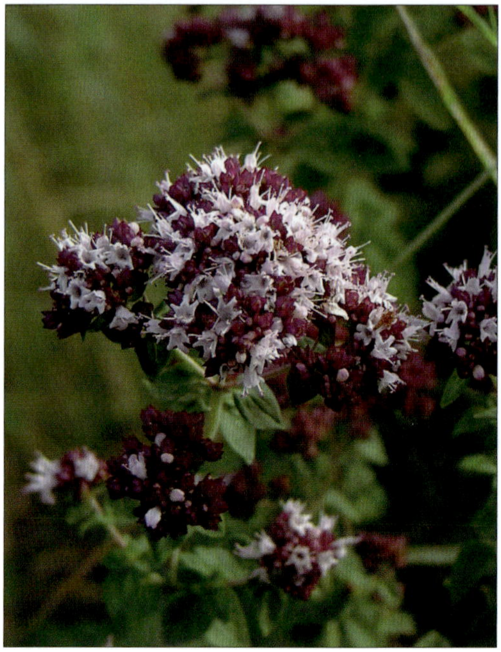

Dost

Legende:

- Maria machte dem Jesuskind ein Lager aus Dost (Wiegenkraut).

Brauchtum/Magie:

- Traditionelles schutzmagisches Mittel:
- Baldrian, Dost und Dill, da kann die Hex nit wie sie will"
- „Dorant und Dost, das hat die Hex nit gewost"
- „Hättest du nicht Dorant und Dosten, tät's dich dein Leben kosten"
- Den Neugeborenen zum Schutz an die Wiege gehängt

Galgant

Alpinia officinarum

Namen: Fieberwurzel, Galan, Galanga

Astrologische Zuordnung: Sonne, Jupiter, Mond

Signatur:

Sonne:

- Reich an ätherischem Öl
- Flavonoide
- Braucht viel Licht
- Gelb bis braune Wurzel
- Harzhaltig

Jupiter:

- Bis zu 1m lange Wurzeln, bis 1,5m hoch
- Hohe Ansprüche

Mond:

- Weiße Blüte

Element: Feuer, TCM: Erde

Verwendeter Pflanzenteil: Wurzel (Darmsignatur, ähnelt den Exkrementen)

Wirkung:

Körper:

- Universalheilmittel
- Geriatrikum
- Verdauung: Darmflora, Verdauungsschwäche, Darminfektion aus tropischen Ländern, Dysbiose, Seekrankheit, Schluckauf (mittlerer Erwärmer)

  Energetisiert und erwärmt die Leber
- Energiemangel
- Rheuma
- Diabetes
- Impotenz
- Begleitmittel der Chemotherapie
- Antibakteriell, antimykotisch (besonders Candida, Staphylokokken, Streptokokken), tumorhemmend, lebensverlängernd

Seele:

- Selbstzweifel
- Lustlos und müde
- Melancholie im Alter

Geist:

- Handlungsunfähigkeit
- Unkonzentriertheit
- Nachlassen der Gehirnleistung und der Sinne

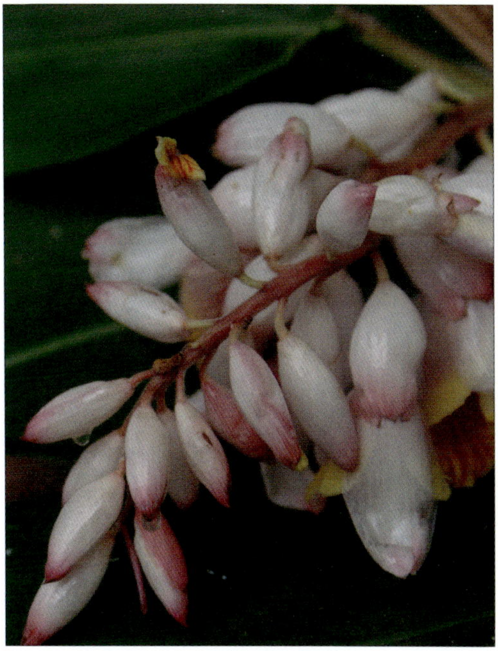

Galgant

Wirkung im Horoskop:

- Überbetonung der rechten Horoskophälfte (Ich-Stärker, Abgrenzung, gegen zu große Abhängigkeit vom Du)
- DC (verbessert das Verhältnis zum Du)
- Wohltäter für IC (Pubertät, Heim, Karma)
- Stärkt Haus 6 (Beruf, Krankheitshaus, das Dienen)
- Stärkt Haus 10 (Berufung, Altersheilmittel)
- Harmonisiert Planetenballung im Sternzeichen Widder (Energieausgleich, harmonisierend, Ich/Du)
- Harmonisiert Planetenballung im Sternzeichen Löwe (Energieausgleich, harmonisierend, Ich/Du)
- Wohltäter für das Sternzeichen Jungfrau (für Planung, Sorgfalt, Verdauungsorgane, Element Erde)
- Stärkt Saturn im Sternzeichen Widder (fördert den Kampfgeist, Mut, Wille, Abwehr, bei Schwachstelle Kopf)
- Stärkt Mars im Sternzeichen Krebs (macht wehrhaft, mutig, bei zu großem Harmoniebedürfnis, Abwehr, Ärger-Magen)
- Mondprägung von Haus 9 (Intuition über Reisen, Fortbildung im spirituellem Sinn, der Auswanderer, „Recht hatte immer die Mutter", Adoption, Wohltäter im Ausland)
- Marsprägung von Haus 4 (Streit im Heim, das strenge gewalttätige Heim, der Kampf für das Heim)
- Sonnenprägung von Haus 9 (Beste Entfaltung auf Reisen, durch Fortbildung, Interesse an religiösen Themen)
- Neptunprägung am AC (hilft bei Unsicherheit, Selbstfindung)
- Neptunprägung von Haus 1 (Selbstfindung, Überempfindlichkeit)
- Neptunprägung von Haus 9 (Sinnfindung durch Reisen, Fortbildung, unstillbarer Wissensdurst)
- Neptun rückläufig (Karma, stärkt das Vertrauen ins Gespür)
- Guter Einfluss auf Lilith, besonders Winkel zwischen Lilith und Saturn (stärkt die weibliche Kraft)

Besonderheiten:

- Sanfter Sulfur und Sal
- Die Wurzel braucht 10 Jahre bis sie ihr volles Aroma erhält
- der sanfte Ingwer

Brauchtum/Magie:

- Bestandteil von Lebenselixiren
- Im Orient als Aphrodisiakum genutzt: „Wenn man die Galgantwurzel verspeist oder auf die Genitalen legt, ist ein ununterbrochener, zwölfmaliger Beischlaf möglich" trotzdem:
- Lieblingsmittel der Hl. Hildegard
- In Skandinavien und Russland Gewürz für Bier, Schnaps und Likör
- Trug früher ein Zigeuner eine Galgantwurzel in der Hosentasche, wurde er beim Stehlen nicht erwischt.
- Araber und Tataren fütterten mit Galgant ihre Pferde.

Gelber Enzian

Gentiana lutea

Namen: Bitterwurz, Darmwurz, Fieberwurz, Hochwurz, Ritterwurz

Astrologische Zuordnung: Sonne, Jupiter

Signatur:

Sonne:

- Wurzel: gelb
- Standort: Hochgebirge, volle Sonne
- Blüte gelb: Lebermittel

Jupiter:

- Wurzel: sehr groß und tief, Darmsignatur
- Stängel: hohl: krebsfeindlich, lebensverlängernd
- Gestalt: majestätisch, prächtig
- Hohe Ansprüche

Element: Feuer, Erde

Verwendeter Pflanzenteil: Wurzel

Wirkung:

Körper:

- Leber (Geschmack: Petrus hat die Wurzel mit seinem Speer durchstoßen, da wurde sie bitter)
- Verdauung: Dickdarmstörung, regt die Verdauungsdrüsen an, baut Darmflora auf
- Gefäßreiniger, fördert die Durchblutung
- Hilfe gegen Pilze, Bakterien, Viren
- Energiespender

Seele:

- Phlegmatische und gereizte Leberpsyche
- Stärkt die Persönlichkeitsentfaltung
- Stimmungsverbessernd
- Gegen die larvierte Depression besonders älterer Männer

Geist:

- Geistanreger
- Gibt Mut und Zuversicht bei kniffligen Aufgaben, Sieg

Wirkung im Horoskop:

- Yangstärker (Energie, Aktivität, männliche Eigenschaften)
- Wohltäter für den 1. Quadrant (Kindheit, Entwicklung)
- Stärkt das kardinale Kreuz (Eckhäuser: Ich/Du, Vergangenheit/Zukunft, bei akuten Leiden)
- Stärkt die obere/linke Horoskophälfte (nach außen gehen, Auftreten, Energie, Ich-Stärke, Abgrenzung)
- Planetenballung im Sternzeichen Löwe (Energieausgleich, harmonisierend, Ich/Du, Auftreten)
- Stärkt Haus 1 (Durchsetzung, Ich-Stärke)
- Stärkt Haus 9 (eigene Meinung, Reiselust, Leiden auf Reisen, Leber, Philosophie/Religion, Optimismus)
- Stärkt Haus 4 (Heim, Karma)
- Im Sternzeichen Jungfrau (für Planung, Sorgfalt, Verdauungsorgane, Element Erde)
- Stärkt das Sternzeichen Skorpion (befreit aus Abhängigkeiten, entkrampft, Unterleib, Macht/Ohnmacht)
- Stärkt das Sternzeichen Widder (Kampfgeist, Durchsetzung, Kopf, Abwehr, bringt die Kraft der Widdersonne)

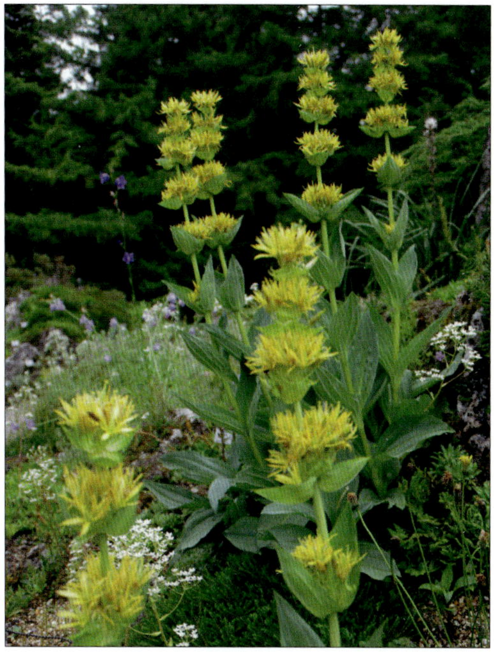

Gelber Enzian

- Stärkt Jupiter im Sternzeichen Löwe (Erfolg, Auftreten, Verantwortungsgefühl, Lebensfreude, Herz, Rücken)
- Stärkt Jupiter in Haus 5 (Lebensfreude, sexuelle Lust, Schwangerschaft)
- Uranus in den Wasserzeichen (gibt Stabilität, fördert die Persönlichkeit, Nervenstärker, Venenleiden)
- Stärkt die Sonne im Sternzeichen Waage (Entscheidungsstärke, Stabilität, leberbedingte Haut-Nierenleiden)
- Stärkt einen schwachen Mars (Mut, Wille, Durchsetzung, Abwehr, Entgiftung, Blutbildung)
- Mars im Sternzeichen Widder durch Neptun, Saturn geschwächt (Energie, Abwehr, Potenz, Wille, Blut, Gifte)
- Venusprägung am AC (wenn zu lieb für die böse Welt)
- Venus in Haus 1 (wenn zu lieb für die böse Welt)

- Sonnenprägung von Haus 9 (Beste Entfaltung auf Reisen, durch Fortbildung, Interesse an religiösen Themen)

Besonderheiten:

- Übermittelt die Kraft von Jupiter im Löwen
- Nicht bei Ulkus verwenden
- Wirkung auf den Solarplexus (verbindet Leib/Seele, Sitz der Selbstsicherheit)
- Blüht erst nach ungefähr 10 Jahren, kann bis zu 60 Jahre alt werden (Saturnsignatur, Altersheilmittel)

Legende:

- Als in Illyrien die Pest 200 Jahre vor Christi Geburt wieder einmal tausende von Menschen dahin raffte, bat Genthios, der letzte illyrische König um göttliche Hilfe - und er bekam sie auch. Merkur, der Götterbote persönlich, überbrachte ihm die himmlische Nachricht, wie er die Krankheit bekämpfen sollte. Der geflügelte Gott zeigte dem König den gelben Enzian, und dieser befahl seinen Ärzten sofort, aus dieser majestätischen Pflanze literweise Arznei für die Pestkranken herzustellen. Seit dieser Zeit wird der Enzian nach dem illyrischen Herrscher Gentiana genannt.

Brauchtum/Magie:

- Bestandteil von Liebestränken und Lebenselixiren
- Magisches Mittel, um Flüche zum Herkunftsort zurück zu schicken

Eukalyptus

Eucalyptus globulus

Namen: Fieberbaum. Aus dem griechischen eu (gut, schön) und klyptos (verborgen)

Astrologische Zuordnung: Sonne, Jupiter

Signatur:

Sonne:

- Gelbe Früchte
- Ölherstellung möglich, Öldrüsen
- Flavonoide
- Antibiotisch (Bakterien mögen die Sonne nicht)
- Fähigkeit der Eukalypten, Feuer zu überleben und sogar zu ihrer Fortpflanzung zu nutzen

Jupiter:

- Gestalt: Wird sehr groß (gehört zu den größten Bäumen weltweit, bis zu 70m)
- Standort: braucht viel Wasser (zuwenig, nimmt er es von Nachbarpflanzen), wurde zum Austrocknen von Feuchtgebieten gepflanzt, Rinde fäulnisresistent (Pilze)

Element: Luft

Verwendeter Pflanzenteil: junge Blätter, ätherisches Öl

Wirkung

Körper:

- Schleimhäute, zuviel Schleim
- Verdauung
- Lunge
- Entzündung: alle HNO-Erkrankungen, Harnwege
- Blutzuckersenkend
- keimtötend (besonders Malaria, Parasiten aller Art), antiviral, antibiotisch, antimykotisch

Seele:

- Hilft alles ein wenig leichter zu nehmen

Geist:

- Verlangen nach geistiger und körperlicher Anstrengung

Wirkung im Horoskop:

- Stärkt die obere Horoskophälfte (nach außen gehen, Auftreten, Energie)
- Stärkt Saturn im Sternzeichen Krebs/Saturnprägung von Haus 4 (das strenge, arme Elternhaus, starke Heimatverbundenheit, Magenschwäche, Angst vor Gefühlen)
- Stärkt Uranus im Sternzeichen Krebs/Uranusprägung von Haus 4 (das unruhige Elternhaus, der Nestflüchter, der nervöse Magen)
- Stärkt Neptun im Sternzeichen Krebs/Neptunprägung von Haus 4 (die Heimatlosigkeit, fehlende Wurzeln, Magenschwäche, seelische Magenleiden)

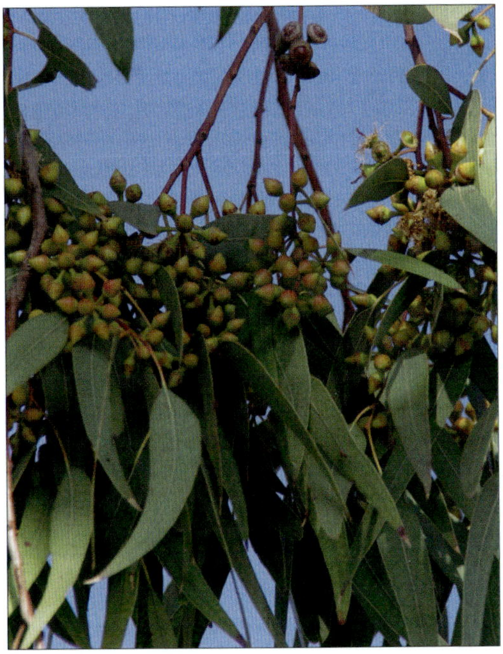

Eukalyptus

- Pluto im Sternzeichen Krebs/Plutoprägung von Haus 4 (Druck im Elternhaus, Heim, fehlende Kindheit, Magenkrampfe)
- Achse 3/9 (verbindet das Gelernte mit der eigenen Meinung, die vertraute Umgebung/ Ferne)
- Stärkt Haus 11 (Verpflichtung, Gemeinschaft)
- 4. Haus (Heim, Karma)
- Stärkt das Sternzeichen Waage (bei Entscheidungsschwäche, Du-Abhängigkeit, Nieren-Hautleiden)
- Stärkt die Sonne im Sternzeichen Waage (Entscheidungsstärke, Stabilität, Haut-Nierenleiden)
- Ungünstige Stellungen von Mond (Psychosomatik, Neubildungen, Schleimhaut, Magen, Infektionen)
- Wohltäter für Mond in Feuerzeichen (Gereiztheit, Rheuma, Schlafprobleme, Entzündungen)
- Übeltäter (außer Mars) in Sternzeichen Krebs (Psychosomatik, Magen, Neubildungen, Karma)
- Stärkt MC (Berufung, Alter, den eigenen Weg finden)

Besonderheiten:

- Wirksam gegen antibiotikaresistente Keime wie Strepto- und Staphylokokken
- Gegen allgemeine Schwächezustände an Körper, Seele, Geist
- Zur Prophylaxe viraler Infektionen durch verstärkte immunologische Reaktionsfähigkeit

Legende:

- In der Schöpfungsgeschichte der Aborigines erschuf der große Schöpfergeist Pund-jel die Menschen. Die Haare der ersten Erdenbewohner waren aus der faserigen Rinde des Eukalyptusbaums.

Brauchtum/Magie:

- Traditionell bestehen Didgeridoos aus Eukalyptusästen, die von Termiten hohl gefressen wurden. Thomas Gillmeister: „Die Aborigines klopfen die Eukalyptusäste mit einem Klangholz ab und hören dann, welches als Instrument genommen werden kann." Mit Haifischhaut schliffen sie die Äste so lange, bis sie unterschiedliche Töne erzeugen konnten.
- Geweihte Zweige schützen gegen Blitzeinschlag.
- Reiseamulett: Zweig an den Hut stecken.
- Orakel: Blatt auf den Ofen legen. Wölbt es sich, kommt der Soldat gesund zurück, schrumpft es zusammen, ist er verwundet, wird es schwarz, ist er gefallen.
- Um die Gesundheit zu erhalten, werden Puppen mit den Blättern ausgestopft und getragen.
- Äste des Eukalyptusbaums wurden über das Bett eines Kranken gehängt und zum Schutz vor Erkältungen unters Kopfkissen gelegt.
- Heimat Ozeanien. Dort ähnlich verwendet wie der bei uns heimische Buchs.

Walnuss

Juglans regia

Namen: Juglans = Jupiters Eichel, regia: königlich, Edelnuss, Walnuss stammt von Welsche Nuss (frühere Bezeichnung der Gallier als Welsche), Steinnuss, Christnuss (königliche Nuss). „Tschor mos" der Name der Walnuss in Farsi, einer Sprache, die in Afghanistan gesprochen wird, bedeutet „vier Hirne".

Astrologische Zuordnung: Sonne/Jupiter

Signatur:

Sonne:
- Ölherstellung möglich
- Inhaltsstoffe: Magnesium, Phosphor, Vitamin E und Pantothensäure, Flavonoide
- Standort: Hochgebirge (wächst im Himalaya bis auf über 3000m)
- Gelbfärbung der Schale

Jupiter:
- Größe (bis 25m)
- Essbare Frucht: Gehirnsignatur

Element: Feuer, Sulfur

Verwendeter Pflanzenteil: Frucht, Schale, Blätter

Wirkung:

Körper:
- Altersheilmittel (kann bis zu 160 Jahre alt werden, saturnaler Aspekt)
- Durchfallattacken, Leber- und Galleleiden, Magen-Darmentzündungen
- Stoffwechselstörungen, senkt den Cholesterinspiegel, Gicht, Diabetes
- 3 Häute (Hautleiden): Kosmetik, gegen juckende und nässende Hautleiden, schmutzig erscheinende Haut, Allergien
- Blätter: milchartige Adern an der Unterseite: Lymphe (anregend), hemmt Schweiß- und Milchbildung
- Heilmittel bei Belastung durch Pestizide
- Entgiftet den Organismus, Vergiftungen aller Art, auch Schwermetalle
- Stärkt den Kreislauf und das Nervensystem
- Anämie

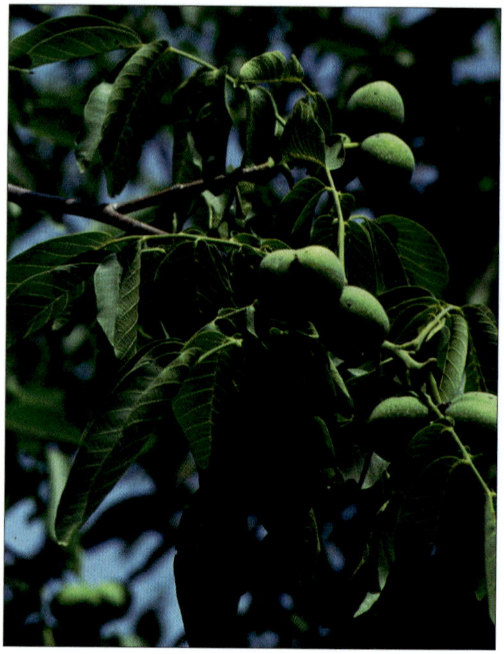

Walnuss

- Tuberkulose
- Knochenleiden
- Stärkungsmittel
- Antibakteriell, antimykotisch, antiviral, krebsfeindlich, insektizid

Seele:
- Bachblüte Walnut: wenn Veränderungen zusetzen
- Mangelnde Selbstachtung, Selbstliebe

Geist:
- Gehirnfutter
- Schwache Konzentration

Wirkung im Horoskop:
- Nachtgeburt (Sonne in der unteren Horoskophälfte) (nach außen gehen, Auftreten, Energie)
- 3. Quadrant (Reifung, Lernen, Du-Zuwendung, DC (Blätter), verbessert das Verhältnis zum Du)
- Stärkt Haus 6 (Beruf, Krankheitshaus, das Dienen)

- Stärkt Haus 9 (Frucht) (eigene Meinung, Leiden auf Reisen, Leber, Philosophie/Religion, Optimismus)
- Stärkt das Sternzeichen Jungfrau (für Planung, Sorgfalt, Verdauungsorgane, Element Erde)
- Planetenballung im Sternzeichen Krebs (zu fürsorglich, Schwachpunkt Magen, Infektionen, Neubildungen)
- Planetenballung im 4. Haus (Heim, Nesthocker, Karma, Familienleiden, unterdrückt durch die Sippe)
- Sonne im Sternzeichen Wassermann (Nervenstärker, für Stabilität, Geduld, Planung, Venenleiden)
- Sonne im Sternzeichen Schütze (macht optimistisch, weltoffen, lernlustig, humorvoll, Leberheilmittel)
- Merkur im Sternzeichen Schütze (Geistmittel, gibt die Zuversicht, steigert die Lust auf Lernen, Kommunikation)
- Schwierige Winkel von Sonne-Uranus (Nervenstärker, Venenleiden, Stabilität)
- Schwierige Winkel Sonne-Neptun (bei Überempfindlichkeit, Schwäche an Körper, Geist, Seele, Kreislauf)
- Schwierige Transite des Uranus (Karma, bei Schicksalsschlägen, Unruhe, Nervenschwäche)
- Schwacher Mars (Fall, Wasserzeichen) (Abwehr, Entgiftung, Blutbildung, Macht/Ohnmacht, Harmoniesucht)
- Schwierige Winkel von Mars (Frucht) (gereizte Psyche, Schwäche, Macht/Ohnmacht, hitzige Leiden, Entgiftung)
- Mars im Sternzeichen Widder durch Neptun, Saturn geschwächt (Energie, Abwehr, Potenz, Wille, Blut, Gifte)
- Übergewicht Saturns im Geburtshoroskop (bei chronischen Leiden, Behinderungen, zu einflussreicher Vater)
- Verstärkt eine Sonnenprägung am AC, die Sonne in Haus 1 (Ich-Stärke, Erfolg, Durchsetzung)

Besonderheiten:

- Reich an Zink, Kalium, Schwefel, Eisen, Kalzium
- Heimischer Ersatz für Okoubaka

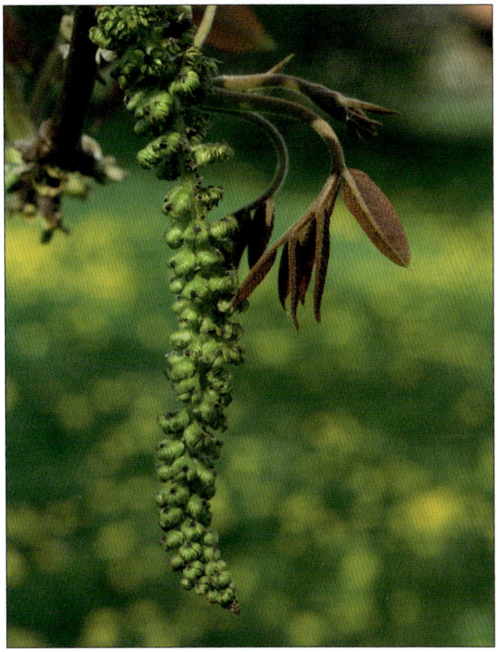

Walnussblüte

- Vitamine A, reichlich B, C, E
- Wer Walnüsse sehr schätzt, hat gewöhnlich einen übermächtigen Saturn in der Nativität

Legende:

- Der römische Kaiser Markus Aurelius ließ neben den Weinbergen auch Walnussbäume pflanzen. Nach den Trinkgelagen seiner Soldaten gab es meistens Schlägereien. Um dem vorzubeugen, wurden Walnüsse bei den Festen gereicht, weil die Nüsse die Folgen des Alkoholkonsums abschwächten.

Brauchtum/Magie:

- Seit mehr als 9000 Jahren als Heil- und Nahrungsmittel bekannt.
- Im alten Rom und bei den Griechen als Götterspeise gepriesen, galt einst als der Götterbaum des Jupiters.
- Liebeszauber: Bei der Hochzeit wurden Nüsse gestreut (Fruchtbarkeitssymbol).
- Liebesorakel: Das zur Heirat entschlossene Paar legt zwei Walnüsse ins Herdfeuer. Blieben die beiden Nüsse selbst in der größten Hitze ne-

beneinander liegen, stand dem Glück nichts im Wege. Stoben sie jedoch auseinander, kündigte das eine turbulente Ehe an.
- Der Bräutigam warf eine Walnuss unter die Gäste. Ein heller Klang beim Aufprall soll eine ebenso glückliche Ehe, wie die von Jupiter und Juno, vorhersagen (Polterabend).
- Lebens- und Totenbaum: Im Nahen Osten ist er ein Totenbaum, der auf Friedhöfe gepflanzt wird, in Nordeuropa wird er bei der Geburt eines Kindes gepflanzt.
- Christentum: Der Kern symbolisiert das süße Fleisch Christi, das zuvor in der Schale von Marias Schoß gewachsen war.
- Die scharf schmeckende Hülle galt als Symbol für die bitteren Leiden Jesus und die harte Schale für das Holz des Kreuzes, das ihm das ewige Leben ermöglichte.
- Josef wurde bei seiner Hochzeit mit Maria mit einem Walnusszweig in der Hand dargestellt.
- Als Symbol der Fruchtbarkeit und der Frau sahen manche Mönche und Pfarrer in der Walnuss das Zeichen der Wollust und Sünde. Sie warnten davor, dass auf jedem Blättchen ein Teufel wohnt, der mit Hexen unter den Bäumen Liebesorgien feiert. Auch der Schatten der Bäume sollte ihrer Meinung nach gesundheitsschädlich sein.
- Die Holzteile von Gewehren wurden gerne aus Walnussholz gefertigt.

Engelwurz

Angelica archangelica

Namen: Brustwurz, Theriakwurz, Angstwurz, Heilig-Geist-Wurzel, Cholerawurzel, Dreyeinigkeitskraut, Erzengelwurz, Zahnwurzel, Heiligenbitter

Astrologische Zuordnung: Sonne, Jupiter, etwas Neptun

Signatur:

Sonne:

- Die Samen sind noch sonnenhafter als der Rest der Pflanze.
- Ölgewinnung möglich
- Lichterscheinung
- Gelber Saft

Jupiter:

- Bis 3m hoch
- Geruch: aromatisch
- Bitterstoffe
- Hohler Stängel

Neptun:

- Wächst auf geomantisch guten Plätzen, wo sich Elfen und Naturgeister gerne aufhalten
- Violette Färbung des Stängels

Element: Feuer

Verwendeter Pflanzenteil: Wurzel, Samen

Wirkung:

Körper:

- Allheilerin
- Reguliert die Körpertemperatur
- Verdauung: senkt Cholesterin und Blutfette
- Atemorgane
- Pest, Grippeviren
- Lymphe
- Altersheilmittel
- Fördert die Fortpflanzung bei Mann und Frau
- Samenreich: Fortpflanzung (regt Eisprung und Keimdrüsen an, erhöht Spermienzahl)
- Erwärmt Bauch und Unterleib (Frigidität und Impotenz, Zysten)
- Fördert die Aufnahme von Eisen und Mineralstoffen
- Antiviral, antibakteriell, antimykotisch, menstruationsfördernd, entkrampfend, krebsfeindlich (hohler Stängel)

Seele:

- Hilft loszulassen (auch bei der Geburt)
- Schutzengelsignatur: Verschreikraut, Besessenheit, weißmagischte und glückbringenste Pflanze der heimischen Flora
- Depressionen
- Schutz gegen Demütigungen und Autoritätenangst

Geist:

- Lampenfieber
- Erfolg

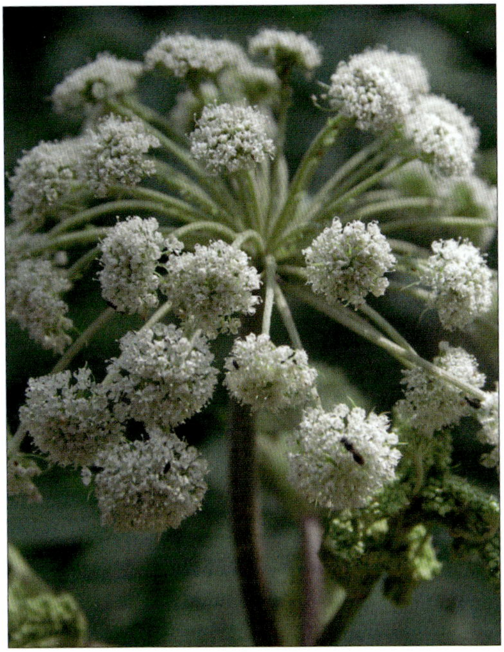

Engelwurz

- Charisma
- Bringt Einsichten
- Entgiftet den Geist
- Alle Probleme im metaphysischen Bereich
- Befreiung von Vorurteilen
- Mut, bei Selbstzweifel (Angstwurz)

Wirkung im Horoskop:

- Yangstärker (Energie, Aktivität, männliche Eigenschaften)
- Überbetonung der unteren Horoskophälfte (introvertiert, Grübler, Abwehrschwäche, Schlaf, verbessert das Auftreten)
- Überbetonung der rechten Horoskophälfte (zu abhängig vom Du, Abgrenzung, Allergie)
- Fördert die Verbindung Luft-Erde (Ideen verwirklichen, Reaktionsmittel)
- Stärkt das kardinale Kreuz (Eckhäuser: Ich/Du, Vergangenheit/Zukunft, bei akuten Leiden)
- AC (Ich-Stärker, Folgen von Geburt, Durchsetzung)
- Sonnenprägung am AC (verletzt) (Ich-Stärke, Mut, Durchsetzung, Ich-Bewusstsein)
- Saturnprägung am AC (Ich-Stärke, Mut, Durchsetzung, Ich-Bewusstsein)
- Stärkt die Sonne in Haus 1 (verletzt) (Ich-Stärke, Mut, Durchsetzung, Ich-Bewusstsein)
- Stärkt Saturn in Haus 1 (Ich-Stärke, Mut, Durchsetzung, Ich-Bewusstsein)
- Stärkt Haus 2 (Selbstwert, Existenz, Halsleiden)
- Wohltäter für Neptunprägung von Haus 3 (der Träumer, Alltagsbewältigung, Schwindler, fördert das bildliche Sehen, intuitives Denken)
- Wohltäter bei Saturnprägung von Haus 11 (schwerer Zugang zur Gemeinschaft, die wenigen, guten, meist älteren Freunde, die ständige Verpflichtung)
- Wohltäter für die Achse 6/12, (Häuser der Krankheiten und Feinde, das beste Mittel hierzu)
- Stärkt Haus 5 (Lebensfreude)
- Stärkt Haus 6 (Beruf, Krankheitshaus, das Dienen)
- Stärkt Haus 9 (besonders Sonne in Haus 9) (eigene Meinung, Reiselust, Leiden auf Reisen, Leber, Philosophie/Religion, Optimismus)
- Wohltäter für MC (Berufung, den eigenen Weg finden, Altersheilmittel)
- Stärkt Haus 12 (geheime Feinde, Mobbing, Geheimnisse, Einsamkeit, Zurückgezogenheit, Sucht, Lymphe)
- Planetenballung im Sternzeichen Fische (Überempfindlichkeit, abgehoben, lebensfremd, Lymphe)
- Planetenballung im Sternzeichen Krebs (zu fürsorglich, Schwachpunkt Magen, Infektionen, Neubildungen)
- Stärkt das Sternzeichen Krebs (Fürsorge, Heim, Magen)
- Stärkt das Sternzeichen Schütze (Optimismus, weltoffen, lernlustig, humorvoll, Leberheilmittel)
- Wohltäter für das Sternzeichen Fische (Einfühlungsvermögen, Intuition, Karma, Abgrenzung, Lymphe)

- Stärkt das Sternzeichen Krebs (Fürsorglichkeit, Heimatliebe, Kochkunst, Magen)
- Stärkt das Sternzeichen Waage (bei Entscheidungsschwäche, Du-Abhängigkeit, Nieren-Hautleiden)
- Stärkt das Sternzeichen Widder (Kampfgeist, Durchsetzung, Kopf, Abwehr, bringt die Kraft der Widdersonne)
- Stärkt die Sonne im Sternzeichen Widder (Kampfgeist, Durchsetzung, Kopf, Abwehr, Entgiftung)
- Stärkt Neptun im Sternzeichen Zwillinge (Verstand/Gefühl, Kommunikation, Lunge, Täuschung)
- Stärkt Neptun im Sternzeichen Schütze (Spiritualität durch Reisen, Fortbildung, Schutzengelzeichen, Sektenabhängigkeit, Leberschwäche)
- Stärkt Merkur im Sternzeichen Jungfrau/ Haus 6 (Geist-anregend, analytischer Verstand, Verdauung)
- Stärkt Saturn im Sternzeichen Wassermann (Gemeinschaftssinn, Flexibilität, Persönlichkeit, Venenleiden, Nerven)
- Stärkt Saturn im Sternzeichen Krebs/Haus 4 (das strenge arme Elternhaus, der Nesthocker, Magenschwäche)
- Schwierige Winkel zwischen Jupiter und Neptun (gegen das Scheinglück, Schutzengelstärker, Lymphe, Leber)
- Schwierige Winkel Sonne-Neptun (bei Überempfindlichkeit, Schwäche an Körper, Geist, Seele, Kreislauf)
- Gibt die Sonnenkraft vom Sternzeichen Löwen ins 12. Haus (ins Leben gehen, Lebensfreude, Heimlichkeiten)
- Isolierter Neptun (zum Entwickeln von Gespür, Karma)
- Transit von Neptun (Müdigkeit, Täuschung, Überempfindlichkeit, Lymphe)
- Venus rückläufig (ständig Pech in der Liebe, schwer Gefühle zu zeigen, Karma)
- Jupiter rückläufig (der Pechvogel, Faulheit, Überehrgeiz, Karma)

Besonderheiten:

- Ginseng des Abendlandes
- Bergarbeitermittel zur Entgiftung
- Stärkt den Schutzengel, Talisman
- Für sonnenempfindliche Menschen und/oder Schwangere besser ab D6 geeignet
- Bei chronischen Krankheiten in veränderlichen Zeichen
- Schneeweißmagisches Mittel
- Sehr gutes Mittel gegen bösartigen Spuk, der Geruch ist für Vampire unerträglich

Legende:

- Ein Engel kam einst vom Himmel herabgeschwebt und zeigte einem Einsiedler wie er sich gegen die Pest schützen kann.
- Aus pestfeindlichen Heilpflanzen, darunter der Engelwurz, brauten sich vier Räuber einen „Zauberessig". Der „Essig der 4 Räuber" schenkte den Pestplünderern das Leben gleich zweimal. Einmal indem er sie vor Ansteckung schützte und zum Zweiten weil er sie im Austausch für das „Geheimrezept" vor dem Henker bewahrte.

Brauchtum/Magie:

- Bestandteil von Lebenselixiren: im Melissengeist enthalten
- In Asien gilt die kandierte Wurzel zum Kauen als Köstlichkeit

  Wer die Wurzel bei sich trägt, wird von allen geliebt
- Liebeszauber: gegen die angehexte Liebe, Impotenz, Frigidität, für Fortpflanzung
- Leonhart Fuchs 1545: „Etliche Leute sind beredet. Wo sie diese Wurzel bey sich tragen, soll ihnen keine Zauberey oder bös Gespenst schaden mögen."

Wiesenbocksbart

Tragopogon pratensi

Namen: Haferwurzel, Austernpflanze, Süßling, Habermark, Himmelsbrot, Gauchbrot, Morgenstern, Zuckerblume

Astrologische Zuordnung: Sonne, Jupiter

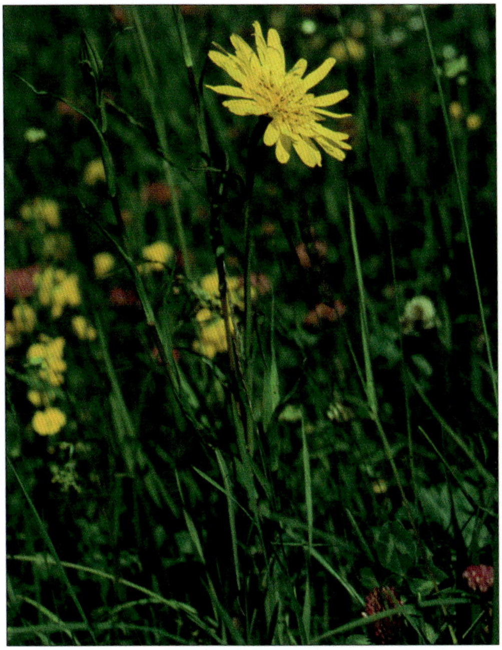

Wiesenbocksbart

Signatur:

Sonne:

- Standort: volle Sonne
- Blüten drehen sich nach der Sonne, nur am Morgen offen, gelb

Jupiter:

- Süßer Milchsaft
- Hohler Stängel (krebsfeindlich, Schutz)

Element: Erde (harmonisiert die Mitte)
Geschmack: süß

Verwendeter Pflanzenteil: frisches Kraut

Wirkung:

- Frühjahrsmittel

Körper:

- Lebertonikum, stoffwechselanregend
- Reinigend, schleimlösend

Seele:

- Winterdepression, allgemeiner Stimmungsaufheller

Geist:

- Initiativmittel, zum Anfangen

Wirkung im Horoskop:

- Überbetonung auf der rechten Horoskopseite (Ich-Stärker, Du-Abhängigkeit, Abgrenzung, Allergie)
- 1. Quadrant (Kindheit, Durchsetzung)
- Schwierige Winkel: Mond/Merkur (Kommunikation über Gefühle, das Bauchdenken, Verdauung, Magen)
- Günstige Wirkung auf Halbsextil (fördert das Handeln, um zum Ziel zu kommen)
- Sonnenprägung von Haus 9 (Beste Selbstentfaltung auf Reisen, über Fortbildung, Leber)

Besonderheiten:

- Nicht im Handel
- Gute Ergänzung zu Merkurmitteln
- Der Wiesen-Bocksbart ist in allen Teilen essbar. Der Trieb der jungen Pflanze liefert ein Gemüse, ähnlich dem Spargel. Die Wurzel kann wie Schwarzwurzel zubereitet werden.

Brauchtum/Magie:

- Wurzel war Nahrungsmittel, um den Vitaminmangel während des Winters aufzufangen.

Ysop

Hyssopus officinalis

Namen: Josefskraut, Bienenkraut

Astrologische Zuordnung: Sonne, Jupiter, Venus

Signatur:

Sonne:

- Kalkboden
- Standort: Sonne
- Ätherisches Öl
- Antibiotisch (Bakterien mögen die Sonne nicht)

Jupiter:

- Jupiterblaue Blüte
- Wuchert

Venus:
- Rosa Blüte
- Liebliche Ausstrahlung

Element: Feuer, Luft

Verwendeter Pflanzenteil: blühendes Kraut

Wirkung:

Körper:
- Durchhaltemittel für Körper und Geist, Energiespender für langandauernde Erschöpfung
- Lunge-Leber, Dickdarm
- Magen-Darmkolik
- Atemenergie
- Reguliert Blutdruckschwankungen
- Grippale Infekte
- Lymphmittel
- Stoffwechsel: Nieren-Blasenstein, Cholesterin und Neutralfette erhöht
- Bindegewebsstärker
- Nervenleiden mit Zittern, Parkinson
- Krebsfeindlich, antibiotisch (stark bakterizid)

Seele:
- Nicht belastbar
- Macht selbstsicher und beliebt
- Selbstwert

Geist:
- Wenn der Humor fehlt und schlechte Laune plagt
- Für richtiges Auftreten

Wirkung im Horoskop:
- Stärkt die obere/linke Horoskophälfte (Auftreten, Ich-Stärke, Durchsetzung, Altersheilmittel, Erfolg)
- Planetenballung im Sternzeichen Widder (Energieausgleich, harmonisierend, Ich/Du)
- Wirkung im Sternzeichen Löwe (Auftreten, Ich-Stärker, Verantwortungsgefühl, Herz, Rücken)
- Stärkt Jupiter im Sternzeichen Löwe (Erfolg, Auftreten, Verantwortungsgefühl, Lebensfreude, Herz, Rücken)
- Stärkt das Sternzeichen Schütze (Optimismus, weltoffen, lernlustig, humorvoll, Leberheilmittel)

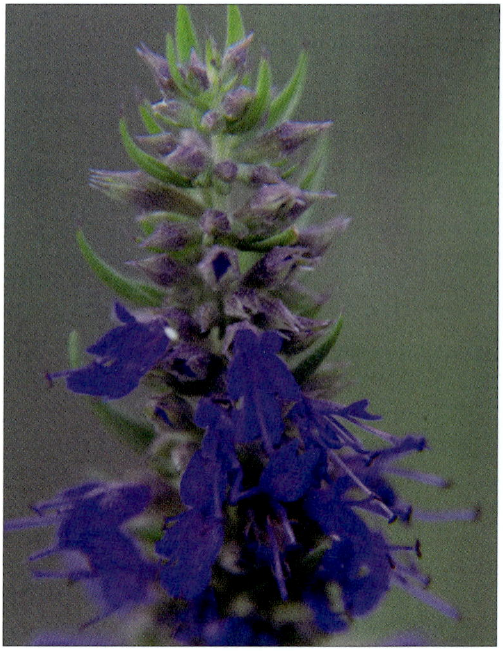

Ysop

- Stärkt die Sonnenprägung von Haus 2 (besonders Sonne in Haus 2) (Selbstwert, Hals)
- Stärkt die Jupiterprägung von Haus 2 (besonders Jupiter in Haus 2 (Selbstwert, Überehrgeiz, Faulheit, Ablagerungen)
- Stärkt die Venusprägung von Haus 3 (die liebevolle Kommunikation, Freude am Lernen)
- Stärkt Jupiterprägung in Haus 3 (Lerneifer, der faule Schüler, der Besserwisser)
- Stärkt Venusprägung in Haus 9 (die Liebe am Reisen, die Partnerin aus der Ferne, Regeneration auf Reisen, Heilung durch Therapien anderer Medizinphilosophien, die Liebe am Lernen)
- Stärkt die Sonnenprägung von Haus 9 (beste Entfaltung über Reisen, Fortbildung)
- Stärkt Jupiterprägung von Haus 5 (Lebensfreude, im Mittelpunkt stehen, Auftreten)
- Transit von Uranus (Unruhe, Unfalltendenz, Nerven)

Besonderheiten:

- Im Weingarten erhöht Ysop den Ertrag und stärkt das Wachstum der Reben

Legende:

- Der Schwamm, der Jesus am Kreuz gereicht wurde, war anscheinend auf einen Ysopstängel gesteckt
- Marienpflanze

Brauchtum/Magie:

- Verschreikraut mit schutzmagischer Wirkung, um sich gegen Außeneinflüsse zu stärken und für die schlecht Inkarnierten
- Traditionell als Wedel für Opferblut und Weihwasser genutzt
- Leprakranke wurden in Ysopbad gewaschen
- Räuchern zum Schutz und Beseitigung von Streit
- Tempelreinigung (Hebräer)
- Allgemein Reinigung von Plätzen (Griechenland)
- Kosmetik (Persien)
- Weinwürze (Rom)

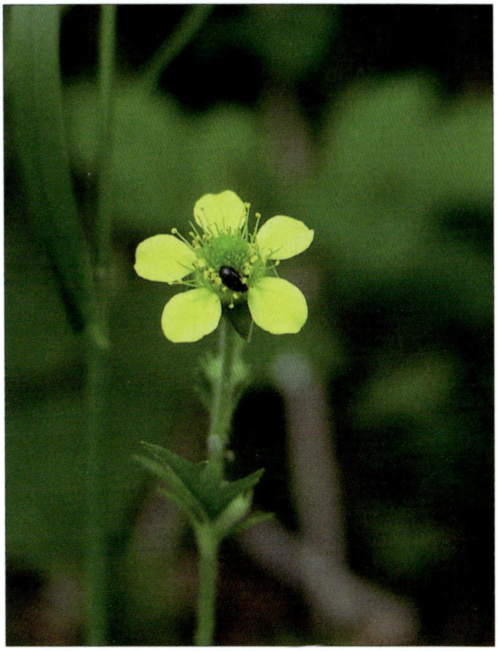

Nelkenwurz

Nelkenwurz

Geum urbanum

Namen: Benediktenwurz, Hasenauge, Igelkraut, Mannskraftwurz, Nägleinkraut, Heil aller Welt (Sanamunda)

Astrologische Zuordnung: Sonne, Merkur, Jupiter

Signatur:

Sonne:

- Gelbe Blüte
- Reich an ätherischen Ölen

Jupiter:

- Bis 1,20m hoch wachsend
- Wuchernd

Merkur:

- Aufrechte Gestalt
- Ruderalpflanze

Element: Feuer

Verwendeter Pflanzenteil: Wurzel, blühendes Kraut

Wirkung:

Körper:

- Leber, Entgiftung
- Schwacher Magen
- Zustand nach langer Erkrankung
- Altersdiabetes
- Lungenemphysem
- Schlaganfall
- Augen

Seele:

- Für unsere „Supernerverl“, nervlich nicht belastbar, macht aus Nervosität alles falsch
- Beliebtheitsmittel
- Seelendrainage
- Befreit aus der Opferrolle
- Leberpsyche

Geist:

- Verbindet Erde-Luft (geistige Disziplin), um nicht abzuheben

- Verbessert die Aura im Raum (Räuchern)
- Besonders geeignet für die schlanken, kopflastigen Typen

Wirkung im Horoskop:

- Überbetonung untere Horoskophälfte (nach außen gehen, Auftreten, Energie, gegen das Grübeln)
- AC (Ich-Stärker, Folgen von Geburt, Durchsetzung)
- Stärkt Jupiterprägung von AC (Gustav Gans, Faulheit, Charisma, Leber)
- Stärkt den 1. Quadrant (Kindheit, Durchsetzung)
- Stärkt das Sternzeichen Schütze (Optimismus, Humor, Weltoffenheit, Leber)
- Stärkt das Sternzeichen Jungfrau (für Planung, Sorgfalt, Verdauungsorgane, Element Erde)
- Isolierter Jupiter (Glücksempfinden)
- Rückläufiger Jupiter (Pechvogel, Karma)
- Rückläufiger Neptun (fördert die metaphysische Gabe, stärkt das Einfühlungsvermögen, Karma)
- Stärkt Jupiter im Sternzeichen Zwillinge (Geistanreger, Kommunikation, Lungenleiden, Schultergelenk)
- Stärkt Haus 11(Verpflichtung, Gemeinschaft, fördert Freundschaften)
- Winkel zwischen Sonne, Merkur (fördert die helle Birne, gegen Sturheit, Verdauung, Herzrhythmus, Nerven)
- Schwierige Winkel zwischen Sonne und Neptun (Überempfindlichkeit, Schwäche an Körper, Geist, Seele, Kreislauf)
- Stärkt Haus 11 (Gemeinschaftssinn, Verpflichtung, Freunde)
- Winkel zwischen Sonne und Merkur (die helle Birne, Redelust, Herzrhythmus, Lunge, Stoffwechsel, Leber, Nerven)
- Winkel zwischen Sonne und Neptun (Sensibilität, Intuition, Verbindung von Gespür und Verstand, Herz, Lymphe, Kreislauf)

Besonderheiten:

- Rosengewächs für die sanfte Entgiftung
- Chininersatz bei Malaria
- Eines der besten Burn-out-Mittel

Brauchtum/Magie:

- Bestandteil des Malefizpulvers gegen Hexen
- Gegen Flecken im Auge: Strauß aus Nelkenwurzpflanzen 8 Tage tragen, dann Bündel rückwärts ohne sich umzudrehen in fließendes Gewässer werfen.
- Liebeszauber: gegen die angehexte Liebe
- Männer trugen die Wurzel um den Hals, um sich die Liebe der Frauen zu sichern (Mannskraftwurz)
- Schutz vor giftigen Tieren
- Hildegard von Bingen: „Die in einem Trank eingenommene ‚benedicta‘ entflammt zur Liebe. Dies Kraut verteilt die Feuchtigkeit, stärkt innerlich und äußerlich. Der Wein gewinnt einen edlen, lieblichen Geruch und Geschmack, stärkt das Haupt und Hirn, erquickt das Herz.“
- Im Viehfutter Schutz vor Krankheiten und zur Verbesserung der Milchleistung

Moschuswurzel

Sumbulus moschatus

Namen: Sumbul, die Ähre und moschatus (nach Moschus riechend)

Astrologische Zuordnung: Sonne, Jupiter, Merkur

Signatur:

Sonne:

- Harz

Jupiter:

- Hohler Stängel: krebsfeindlich, Schutz
- Wurzel groß, fleischig und harzhaltig, herb, bitter

Merkur:

- Doldenblüte
- Geriefter, gerader Stängel

Element: Luft

Verwendeter Pflanzenteil: Wurzel

Wirkung:

Körper:

- Kraftspender für Körper, Seele, Geist

- Durchfälle (Ruhr)
- Schleimhaut
- Ödeme
- Nerven
- Lähmung des linken Arms ohne Ursache
- Epilepsie, Hysterie, Hypochondrie
- Hypertonie, Reizleitungsstörungen des Herzens (D12), Herzasthma in der Menopause
- Koliken
- Entkrampfend, krebsfeindlich, energiezuführend, lebensverlängernd

Seele:

- Charisma
- Plötzliches Erschrecken
- Schlaf
- Verlusterlebnis
- Loslass-Wirkung bei seelischen Traumen
- Balsam bei Schicksalsschlägen

Geist:

- Rachsucht
- Gedächtnisschwäche (Worte)
- Rechenschwäche

Wirkung im Horoskop:

- 4. Quadrant (Altersheilmittel, Karma)
- Überbetonung untere Horoskophälfte (nach außen gehen, Auftreten, Energie, gegen das Grübeln)
- AC Stier (die letzten Grade) (Selbstwert, Schilddrüse, Kehlkopf)
- AC Zwillinge (die ersten Grade) (Kommunikation, Kehlkopf, Lunge)
- Unterstützt den Uranus im Sternzeichen Jungfrau (Nervenstärker, Ideen verwirklichen, nervöse Verdauung)
- Stärkt die Sonnenprägung von Haus 9 (beste Entfaltung über Reisen, Fortbildung)
- Stärkt Uranusprägung von Haus 6 (Nerven, wechselnde Berufe, der ungewöhnliche Beruf, bizarre Erkrankungen)
- Schwierige Stellungen vom Mond (auch plutogeprägter Mond) (Infektionen, Psychosomatik, Neubildungen)
- Günstige Wirkung auf Pluto (Entkrampfer, Befreier, Unterleib, Energiespender)
- Transite von Pluto (Schicksalsschläge, Druck, Abhängigkeit)
- Spannungen zwischen Jupiter und Pluto (Überehrgeiz)
- Spannungen zwischen Merkur und Uranus (Nervenbelastung)
- Spannungen zwischen Pluto und Merkur (Sarkasmus, nachtragend, die verbale Verletzung)
- Spannungen zwischen Pluto und Sonne (Druck, Täter/Opfer, Herz, plutonische Zone im Genick)
- Rückläufiger Saturn (Hindernisse, Geduldsprüfungen, Karma)
- Rückläufiger Pluto (Macht/Ohnmacht, Druck, Karma)

Brauchtum:

- Liebesmagie als Badezusatz
- Verbrennen der Wurzel steigert übersinnliche Kräfte
- Als Kette Schutz vor Krankheit, Glück
- Hohes Ansehen in der indisch-orientalischen Heilkunde
- Ersatz für Moschus

3.3.2 Sonne-Venusmittel

Sonne und Venus sind Freunde. Mittel, die beide Planetenprägungen vorweisen, haben sich als besonders wirksam erwiesen.

Wirkung auf Drüsen (auch Hormone), weibliche Fortpflanzungsorgane, Verjüngung, Haut, Regeneration, Nierenenergie, Angst, Selbstwert, Eigenliebe, Seelenbalsam.

„Venus macht, dass man den Leuten lieb und angenehm ist." Paracelsus

Wer zu phlegmatisch, faul und genusssüchtig ist braucht den feurigen Sonnenaspekt zur Venus (Feuer-Erdeverbindung)

Sonne-Venusmittel unterstützen allgemein bei:
- Sonne isoliert in den Sternzeichen Waage, Stier (Häuser 7, 2)
- Venus isoliert im Sternzeichen Löwe, Haus 5 (Lebensfreude), 2 (Selbstwert), 7 (Partnerschaft)
- Sonne-Venus-Winkel
- AC/DC
- Auf Jupiterstellung (Freund)

Liebstöckel

Levisticum officinale

Namen: Mutterwurz, Maggikraut, Badekraut, Gebärmutterwurz, Gichtstock, Liebesstock, Nervenkräutlein, Sauerkrautwurz, Luststöckl

Astrologische Zuordnung: Sonne/Venus/Jupiter, etwas Merkur

Signatur:

Sonne:
- Gelbe Blüte
- Ätherisches Öl

Venus:
- Geruch: pheromonartig, pheromonartige Wirkstoffe sind luststeigernd

Jupiter:
- Geschmack: aromatisch
- Hohler Stängel (antiker Strohhalm, krebsfeindlich)
- Kann bis zu 2m hoch werden

Merkur:
- Doldenblüte
- gefiederte Blätter

Element: Luft, mildes Feuer

Verwendeter Pflanzenteil: Kraut, Wurzel, Samen, Stängel

Wirkung:

Körper:
- Kombinierte Hilfe für Leber, Niere, Magen, Dickdarm, Lunge
- Unterleib: Periode anregend, entstaut die Beckenorgane, erwärmt den Unterleib
- Sexuelle Lust (ist lieb zum Stöckel)
- Nerven: degenerative Nervenleiden, Sehnerv, Hörnerv, Epilepsie, Herzschwäche durch gestörte Reizleitung
- Migräne (von Niere, Leber)
- Krämpfe
- Augen- und Mittelohrenentzündung
- Ödeme, harntreibend
- Schwermetallentgifter
- Stoffwechsel: Ausleiter von Harnsäure bei Gicht
- Verbessert die Auf- und Abgabe von Sauerstoff

Seele:
- Mittel der Hingabe
- Macht fröhlich und vergnügt, stimmungsaufhellend
- Wer die Weiblichkeit verloren hat
- Gegen die innere Verkrampfung
- Zum Verstehen der Weiblichkeit
- „Ich-liebe-mich-Mittel (indirektes Aphrodisiakum)
- Gutes Angstmittel

Geist:
- Stärkt den gesunden Menschenverstand
- Gegen die Kopflastigkeit

Wirkung im Horoskop:
- Yin-Yang Verbinder (männlich/weiblich, passiv/aktiv, allgemein Gegensätze)

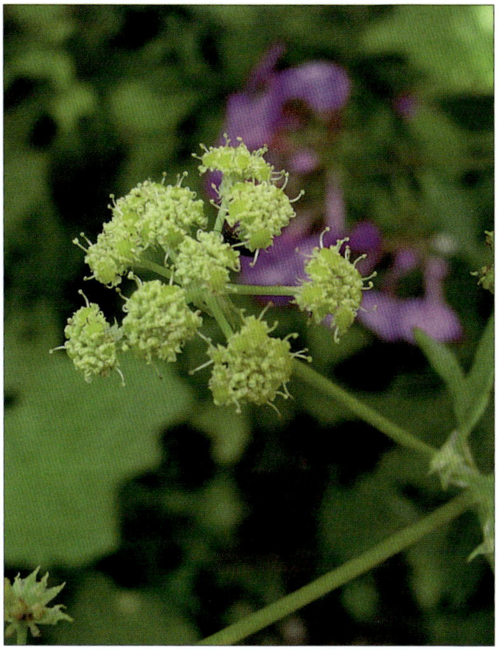

Liebstöckel

- Überbetonung der linken Horoskophälfte (führt ins Du, Autoaggressionsleiden)
- Überbetonung der rechten Horoskopseite (Du-Abhängigkeit, Abgrenzung, Allergie)
- Stärkt 1. Quadrant (Kindheit)
- Stärkt 3. Quadrant (Reifung, Lernen, Du-Zuwendung)
- Harmonisiert AC/DC (Ich-Du, Abgrenzung)
- Harmonisiert IC/MC (Vergangenheit/Zukunft, wo komm' ich her, wo geh' ich hin) besonders bei der 180° Verdrehung
- Verdrehung der Achsen (AC = Waage, MC = Krebs, was immer auf eine Störung der Auf- und Abnahme von Stoffen hinweist)
- Stärkt MC (Berufung, den eigenen Weg finden)
- Wohltäter für 5. Haus (Lebensfreude)
- Wohltäter für 2. Haus, besonders bei Sonnen-Jupiterprägung (Selbstwert, Hals)
- Wohltäter für Haus 11, besonders bei Sonnenprägung (Gemeinschaft, Freunde, Verpflichtung)
- Stärkt 9. Haus, besonders bei Venus-Sonnenprägung (eigene Meinung, Reiselust, Leiden auf Reisen, Leber, Philosophie/Religion, Optimismus)
- Stärkt das Sternzeichen Waage (bei Entscheidungsschwäche, Du-Abhängigkeit, Nieren-Hautleiden)
- Stärkt die Sonne im Sternzeichen Wassermann (Nervenstärker, für Stabilität, Geduld, Planung, Venenleiden)
- Schwierige Venusstellung (Ich-Nächstenliebe, stärkt den Sinn für das Schöne, Nieren, Regeneration, Venen)
- Schwierige Venuswinkel (Probleme im Umgang mit Liebe)
- Mond-Saturnwinkel, besonders Quadrat (bei Anlage zu Depressionen, Neubildung, Seelenpanzer)
- Günstige Wirkung auf Uranus (Spontaneität, Persönlichkeitsentfaltung, Freigeist, Schwung, Nerven, Rhythmus)
- Schwach stehender Merkur (Störungen der Rhythmik, Kommunikation, Geist-anregend, Lunge, Stoffwechsel)
- Rückläufiger Merkur (Probleme im Beruf, Geist, Kommunikation, Nerven, Stoffwechsel, Lunge, Karma)
- Planetenballung im Sternzeichen Wassermann (Nerven, Unruhe)
- Isolierte Sonne (alle sind wichtiger wie ich)
- Isolierte Venus (Schwierigkeit mit der Liebe umzugehen, Niere)
- Mars im Sternzeichen Widder (zu schnell, Macht, Gewalt, der Kämpfer, Kopf)
- Sonne im Sternzeichen Stier (Genuss, Faulheit, Vielseitigkeit, Ablagerungen, Hals)
- Saturn im Sternzeichen Krebs/Haus 4 (das strenge, arme Elternhaus, Magenschwäche, der Nesthocker)
- Venus im Sternzeichen Waage (elegant, flatterhaft, luxusorientiert, oberflächlich, Niere)

Besonderheiten:

- In der Schwangerschaft, bei Lichtempfindlichkeit, Nierensteinen und Nierenentzündungen nicht, oder nur homöopathisch verwenden.

- Kombination der drei Freunde (Sonne, Venus, Jupiter)
- TCM: europäische Engelwurz (Yin-Mittel)
- Ungewöhnlich breites Anwendungsspektrum

Brauchtum/Magie:

- Aus der Wurzel wurden traditionell Liebestränke hergestellt (besonders lieb ist sie zum Stöckel).
- Hildegard v. Bingen: „löst die Verhocktheit der Frauen."
- Dioscorides: „Wurzel und Samen des Liebstöckel treiben den Harn und verhelfen Männern und Frauen nicht nur zu unkeuschen Gelüsten, sie tun es auch mit Begierde und Wonnen hernach."
  Mädchen aus Norditalien trugen ein Liebstöckl-Sträußchen unter dem Rock, um dem Auserwählten zu gefallen.
- Liebeszauber: Blüten auf der Haut getragen fesseln den Liebsten (auch ins Badewasser getan).
- Auf die Füße gestrichen: Schutz vor Schlangenbissen.
- Babys wurde Liebstöckel ins Badewasser getan, um sie zu begehrten Frauen zu machen.
- Bäder gegen Pickel und Schweißfüße.
- Gänsen wurde der Liebstock beim Brüten ins Nest gelegt, damit die Gänslein leichter aus den Eiern schlüpfen können.
- Klostermedizinpflanze
- Germanen: Schutzmittel gegen Unwetter und finstere Mächte.
- In der Tiermedizin zum Fördern beim Kalben.

Ringelblume

Calendula officinalis

Calendula, von Kalender, weil sie so viele Monate hindurch zuverlässig immer wieder blüht.

Namen: Sonnenbraut, Sonnwendblume, Niewelkblume, Warzenblume, Wucherblume, Totenblume (Samen erinnern an Würmer, Auferstehungssymbolik), Magdalenenblume, Mariengold (den weiblichen Gottheiten geweiht), Ringelrose, Monatsblume, Goldblume (der „Weckbrösel" kommt entweder pünktlich um 7, bei Regen gar nicht, Blüte bleibt dann geschlossen)

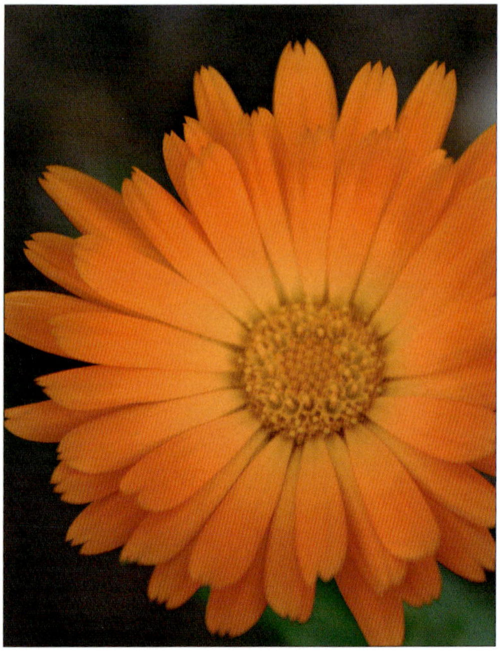

Ringelblume

Astrologische Zuordnung: Sonne, Venus, Saturn

Signatur:

Sonne:

- Carotinoide und Flavonoide (gegen die schädlichen Folgen der Sonne)
- Standort: volle Sonne
- Gelbe Blüten (Sulfur): Stoffwechsel, besonders die Leber, Blutfettsenker, durchwärmt die Organe, besonders Herz.
- Stimmung: richtet Köpfchen immer nach der Sonne, Optimismus
- ätherisches Öl

Venus:

- Gebärmuttersignatur: Blüte bleibt bei ungünstigem Wetter zu (rund um Periode und Geburt, Schutz vor Außeneinflüssen)

- Wächst nie alleine, geselliges Wesen
- Zeigt bei Verletzungen schnelle Heilung, Wundheilmittel
- Geschmack: süß (Erde)

Saturn:

- Kieselsäure
- Streng geordnete Blüte
- Friedhofspflanze (Symbol der Wiederauferstehung, Sonne, Saturn), Samen erinnern an Würmer: Totenblume

Element: Feuer, Erde

Verwendeter Pflanzenteil: blühendes Kraut

Wirkung:

Körper:

- Universalheilmittel. Harmonisiert Rezepte
- Pilze, Bakterien und Viren
- Herzleiden
- Hauterkrankungen
- Venenprobleme
- Krebsfeindlich (besonders Hautkrebs)
- Verdauung: durchwärmt das Sonnengeflecht und dadurch die Verdauungsorgane, Herz, Leber
- Warzen
- Strahlenschäden
- Lähmung nach Schlaganfall
- Wundheilmittel für Körper, Seele und Geist

Seele:

- Hellt die Stimmung auf
- Stärkt das Ich
- Hilft gegen das Gefühl, nichts wert zu sein
- Seelische Wundheilerin
- Für schnell Verängstigte

Geist:

- Die Calendula vermittelt Ordnung
- Solarplexus: Verbindung von Bauch und Verstand
- Für extrem Nervöse
- Selbstwert

Wirkung im Horoskop:

- Stärkt die linke, obere Horoskophälfte (Ich-Stärke, Durchsetzung, Auftreten, gegen das Grübeln)
- 3. Quadrant (Reifung, Lernen, Du-Zuwendung)
- Stärkt das veränderliche Kreuz (Nerven, verhindert den ständigen Wechsel der Symptome nach Ort und Art)
- Wirkung auf IC (Heim, Vergangenheit, Karma, Pubertät)
- Harmonisiert AC/DC (Ich-Du, Abgrenzung)
- Stärkt Haus 1, besonders bei Saturnprägung (Durchsetzung, Ich-Stärker, Wille, Persönlichkeit)
- Stärkt Haus 2, besonders bei Mars-Sonnen-Venus-Saturnprägung (Selbstwert, Hals)
- Stärkt Haus 4 (Heim, Karma)
- Venusprägung von Haus 5 (Lebensfreude, Liebe zu Kindern, Mittelpunktsstreben, Charisma)
- Planetenballung im Sternzeichen Widder (Energieausgleich, harmonisierend, Ich/Du)
- Stärkt das Sternzeichen Stier (Genussfähigkeit, Selbstwert, Hals, Element Erde)
- Wohltäter für das Sternzeichen Löwe (Auftreten, Ich-Stärker, Verantwortungsgefühl, Herz, Rücken)
- Wohltäter für Löwe mit vielen Planeten im 12. Haus, besonders mit Aszendent Jungfrau, aber auch doppelter Löwe (Auftreten, Beachtung, Anerkennung)
- Sonne im Sternzeichen Schütze/Haus 9 (Optimismus, weltoffen, lernlustig, eigene Meinung, humorvoll, Leberheilmittel)
- Venus im Sternzeichen Stier (Genuss, Regeneration, Selbstwert, Sinn für Romantik, Hals)
- Venus im Sternzeichen Löwe (bei Oberflächlichkeit, Arroganz, Eitelkeit, Mittelpunktsdrang, Herz)
- Saturn im Sternzeichen Löwe/Haus 5 (Ich-Stärker, Durchsetzung, Auftreten, Herz, Rücken)
- Saturn im Sternzeichen Jungfrau/Haus 6 (macht flexibel, freigeistig, fördert Planung, analytisches Denken, Verdauung)
- Saturn im Sternzeichen Waage (Minimalismus, Mangel an Sinn für das Schöne, Diplomatie, Niere, Haut)
- Neptun im Sternzeichen Jungfrau/Haus 6 (verbindet Verstand und Gefühl, stärkt die Oberbauchorgane)

- Planetenballung im Sternzeichen Stier (bei Phlegma, Spießertum, Hals)
- Isolierte Sonne (Ich-Stärke, alle anderen sind immer wichtiger wie das Ich, Herz, Rücken, Stoffwechsel)
- Isolierte Sonne im Löwen (Ich-Stärke, Auftreten, Selbstachtung, Herz, Rücken)
- Isolierte Venus (für Liebe, schlechtes Verhältnis zu Frauen, Mangel an Sinn für das Schöne, Regeneration)
- Rückläufige Venus (Karma, Liebesprobleme, Schwierigkeit das Schöne anzunehmen, Ärger mit Frauen)
- Merkur im Sternzeichen Zwillinge/Haus 3 (fördert die Kommunikation, Flexibilität, Vishuddi-Chakra, Lunge)
- Jupiterprägung von Haus 9 (Reiselust, Lerneifer, Leber)
- Sonnenprägung am AC/Haus 1 (Erfolg, Ich-Stärke, Durchsetzung, Anerkennung, Herz, Rücken)
- Sonnenprägung am DC/Haus 7 (beim Aufstrahlen durch den Partner, Selbstaufgabe, Herz, Rücken)
- Saturnprägung von AC/Haus 1 (für Selbstachtung, Ich-Stärke, Durchsetzung, Geduld)
- Transit Jupiter (Glücksphase, gegen Faulheit, gegen Übertreibungen, Leichtsinn)

Besonderheiten:

- Ergänzende Wirkung auf blaue Blüten zum Eintauchen in die Geistestiefe
- Botschaftermittel der TCM
- Achtung bei Korbblütlerallergie. Eine Allergie gegen die Ringelblume zeigt eine ernste Störung in der Beziehung AC/DC an und ist unbedingt behandlungsbedürftig

Legende:

- Caltha, so erzählt eine griechische Sage, war unsterblich in den Sonnengott Helios verliebt. Jeden Morgen erwartete sie sein Erscheinen am Himmel und ihr Herz hüpfte vor Freude, wenn sie ihn in seinem prächtigen Wagen auftauchen sah. Doch der Sonnengott beachtete die junge Frau nicht einmal, sie interessierte ihn nicht. Caltha wollte sterben und schon bald züngelten die Feuerzungen der entbrannten Liebe in ihrem Herzen – und sie verstarb. An dem Ort, wo Caltha täglich auf ihre Liebe gewartet hatte, wuchs später die erste Ringelblume. Als Zeichen der ewigen Liebe, Treue und immer wiederkehrenden Hoffnung verwandelte sich die Verliebte in eine Blume, die den Sonnengott in sich trägt.
- Aus dem Blut der Indianer gewachsen, die von den spanischen Eroberern getötet wurden.

Brauchtum/Magie:

- Mit nackten Füßen die Blütenblätter der Ringelblume berühren, dann kann man die Vögel verstehen.
- Traditionelle Wundheilpflanze
- Mädchen pflanzten eine Ringelblume in die Fußstapfen ihres Liebsten, um ihn zu fesseln. Setzt man einige Blüten dem Badewasser zu, wird man am nächsten Tag standhaft sein.
- Männer, die die Wurzel unbemerkt in einem violetten Tuch mit sich tragen, werden unwiderstehlich.
- *„Etliche Weiber treiben superstition damit/ brauchen sie zu der bulschafft.“*
  Hieronymus Bock
- In Ägypten zur Verjüngung verwendet

Kardamom

Elettaria cardamomum

Namen: „Cardamömlin“, Indien: „Königin der Gewürze“

Astrologische Zuordnung: Sonne, Venus, etwas Merkur

Signatur:

Sonne:

- Ätherische Öle
- Erwärmende Wirkung auf die Verdauungsorgane
- Geschmack: aromatisch, würzig

Venus:

- Aphrodisiakum (erwärmend)

- Geruch: betörend
- Blüten: schön, orchideenähnlich
- Geschmack: süßlich

Merkur:

- schilfartige Blätter: Ausscheidung

Element: Feuer

Verwendeter Pflanzenteil: Samen

Wirkung:

Körper:

- Reaktionsmittel
- Aphrodisierend
- Nervenschwäche
- Verdauung: feuert den Stoffwechsel an (Verdauungsfeuer)
- Lunge
- Harnwege
- Gegen schlechten Atem, Fahne
- Katerkopfweh (ätherisches Öl fördert die Kopfdurchblutung)
- Antiviral, antibakteriell, schleimlösend, entkrampfend

Seele:

- Macht zuversichtlich, gelassen Harmonisiert Stimmungsschwankungen
- Zum Freundschaftschließen (auch bei Arbeitsessen)

Geist:

- Geistige Erschöpfung
- Fördert die Konzentration
- Stärkt die Intuition

Wirkung im Horoskop:

- Starkes Ungleichgewicht der Elemente, besonders wenn Feuer fehlt (antriebslos, Abwehrschwäche)
- Überbetonung der unteren, rechten Horoskophälfte (Auftreten, Energie, gegen das Grübeln, Durchsetzung, Ich-Stärke)
- 4. Quadrant (Altersheilmittel)
- Harmonisiert AC/DC (Ich-Du)
- Stärkt MC (Berufung, eigenen Weg finden)
- Stärkt die Achse 5/11 (Lebensfreude/Verpflichtung)
- Stärkt Haus 5 (Lebensfreude, Sexualität)
- Stärkt Haus 11 (Verpflichtung, Gemeinschaft)

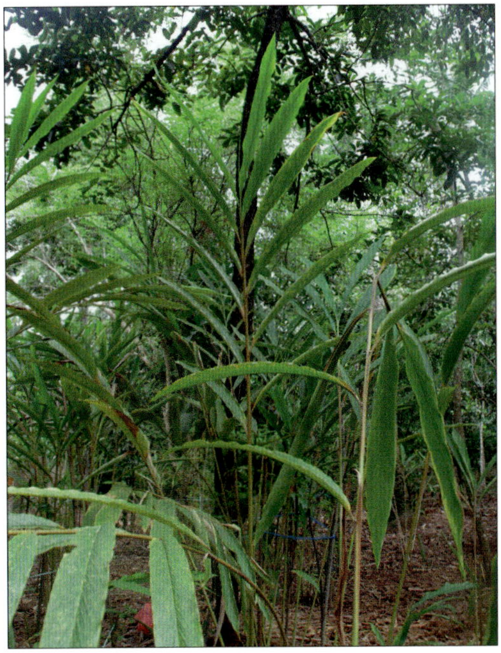

Kardamom

- Stärkt Merkur im Sternzeichen Jungfrau/Haus 6 (geist-anregend, analytischer Verstand, Verdauung)
- Stärkt die Venus im Sternzeichen Fische (bei Überempfindlichkeit, Opferhaltung, stärkt die Nächstenliebe)
- Stärkt Mars in Haus 2 (Selbstwert über den Partner, konfliktscheu, Hals)
- Stärkt Merkur in Haus 2 (Selbstwert durch Wissen, angenehme Kommunikation, Hals, Lunge, Stoffwechsel)
- Stärkt Sonne in Haus 2, wenn in Spannungsaspekten (Selbstwert, Hals)
- Stärkt Venus in Haus 2 (Selbstwert über Partnerin, Genussfreude)
- Stärkt Venus in Haus 3 (liebevolle Kommunikation, Charisma, Lernfreude)
- Stärkt Sonne in Haus 3 (die helle Birne, der Kopfmensch, Kommunikation)
- Stärkt Venus in Haus 12 (Empfindlichkeit, die heimliche Liebe, Lymphe, Niere)

Besonderheiten:
- Bestandteil von arabischem Kaffee, Chai, im Curry enthalten, Lebkuchengewürz

Brauchtum/Magie:
- Bestandteil von Lebenselixieren
- Parfumherstellung
- Kardamomkaffee als Zeichen der Gastfreundschaft
- Liebeszauber: Mittel der arabischen und indischen Sexualmagie.
- Bringt die Liebe ins Haus, wenn geräuchert oder als Amulett getragen.
- Gegen den Biss wilder Tiere.

Myrte

Myrtus communis

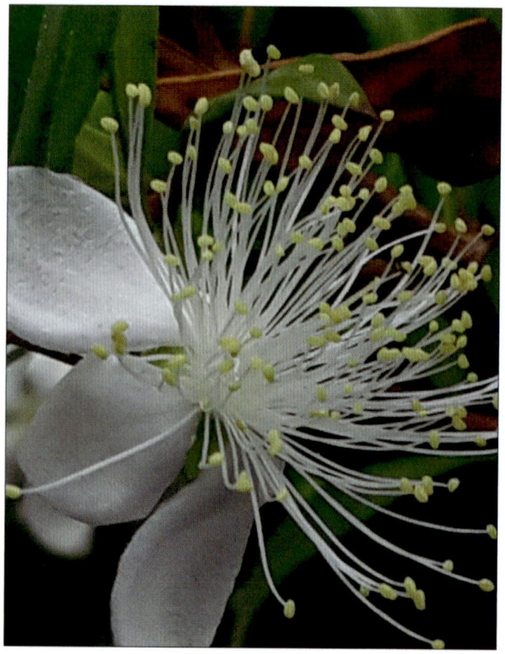

Myrte

Namen: Brautmyrte, Blume der Götter

Astrologische Zuordnung: Sonne, Venus, etwas Mond

Signatur:

Sonne:
- Ätherisches Öl (Engelswasser)
- Harze
- Immergrün (mit Saturn)
- Standort: Sonne, auch Halbschatten, warm, Mittelmeerpflanze
- Geschmack: aromatisch, erwärmend, leicht bitter (macht das Herz froh)

Venus:
- Blüte: herzallerliebst

Mond:
- Weiße Blüte, Seelen-Schleimhautheilpflanze
- Standort: feucht

Element: Feuer

Verwendeter Pflanzenteil: Blätter

Wirkung:

Körper:
- Haut (Sitzbäder bei Unterleibsleiden), besonders die Schleimhaut
- Haare
- Blase, Prostata
- Lunge
- keimtötend, antibakteriell

Seele:
- Hilfe bei der Meditation
- Heilen von alten, seelischen Verletzungen
- Lässt verzeihen

Geist:
- Nervenstärker
- Verbindet bewusst-unbewusst (Sonne-Mond), wenn zu kopflastig

Wirkung im Horoskop:
- Überbetonung der rechten Horoskopseite (Du-Abhängigkeit, Abgrenzung, Allergie)
- Stärkt das Sternzeichen Skorpion/Haus 8 (befreit aus Abhängigkeiten, entkrampft, Unterleib, Macht/Ohnmacht, Eifersucht)
- Stärkt Venus im Sternzeichen Löwe (bei Arroganz, Eitelkeit, Oberflächlichkeit)

- Harmonisiert Venus im Sternzeichen Skorpion (für Leidenschaft, Regeneration auf Unterleibsorgane, gegen die Eifersucht)
- Venusprägung am AC (wenn zu lieb für die böse Welt)
- Venus in Haus 1 (wenn zu lieb für die böse Welt)
- Venus rückläufig (Probleme mit der Liebe, Weiblichkeit)
- Stärkt Mondprägung von Haus 2 (Selbstwert durch Fürsorge, Hals)
- Sonnenprägung von Haus 2 (Selbstwert, Hals)
- Harmonisiert AC/DC (Ich-Du, Abgrenzung)

Besonderheiten:

- Gab als Gewürz der Mortadella ihren Namen
- Der sardische Mirto ist ein Liebestrank

Legende:

- Myrte war der Liebesgöttin Aphrodite geweiht. Phaidra, die Schwester der Ariadne war zornig auf Aphrodite. Sie war in ihren Stiefsohn Hippolytos verliebt, doch dieser nicht in sie. Das konnte nur die Schuld von Aphrodite sein, war sie sich sicher, und voller Wut durchlöcherte sie mit ihrer Haar nadel die Blätter der Myrte. Hält man Myrtenblätter gegen das Licht, kann man noch heute diese winzigen Löcher erkennen.
- Die Nymphe Myrrsine forderte einst Göttin Athene zum Zweikampf auf. Mut und Geschicklichkeit waren die entscheidenden Kriterien für den Sieg. Athene gewann, doch als sie die sterbende Nymphe am Boden liegen sah, war sie tief getroffen und ließ ein Myrtenbäumchen aus dem toten Körper von Myrresine wachsen.
- Als Adam und Eva das Paradies verlassen mussten, wollte Adam etwas aus seiner Heimat mit ins Exil nehmen. Ein Myrtenzweiglein sollte ihm das Paradies in Erinnerung halten.

Brauchtum/Magie:

- Symbol der Liebe und des Friedens
- Traditionell soll im Brautkranz seit dem Mittelalter Myrte eingeflochten sein („unbefleckte" Empfängnis).
- Gefallene, unkeusche Mädchen bekamen nach der Hochzeit den Myrthenkranz aufgesetzt.
- Junge Mädchen durften keinen Strauch pflegen oder besitzen, sonst blieben die Liebsten weg.
- Liebesorakel: Zwei Myrtenblätter (jedes mit einem Namen der beiden Liebenden) in eine Schüssel Wasser geben. Schwimmen sie zusammen: Heirat
- Bei der Geburt wird in manchen Kulturen ein Mytenbäumchen gepflanzt.
- Bewährtes Mittel bei Diabetes der Katzen

Gänseblümchen

Bellis perennis

Namen: Tausendschön, Mairöserl, Sonnenauge, Regenblume, Gänsenagerl, Angerbleamerl, Mümeli, Ganseliesel, Maßliebchen, Marienblume, Augenblume

Astrologische Zuordnung: Sonne, Venus, Mond

Signatur:

Sonne:

- Strahlende Blüte
- Richtet Köpfchen der Sonne nach von Ost nach West
- Mild erwärmend
- Flavonoide
- Ätherisches Öl
- Standort: Sonne (Stimmung)
- Gelb in der Blüte

Venus:

- Herzallerliebst
- Rosa in der Blüte (Ich-Liebe)

Mond:

- Zarte, weiße Blütenblätter
- Wetteranzeiger (schließt sich bei Luftfeuchtigkeit, Dunkelheit = Gebärmuttersignatur)

Element: Feuer, etwas Erde (Tonikum ohne zu erhitzen)

Verwendeter Pflanzenteil: blühendes Kraut

Wirkung:

Körper:

- Universalheilmittel
- Fördert die Rückbildung der Gebärmutter nach der Geburt
- Heilmittel gegen Pestizide, Umweltgifte, Zivilisationserkrankungen, Schutz vor Außeneinflüssen, vitalitätssteigernd, Bodenreiniger, Entgifter (Ruderalpflanze)
- Entzündungen
- Verletzungen
- Schmerzen
- Gehirnerschütterung
- Nerventrauma
- Halsmittel
- Haut, gute Wirkung als Kosmetikum
- Strafft das Bindegewebe
- Regeneration
- Geriatrie
- Kindermittel (Asthma der Kinder aus zerrütteten Ehen, die verkorkste Kindheit)
- Krebsfeindlich (bei allen Präkanzerosen)
- Frühjahrsmüdigkeit, Frühjahrsentgiftung
- Antiviral, entzündungswidrig, abschwellend, krebsfeindlich

Seele:

- Ich-Stärker
- Schutz vor schädigenden Außeneinflüssen
- Wer sich nach Liebe und Zärtlichkeit sehnt
- Spendet Ausgeglichenheit, Zuversicht
- Zustand: Himmelhochjauchzend – zu Tode betrübt
- Bringt ein Stück verlorene Kindheit zurück

Geist:

- Gibt die Fähigkeit sich selbst zu helfen
- Einzigartiges Hilfsmittel für die, die für diese böse Welt zu lieb sind
- Harmonisiert das Verhältnis von bewusst und unbewusst und Ich und Du
- Fördert den gesunden Menschenverstand, macht also vernünftig
- Folgen von Überarbeitung, Erschöpfung und gleichzeitiger Schlafstörung

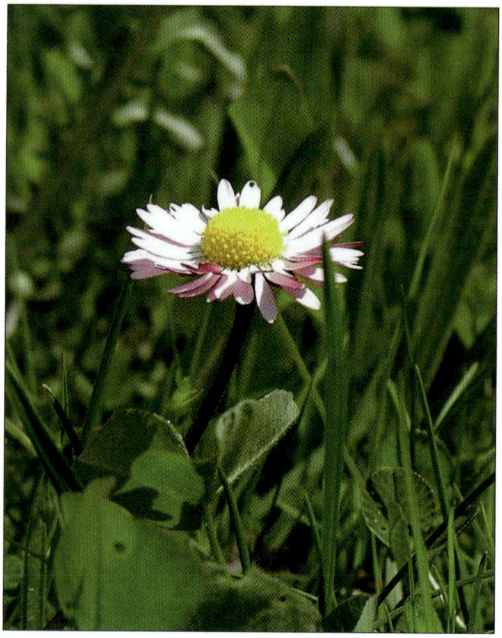

Gänseblümchen

- Charisma
- Schärft die Wahrnehmung für das Wesentliche

Wirkung im Horoskop:

- Überwiegen von Element Luft (erdet, um Ideen zu verwirklichen, Nervenstärker)
- stärkt die obere/linke Horoskophälfte (Auftreten, Ich-Stärke, Durchsetzung, Altersheilmittel, Erfolg)
- 1. Quadrant (Kindheit)
- Stärkt das feste Kreuz (chronische, hartnäckige Leiden)
- Stärkt Yin (Weiblichkeit, das Weiche)
- Harmonisiert Yin-Yang (weibliche und männliche Energien, aktiv/passiv)
- Rückläufige Planeten Venus, Saturn, Neptun, Pluto, Uranus (Karma)
- Stärkt Haus 2, besonders bei Mond-Sonnen-Neptunprägung (Selbstwert, Hals)
- Stärkt das Sternzeichen Krebs/Haus 4 (Heim, Karma)
- Stärkt Haus 6 (Beruf, Krankheitshaus, das Dienen)

- Stärkt Haus 7 (verbessert die Beziehung zum Du)
- Haus 8 (Macht/Ohnmacht, Erreichen der Idealvorstellungen, begreifen von Stirb und Werde)
- Stärkt Haus 11 (Verpflichtung, Gemeinschaft)
- Haus 12 (geheime Feinde, Mobbing, Geheimnisse, Einsamkeit, Zurückgezogenheit, Sucht, Lymphe)
- Stärkt das Sternzeichen Stier (Genussfähigkeit, Selbstwert, Hals, Element Erde)
- Stärkt das Sternzeichen Zwillinge (Flexibilität, Anpassung, Geist-anregend, Kommunikation, Lunge)
- Planetenballung im Sternzeichen Krebs (zu fürsorglich, Ansammlungen, Infektionen, Neubildungen)
- Sonne in den Feuerzeichen (harmonisierend, Energie, Durchsetzung)
- Sonne im Sternzeichen Schütze (macht optimistisch, weltoffen, lernlustig, humorvoll, Leberheilmittel)
- Unterstützt die Sonne im Sternzeichen Stier (Genussfähigkeit, Selbstwert, Hals, Element, bei Phlegma)
- Mond im Sternzeichen Widder (kühlend, gegen Gereiztheit, Rheuma, seelische Herzleiden, Schlafprobleme)
- Mond im Sternzeichen Steinbock/Haus 10 (Depression, die gepanzerte Seele, Neubildungen, Intuition)
- Mond im Sternzeichen Stier (Ansammlungen, Phlegma, Hals)
- Mond im Sternzeichen Zwillinge (bei Unverbindlichkeit, für liebevolle Kommunikation, Lunge, Schultergelenk)
- Mondprägung von AC/Haus 1 (zu fürsorglich, Mama/Kind in der Partnerschaft, stärkt die Intuition)
- Neptun im Sternzeichen Stier (klares Selbstbild über Talente, Hals)
- Venus im Sternzeichen Wassermann/Haus 11 (Unbeständigkeit, Nerven, Venen, übertriebenes Freiheitsbedürfnis)
- Stärkt Venus in der Jungfrau/Haus 6 (Öffner für die Gefühlswelt, Regeneration für Oberbauchorgane, Hormone)
- Stärkt Venus im Sternzeichen Krebs/Haus 4 (Mama/Geliebte, Fürsorglichkeit als Pflicht der Frau)
- Allgemein bei schwierigen Mondstellungen (Psychosomatik, Magen, Brust, Infektionen, Neubildungen)
- Mond in der Verbindung mit Übeltätern, besonders Mond-Saturn (Depression, die Panzerseele, Neubildungen)
- Stärkt DC/Haus 7 (Zugang zum Du)
- Saturnprägung am DC/Haus 7 (unterstützt die Beziehungsfähigkeit, gegen Klammern, hilft loszulassen)
- Harmonisiert AC/DC, Haus 1/Haus 7 (Ich und Du)
- Stärkt IC (Heim, Zugang zu den Ahnen, Pubertät, Karma)
- Harmonisiert die Achse IC/MC (wo komm' ich her, wo geh' ich hin, Loslösen vom Heim, um den eigenen Weg zu finden)
- Transit von Mars (Aggression, Macht, Eile, Unfallneigung, Energie)

Besonderheiten:

- Die Arnika der Gebärmutter
- Lichtkünderin
- Zum Ausgleich aller extremen Ungleichgewichte
- Frühjahrsblüher (Vitalität, 1. Quadrant, Kindheit)
- Vielleicht bestes Mittel für extrem ungünstige Mondstellung

Legende:

- Die Nymphe Belides war auf der Flucht vor dem lüsternen Gott des Obstgartens. Kurz bevor dieser sie ergreifen konnte, ließ sie sich in ein Gänseblümchen verwandeln.
- Tränen Marias
- Rosa der Blüte: hat das Jesuskind auf die Mondscheinblume geküsst.

Brauchtum/Magie:

- Die Germanen flochten Kränze aus dem Maßliebchen, um Ostara, die Lichtgöttin, zu feiern.

Schafgarbe

Achillea millefolium

Namen: Frauendank, Augenbraue der Venus, „Garwe“, die Gesundmacherin, Bauchwehkräutl, Achilleskraut, Balsamgarbe, Blutkraut

Astrologische Zuordnung: Sonne, Venus, Jupiter

Signatur:

Venus:

- Rosa der Blüte

Jupiter:

- harter Stängel, millefolium (tausend Blätter)

Sonne:

- Standort: sonnige Stellen
- Ätherisches Öl
- Flavonoide, antibiotisch
- Antibakteriell (Bakterien mögen die Sonne nicht)

Element: Feuer

Verwendeter Pflanzenteil: Blühendes Kraut

Wirkung:

Körper:

- Unterleib: starke Blutung, hellrote Gebärmutterblutung, Weißfluß, Unterleibsinfektionen, Menstruationsbeschwerden, Kinderwunsch, Schwangerschaft und Wochenbett
- Brust: wunde Brustwarzen, geschwollene Brüste
- Herz, Kreislauf, Rhythmusstörungen, Angina pectoris, stärkt den venösen Blutkreislauf und die Gefäße
- Lunge: zusammen mit Kalmus bei Lungenkrebs
- Niere, Blase, Bettnässen
- Wundheilmittel, Haut, Schleimhäute, Unfallverletzungen, Akne, Operationsnarben, Ekzeme, allergische Ausschläge, Pilzinfektionen, Windelsoor, Kinderkrankheiten mit Hautausschlägen, Feigwarzen, Nasenbluten Fistelbildung
- Elektro- und Ozonsmog, Röntgen- und Computerstrahlen
- Regt Appetit und Verdauung an
- Darmbeschwerden
- Nabelkolik
- Vitalisierend besonders bei Frühjahrsmüdigkeit (Bodenreiniger, Ruderalpflanze)
- Erschöpfung nach Überanstrengung
- Beruhigt die Nerven
- entzündungswidrig (ätherisches Öl: verfärbt sich beim Destillieren blau), krampflösend, blutstillend, -bildend und -reinigend (Rheuma), antibiotisch, antimykotisch, krebsfeindlich

Seele:

- Stark stimmungsaufhellend, bringt die Sonne ins Herz
- Angst
- Seelische Überempfindlichkeit

Geist:

- Hysterie
- Entscheidungshelfer
- Ich-Stärker

Wirkung im Horoskop:

- Yin-Yang-Verbinder (männlich/weiblich, aktiv/passiv etc.)
- 2. Quadrant (Reife, Lernen, Beruf, Zugang zum Du)
- Überbetonung der rechten Horoskopseite (Ich-Stärker, Du-Abhängigkeit, Allergie, Fremdbestimmung)
- Stärkt Haus 6 (Beruf, Krankheitshaus, das Dienen)
- Stärkt Haus 7 (verbessert die Beziehung zum Du)
- Stärkt Haus 12 (geheime Feinde, Mobbing, Geheimnisse, Einsamkeit, Zurückgezogenheit, Sucht, Lymphe)
- Harmonisiert Achse 6/12 (Häuser der Krankheiten und Feinde, das beste Mittel hierzu)
- Stärkt das feste Kreuz (chronische, hartnäckige Leiden)
- Stärkt das Sternzeichen Zwillinge (Flexibilität, Anpassung, Geist-anregend, Kommunikation, Lunge)
- Stärkt das Sternzeichen Schütze (Freund Jupiter, Optimismus, Humor, Weltoffenheit, Leber)

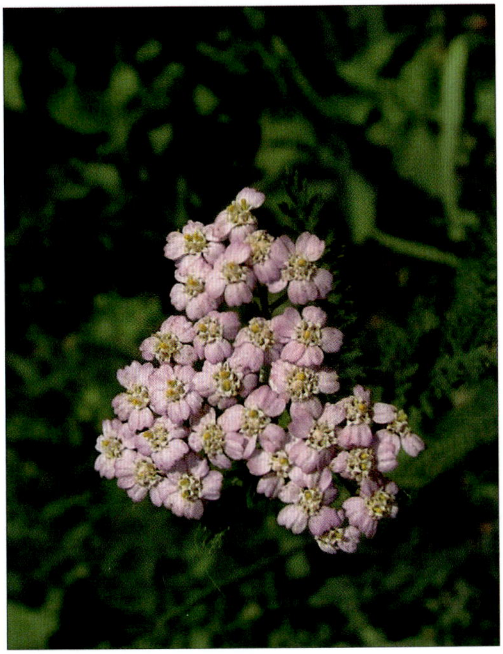

Schafgarbe

- Wohltäter für das Sternzeichen Fische (Einfühlungsvermögen, Intuition, Karma, Abgrenzung, Lymphe)
- Stärkt Venus im Sternzeichen Löwe (bei Arroganz, Eitelkeit, Oberflächlichkeit)
- Wohltäter für das Sternzeichen Jungfrau (für Planung, Sorgfalt, Verdauungsorgane, Element Erde)
- Stärkt Mond in der oberen Horoskophälfte (Nachtmensch, stärkt die Intuition, hilft gegen die manipulative Mutter)
- Stärkt Mond im Sternzeichen Stier (Ansammlungen, Phlegma, Hals)
- Stärkt Mondprägung von Haus 2 (Selbstwert durch Fürsorge, Hals)
- Sonnenprägung von Haus 2 (Selbstwert, Hals)
- Stärkt Sonnenprägung von Haus 9
- Jupiterprägung von Haus 2 (Selbstwert nur, wenn übermäßige Leistung, faul, Stoffwechsel)
- Stärkt Venusprägung von Haus 9 (Erholung auf Reisen, während der Fortbildung, die Partnerin aus dem Ausland, die Liebe zur Philosophie)
- Stärkt Venusprägung am AC/Haus 1 (wenn zu lieb für die böse Welt)
- Stärkt Venusprägung von Haus 5 (Lebensfreude, im Mittelpunkt stehen, Liebeslust, Liebeskummer)
- Stärkt Venus in Haus 1 (wenn zu lieb für die böse Welt)
- Stärkt Venus am DC/Haus 7 (Liebesfähigkeit, verbessert die Beziehung zum Du)
- Harmonisiert die Achse AC/DC (Ich-Du, Allergien)
- Rückläufige Venus (Problem mit der Weiblichkeit, Karma)

Besonderheiten:

- In der Schwangerschaft nur homöopathisch nach Absprache verwenden

Legende:

- Die Mutter von Achilles badete ihren kleinen Sohn im Fluss Styx, damit dieser unverletzbar wird. An der Ferse aber musste sie ihr Baby halten und diese war dann auch sein wunder Punkt. Als später in Troja der Krieg tobte, wurde Achilles genau an dieser Stelle von einem giftigen Pfeil des Paris getroffen. Die Göttin Aphrodite gab dem Verletzten den Rat, die Schafgarbe auf seine Wunde zu streichen.
- Jesus hat als erstes Blümlein das „Josefskraut“ gepflückt, um es seinem Ziehvater, dem Zimmermann zu bringen. Josef, der durch eine Verletzung stark blutete, wurde mit der Schafgarbe augenblicklich geheilt.

Brauchtum/Magie:

- Traditionelles Wundheilkraut. Die ältesten Funde gehen bis 60.000 Jahre vor Christi Geburt zurück.
- Grabbeigabe
- Als Eheamulett im Hochzeitsstrauß sichert sie sieben friedliche Jahre.
- „Schafgarb im Leib, tut wohl jedem Weib“
- Zur Abwehr des Bösen im Himmelfahrts- und Johannibuschen.

- Neugeborenen hängte die Mutter einen Strauß davon an die Wiege, um Hexen fernzuhalten.
- Junge Mädchen legen die Blüten unter das Kopfkissen, um im Traum ihren künftigen Mann zu sehen.
- In China sind heute noch die echten I-Ging-Stäbchen aus den Stängeln der Pflanze.
- Die Ureinwohner Amerikas verwendeten es, um die Sexualkraft zu stärken und bei Erschöpfungszuständen
- Das ätherische Öl galt als Abtreibungsmittel
- Die Schafgarbe war eines der Pestkräuter.
- Bestandteil der Gründonnerstagssuppe
- „Gegen blöd Haupt und verstopfte Nerven“

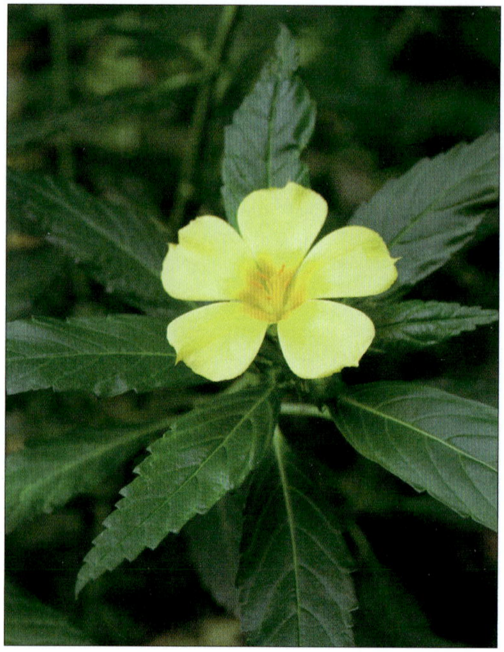

Damiana

Damiana

Turnera diffusa

Namen: Asthmabesen, Hemdauszieher

Astrologische Zuordnung: Sonne, Venus, Jupiter, etwas Mond

Signatur:

Sonne:

- Gelbe Blüte
- Ätherische Öle
- Wächst sogar in der Wüste
- Braucht viel Wärme, Trockenheit
- Antibiotisch (Bakterien mögen die Sonne nicht)

Jupiter:

- Bis zu 2m hoch

Venus:

- Aphrodisierende Wirkung
- Süßlicher Geschmack
- Duft beim Räuchern

Mond:

- Silberschimmer der Blätter

Element: Erde

Verwendeter Pflanzenteil: blühendes Kraut

Wirkung:

Körper:

- Krampfhafte und unregelmäßige Periode
- Sexuelle Unlust
- Schwäche und Unfruchtbarkeit von Mann und Frau
- Spermatorrhoe (Samenfluss ohne geschlechtliche Erregung)
- Prostata
- Hodenentzündung
- Zysten oder Infektionen im Unterleib
- Bettnässen
- Nieren und Blase
- Inkontinenz im Alter
- Muskelschwäche
- Magenprobleme
- Rheuma
- Kopfschmerz
- Nerven
- Säubert und entkrampft die Lungen bei (Raucher)husten, antibiotische Kräfte spe-

ziell gegen die hartnäckigen Strepto- und Staphylokokken.

Seele:

- Widerstandskraft, besonders wenn Belastungen übermächtig werden und uns zu erdrücken drohen.
- Damiana entkrampft, lichtet die Stimmung und fördert die Zuneigung zum jeweils anderen Geschlecht sowie zu allen übrigen Mitmenschen.
- Nächstenliebe, Verbesserung zwischenmenschlicher Beziehungen, bringt Licht in zu düstere Seelen.

Geist:

- Gehirn schläft
- Leicht bewusstseinserweiternd
- Fördert die Selbsterkenntnis und Ich-Liebe
- Nerven liegen blank

Wirkung im Horoskop

- Yin-Yang-Verbinder (männlich/weiblich, aktiv/passiv etc.)
- Überbetonung der linken/oberen Horoskophälfte (Ich-ler, öffnet den Zugang zum Du, führt in die Tiefe)
- Überbetonung der rechten Horoskophälfte (Ich-Liebe, mich-Mittel)
- Planetenballung im Sternzeichen Waage (zu Du-bezogen, Entscheidungsschwäche)
- Stärkt das Sternzeichen Waage (bei Entscheidungsschwäche, Du-Abhängigkeit, Nieren-Hautleiden)
- Stärkt Haus 2 (Selbstwert, Hals)
- Venus im Sternzeichen Skorpion (für Leidenschaft, Regeneration auf Unterleibsorgane, gegen die Eifersucht)
- Merkur im Sternzeichen Widder (der Streithammel, fördert die verbale Durchsetzung)
- Uranus im Sternzeichen Widder (aufbrausend, Nerven, stärkt die Gabe der Motivation, Mut)
- Neptun im Sternzeichen Stier/Haus 2 (Selbstwert, Hals)
- Stärkt das Sternzeichen Steinbock (Disziplin, Knochen, Struktur)
- Stärkt Mond im Sternzeichen Waage (zu fürsorglich, Mama/Kind statt Geliebte, Urogenitaltrakt)
- Stärkt Mond im Sternzeichen Stier (Genuss, Selbstwert, Hals)
- Stärkt die Venus im Sternzeichen Fische/Haus 12 (bei Überempfindlichkeit, Opferhaltung, stärkt die Nächstenliebe, die heimliche Liebschaft)
- Neptunprägung am AC/DC (hilft bei Unsicherheit, Selbstfindung)
- Saturnprägung am DC/Haus 7 (unterstützt die Beziehungsfähigkeit, gegen Klammern, hilft loszulassen)
- Sonnenprägung von Haus 2 (Selbstwert, Hals)
- Stärkt Venusprägung von Haus 8 (Eifersucht, Leidenschaft, Unterleib)
- Stärkt Venusprägung von Haus 9 (Erholung auf Reisen, durch Fortbildung, Philosophie, Religion)
- Stärkt Mondprägung von Haus 9 (Missionar, die Mutter mit den hohen Erwartungen, aus dem Ausland, der Auswanderer, das Adoptivkind aus der Ferne, Leber)
- Jupiterprägung von Haus 2 (Selbstwert, Hals, Stoffwechsel)
- AC/DC, Haus 1/Haus 7 (Ich und Du)
- Transit von Jupiter (der rote Teppich, erdet, Schutz vor Übertreibungen, Regeneration)

Besonderheiten:

- Gilt als psychoaktives „Legal high“, erleichtert als Tabakersatz die Raucherentwöhnung und reinigt die Lungen.
- Kombination der drei Wohltäter
- Sympathiemittel

Legende:

- Erstmals erwähnt wurde das indianische Heilkraut Ende des 17. Jahrhunderts. Der Missionar, Jesus Maria Salvatierra erfuhr von der aphrodisierenden Wirkung und benannte die Pflanze nach dem Hl. Damian, dem Schutzbefohlenen der Apotheker. Damian heilte und pflegte die kranken Körper umsonst. Nur die Seelen wollte er dafür für seinen Glauben gewinnen.
- Beim Sturz ins Meer, an Ketten gefesselt, hat ihn ein Engel gerettet.

- Als er am Scheiterhaufen verbrannt werden sollte, schlugen die tödlichen Flammen gegen die neugierige Menge und gaben ihn frei.
- Eine Kreuzigung überlebte er.
- Nach seinem Tod wurde er als Märtyrer heilig gesprochen.
- Mayas: Liebestränklein
- „die dem Mann das Hemd auszieht“: aphrodisierende Wirkung
- „Asthmabesen“. Zur Reinigung der Lungen räucherten, tranken und rauchten die Ureinwohner Amerikas Damiana
- Traditionell bei Erkältungen, Infektionskrankheiten, Erkrankungen der Blutgefäße, gegen Skorpionstiche

Bachnelkenwurzel

Geum rivale

Namen: Kapuzinerli (erinnert an die Kutte der Kapuzinermönche), Blutströpfchen, Herrgott's Brot, Herzwurz, Kapuziner, Nägalaswurz (Schwäb. Alb), Kaminfegerchen

Astrologische Zuordnung: Sonne, Jupiter, Venus

Signatur:

Sonne:

- Standort: sonnig, aber feucht
- Aromatischer Geschmack
- Ätherische Öle

Jupiter:

- Glockenform der Blüte

Venus:

- Rosengewächs
- Rosa in der Blüte

Element: Feuer, Wasser

- Verwendeter Pflanzenteil: Wurzel

Wirkung:

Körper:

- Essstörungen (regt die Verdauungsdrüsen an)
- Magen-Darmerkrankungen
- Entgiftung (sanfte Entgiftung bei Kindern) (Klettfrüchte)
- Bindegewebsstärker (haarig)
- Fieberhafte Infekte
- Unterleib: Blutungen aus Uterus, Fluor albus, Spasmen, Amenorrhöe
- Harnwege
- Antibakteriell, schweißtreibend, entzündungshemmend, nervenstärkend
- Wirkt schwach lokalanästhetisch
- Leiden durch Wasseradern

Seele:

- Melancholie (hängender Blütenkopf)
- Leberdepression
- Angst
- Soziale Störungen, verbessert Umgang mit Mitmenschen

Geist:

- Gedächtnisschwäche

Wirkung im Horoskop:

- Überbetonung auf der rechten Horoskopseite (Du-Abhängigkeit, Allergien, Abgrenzung)
- 3. Quadrant (Ernte, Lehren, Vorstellungskraft)
- Stärkt Jupiter im Sternzeichen Löwe/Haus 5 (Erfolg, Auftreten, Stimmung, Herz, Rücken)
- Stärkt festes Kreuz (bei chronischen, hartnäckigen Leiden)
- Jupiterprägung vom DC/im Haus 7 (öffnet den Zugang zum Du, bei zu großen Erwartungen dem Du gegenüber)
- Stärkt Haus 7 (Partnerschaft, Du)
- Stärkt das Sternzeichen Waage (Sinn für das Schöne, Entscheidungsfähigkeit, Zugang zum Du)
- Harmonisiert AC/DC (Ich-Du)
- Stärkt MC (Berufung, den eigenen Weg finden)
- Sonnenprägung von Haus 2 (Selbstwert, Hals)
- Jupiterprägung von Haus 2 (Überehrgeiz, Selbstwert, Hals, Stoffwechsel)
- Venusprägung von Haus 9 (Liebe für Fortbildung, Reisen, Religion, Philosophie, Fernweh, die Partnerin aus der Ferne)

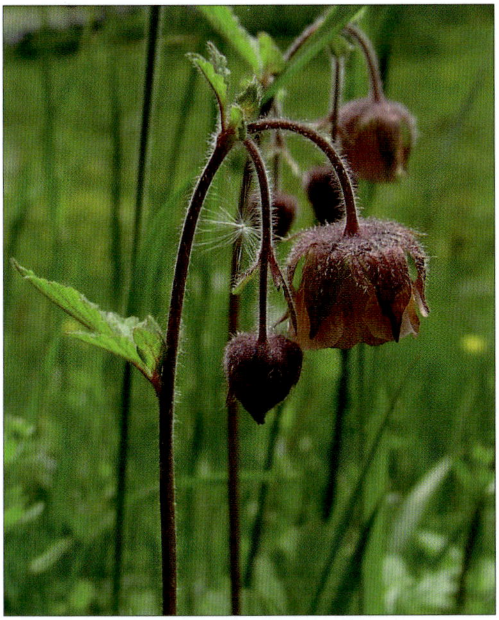

Bachnelkenwurz

Besonderheiten:

- Chininersatz
- Kaum Unterschied zwischen Geum urbanum und Geum rivale. Meist wirkt Geum urbanum etwas stärker (Element Erde, statt Wasser)

Brauchtum:

- Fürsorgliche Frauen kredenzten ihrem Herrn Nelkenwein zum Frühstück als Magen- und Herzstärkung
- Der Wurzelstock wurde als Nelkenersatz (echte Nelken waren für die meisten Menschen zu teuer) beim Kochen und für die Herstellung von Likören verwendet
- Blätter in Salaten
- Plinius: gegen Brustbeschwerden
- Lonicerus: gegen Leberverstopfung, Magenerkältung und -verschleimung, Wassersucht, Unterleibskolik und Gelbsucht, Wunden, Fisteln und Abszesse
- Matthiolus: bei Lähmungen infolge eines Schlaganfalls, Krebs: Pulver in die „löcherte Schäden" (Geschwüre)
- Künzle: „Incontinentia urinae, Encephalitis, Augenentzündungen, Zahnweh, Herzstärkungen." „Leute, die Schlaganfälle erlitten haben oder selbe zu fürchten haben, tun gut, fleißig die Benedikte zu benutzen." Er schreibt: „Ich habe selber gesehen, wie ein Hirt, dem eine Kuh erblindet war, diese in acht Tagen geheilt hat mittels Auflegen eines Büschels der grünen Pflanze über die Augen."

Labkraut, echtes

Galium verum

Namen: Liebfrauenstroh, Bettstroh, Blutstill, Liebkraut

- Der lateinische Name Galium lässt sich ableiten vom griechischen Gala (Milch). Dioskurides berichtet, dass die Hirten die Milch zum Gerinnen bringen, indem sie die Pflanzen als „Milchsieb" verwendeten. Auch heute noch werden manche Käsesorten mit Labkräutern anstelle von Labenzym aus Kälbermägen hergestellt.
- Die Farbstoffe in den Labkraut-Blüten geben dem Chesterkäse die gelb-orange Farbe.

Astrologische Zuordnung: Sonne/Venus/Uranus

Signatur:

Uranus:

- Blättchen sind nadelförmig und stehen wie bei allen Labkräutern in Quirlen um den Stängel.

Sonne:

- Gelbe Blüte
- Sonniger Standort

Venus:

- Süßer Duft nach Honig

Element: Erde

Verwendeter Pflanzenteil: Blühendes Kraut

Wirkung:

Körper:

- Lunge, Bindegewebe (Kieselsäure)

- Haut
- Krämpfe
- Lymphe: Wasseransammlungen, Drüsenleiden
- Harntreibend, nervenstärkend, entgiftend, schleimlösend, krebsfeindlich, steinlösend

Seele:

- Traditionell für zarte Frauen und Kinder zur Aurastärkung, sehr edles Mittel für die, die sich in dieser brutalen Welt nicht heimisch fühlen.
- Labkraut tut den Mächten der Finsternis (Stängel vierkantig = Schutz) sehr weh und bringt Licht in die Seele.

Geist:

- Lässt mit dem gesunden Menschenverstand um die Ecken denken
- Hysterie

Wirkung im Horoskop

- Überbetonung der rechten Horoskophälfte (Du-Abhängigkeit, Abgrenzung, Allergie)
- Stärkt den 1. Quadrant (Kindheit)
- Stärkt das Sternzeichen Stier (Genussfähigkeit, Selbstwert, Hals, Element Erde)
- Stärkt das Sternzeichen Jungfrau (für Planung, Sorgfalt, Verdauungsorgane, Element Erde)
- Stärkt das Sternzeichen Zwillinge (Flexibilität, Anpassung, Geist-anregend, Kommunikation, Lunge)
- Stärkt das Sternzeichen Krebs/Haus 4 (Heim, Fürsorglichkeit, Karma)
- Stärkt Haus 9 (eigene Meinung, Reiselust, Leiden auf Reisen, Leber, Philosophie/Religion, Optimismus)
- Schwierige Neptunstellung (übersensibel, Täuschung, öffnet den Zugang zum Unbewussten)
- Stärkt Merkur im Sternzeichen Stier/Haus 2 (Vishuddi-Chakra, die liebevolle Kommunikation, Selbstwert, Hals, Stoffwechsel)
- Stärkt Uranus im Sternzeichen Stier/Haus 2 (Nerven, schwankender Selbstwert, die unruhige Schilddrüse, Hals)
- Stärkt Venus im Sternzeichen Zwillinge/Haus 3 (flatterhaft, großes Freiheitsbedürfnis, Lungenkraft, Inkarnationstiefe, Kommunikation)

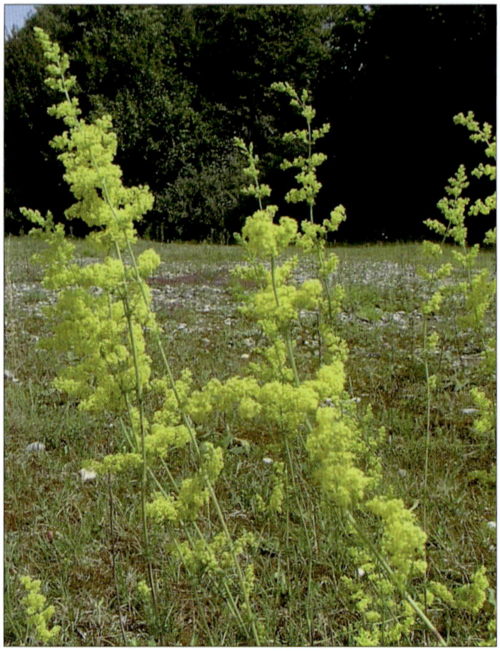

Labkraut

- Stärkt Jupiter im Sternzeichen Wassermann/Haus 11 (das Glück aus dem Freundeskreis, leberbedingte Venenschwäche)
- Venusprägung am DC/Haus 7 (Liebesfähigkeit, verbessert die Beziehung zum Du)
- Spannung zwischen Venus und Saturn (schwer Gefühle zu zeigen, zu starke Vaterbindung, Nieren(-steine), Venen)
- Harmonisiert die Achse AC/DC (Ich-Du)
- Sonnenprägung von Haus 2 (Selbstwert, Hals, Stoffwechsel)
- Harmonisiert die Achse 5/11 (Lebensfreude/Verpflichtung)

Besonderheiten:

- Die Wurzeln färben Stoffe rot, die Blüten färben gelb.
- Wächst immer auf Glücksplätzen, wo Labkraut wächst, kann man seinen Schutzengel stärken.

Legende:

- Als Maria mit Joseph ihr Lager in Bethlehem bezog, errichtete sie ein Bett aus Labkraut. Während der Geburt des Jesuskinds begann das Labkraut zaghaft zu blühen. Maria bedankte sich bei der Pflanze dafür und schenkte dem Labkraut die reichlichen, wohlriechenden, gelben Blüten.
- „Das Kraut duftet wunderbar, aber der Esel mag es überhaupt nicht, sonst hätte er dem Jesuskind die Matratze weggefressen."

Brauchtum/Magie:

- Freya, der Fruchtbarkeitsgöttin geweiht. Bei der Geburt wurde deshalb Labkraut ins Bett gelegt, um Mutter und Kind zu schützen
- Gehört in den Maria-Himmelfahrtsbuschen
- Im Gasthaus auf den Boden gelegt, sorgt Labkraut für Streit (Dämpfe wirken ähnlich dem Bilsenkraut leicht narkotisierend)
- Um den Hals gehängt als Reiseamulett für eine glückliche Heimkehr
- Hildegard: „Die Blumen zerstoßen und übergelegt, heilen, was vom Feuer versehrt ist. In die Nase gebracht, stillen sie das Bluten derselben, und auch sonst aufgebracht, stillen sie das Blut. Ein Fußbad damit, zieht die Müdigkeit aus."

Kriechendes Fingerkraut

Potentilla reptans

Namen: Fünffingerkraut, Gänsefünfblatt. Von lateinisch potenzia = Macht; -illa = Verkleinerungsform. Also das ‚kleine, sehr heilkräftige Kraut'.

Astrologische Zuordnung: Venus, Jupiter, etwas Sonne

Signatur:

Venus:

- Rosengewächs

Jupiter:

- Braucht nährstoffreichen Boden
- Bewuchert große Flächen

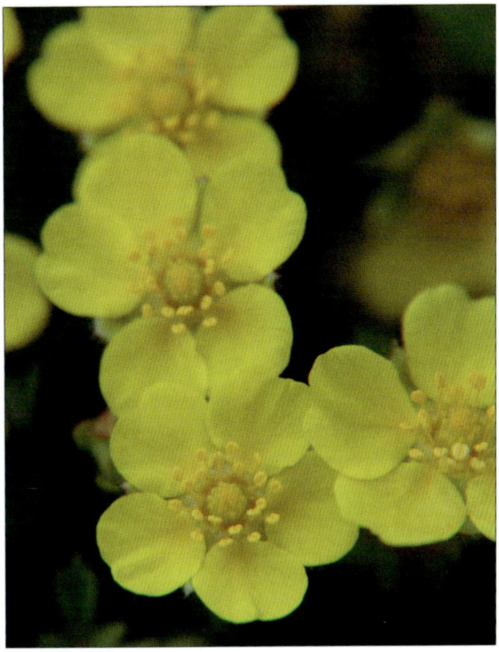

Fingerkraut

Sonne:

- Gelbe Blüte
- Standort: Sonne

Element: Erde

Verwendeter Pflanzenteil: Wurzel, blühendes Kraut

Wirkung:

Körper:

- Fieber
- Zahnweh
- Desinfektion von Wunden und Geschwüren
- Gegen Steinleiden
- Durchfall
- Wundheilend, fiebersenkend, entkrampfend

Seele:

- Schutzkraut
- Stimmungsaufheller

Geist:

- Weißmagisches Mittel für Gericht und Ehe
- Schutzmittel gegen das Böse
- Reichtum, Erfolgsmagie

Wirkung im Horoskop:

- Planetenballung im Sternzeichen Fische (Überempfindlichkeit, abgehoben, lebensfremd, Lymphe)
- Stärkt Jupiter im Sternzeichen Stier/Haus 2 (Genussfähigkeit, Selbstwert, Hals, bei Adipositas, Stoffwechsel, Phlegma)
- Stärkt Pluto im Sternzeichen Stier (zwanghafter Genuss, Selbstwert, Macht/Ohnmacht, Hals)
- Stärkt Mond im Löwen/Haus 5 (harmonisiert die hitzige Seele, Rheuma, Schlafprobleme, seelische Herzleiden, Bandscheiben)
- Stärkt Venus im Sternzeichen Schütze/Haus 9 (Optimismus, weltoffen, lernlustig, humorvoll, Reichtum, Leberheilmittel
- Stärkt Pluto rückläufig (Macht/Ohnmacht)

Brauchtum/Magie:

- Schutzkraut, das böse Geister von Haus und Hof vertreiben sollte
- *„Das Kraut mitsamt der Wurzel gesotten und mit altem Schweineschmalz vermischt und erwärmt, kann wie ein Pflaster über einen Körperteil gelegt werden. Das heilet den Krebs und alle Wunden."* Tabernaemontanus
- Paracelsus: lockere Zähne, Verdauung, Epilepsie, Entzündungen, Abszesse, Blutungen, Blutreinigung, macht das Blut dünnflüssiger, Krampfadern
- Kräuterbuschen: Dem Festtag der Isis im alten Ägypten entspricht bei uns der Feiertag Maria Himmelfahrt. Isis galt als Mutter aller Kräuter. Als sie Tränen über ihren getöteten Bruder Osiris weinte, verwandelten diese sich in Kräuter.
  Die Büschel wurden entweder zu 7er oder 15er gebunden, der 15er Büschel enthielt Fünffingerkraut, Glockenblume, Margerite, Eberwurz, Bibernell, Wermut, Minze, Raute, Liebstöckel, Tausendgüldenkraut, Mooskolben, Kümmel, Teufelsabbiss, Johanniskraut und in der Mitte die Königskerze. Diese Buschen wurden getrocknet und in der Stube aufgehoben, geräuchert oder im Stall aufgehängt. Sie dienten als Schutz vor Unwetter, Unheil, Blitz und Donner. Die getrockneten Frauenheilkräuter wurden als Tee oder Kräuterauflagen bei Frauenleiden verwendet.

Gänsefingerkraut

Potentilla anserina

Namen: Krampfkraut, Anserine, Gänserich, Handblatt, Silberkraut, Stierlikraut, von Anser = Gans, Potentia = Kraft

Astrologische Zuordnung: Venus, Jupiter, etwas Sonne

Signatur:

Venus:

- Rosengewächs
- Kann gut Kupfer speichern, das Metall der Venus

Mond:

- Haarige, silbrige Blätter

Jupiter:

- Braucht nährstoffreichen Boden
- Wuchert (Bodendecker)

Sonne:

- Gelbe Blüte
- Flavonoide

Element: Erde, Luft

Verwendeter Pflanzenteil: blühendes Kraut

Wirkung:

Körper:

- Niere
- Stoffwechsel, Leber
- Starke Blutungen mit Krämpfen (Myom), Stoffwechsel, Leber
- Wenn Druck nicht schwanger werden lässt
- Rheuma, Gicht
- Schleimhaut
- Bindegewebe, Haut
- Zahnfleischbluten
- Harntreibend, entzündungshemmend, entkrampft, leicht stopfend, blutstillend

Seele:

- Schocks und Ängste
- Seelische Verkrampfungen
- Wenn Frau nicht Frau sein will
- Pflanze legt bei Regen Blätter schützend über die Blüte = Schutz vor Außeneinflüssen
- Macht locker und vergnügt

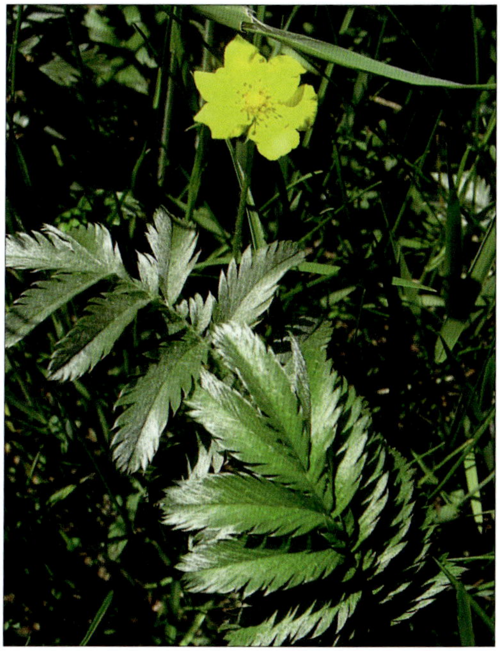

Gänsefingerkraut

Geist:

- Weißmagisches Mittel für Gericht und Ehe

Wirkung im Horoskop:

- Yin-Yang-Verbinder (weibliche und männliche Energien, aktiv/passiv)
- Planetenballung im Sternzeichen Löwe (Energieausgleich, harmonisierend, Ich/Du)
- Stärkt Venus im Sternzeichen Widder (Amazone, sucht die Herausforderung in der Liebe, Durchsetzung, Abwehr)
- Stärkt Venus im Sternzeichen Schütze/Haus 9 (Optimismus, weltoffen, lernlustig, humorvoll, Reichtum, Leberheilmittel)
- Stärkt Mond im Sternzeichen Schütze/Haus 9 (bei Gereiztheit, Rheuma, Schlafproblemen, Infektionen der Leber, Leberkarzinom)
- Plutotransite (Druck, Transformation, Krampfneigung, Blutdruck)
- Saturntransit (Prüfungen, Einengung, Fleißarbeit, Ausmisten)
- Uranustransit (Nerven, Unfallneigung, Unruhe)
- Plutospannungen (zwanghaftes Verhalten, Sucht, Krampfneigung, Macht/Ohnmacht, Neubildungen)
- Stärkt den DC (verbessert das Verhältnis zum Du)
- Plutoprägung am DC/Haus 7 (Druck auf, vom Du, Transformation, durch Partnerschaft)
- Saturnprägung am DC/Haus 7 (unterstützt die Beziehungsfähigkeit, gegen Klammern, hilft loszulassen)
- Jupiterprägung von Haus 2 (Selbstwert, Hals, Stoffwechsel)

Besonderheiten:

- In Milch gesotten bei allen Krämpfen des Körpers, des Geistes und der Seele

Brauchtum/Magie:

- Von Schotten und Irländern als Mehlersatz verwendet.
- Fünf Blütenblätter: Eines für die Liebe und eins für die Kraft. Das nächste bringt die Weisheit, das vierte kümmert sich um die Gesundheit und das letzte sichert all das im Überfluss.
- Festigt die Ehe, bessert die Finanzlage und sorgt für erfolgreiches Handeln
- Tummelplatz für Elfen und Feen
- Auf dem goldenen und silbrigen Rasen treffen sich nachts die Feen. Sie kommen, um zu tanzen und zu feiern.
- Hängen wir ein Büschel des Gänserichs über die Türe, werden durch diese nur angenehme Besucher kommen.
- Liebeszauber: Wurzel als Amulett bringt die Liebe
- Germanen: in Ziegenmilch gesotten gegen „Geschwür und Löcher an den heimlichen Orten der Weiber und Männer"
- Wer Büschel bei sich trägt, dem geht niemals das Geld aus.
- Notfallmittel bei allen Verletzungen der Haustiere sowie deren Koliken und Verdauungsstörungen

3.4 Mittel der Sonne und ihrer „Feinde“

Pflanzen, die zwei sich feindlich anschauenden Planeten unterstellt sind, sind aus folgenden Gründen wertvoll:

Der Lebensprozess der Pflanze (oder die Bildungstendenz eines Minerals) hat die ungünstige Konfiguration überwunden, wodurch ein besonders potentes Heilmittel entstanden ist.

Man kann solche Heilmittel einfach zur Behandlung eben dieser ungünstigen Konfiguration in der Nativität oder beim Transit verwenden (nicht immer möglich, oft besser in D6, D12). Behandeln wir einen ungünstig gestellten Planeten mit einem Mittel, das nur demselben Planeten unterstellt ist, so werden wir häufig (nicht immer) eine Verschlimmerung der ungünstigen Effekte dieses Planeten erzielen. Dies gilt auch für Mittel, die mehreren Planeten unterstellt sind, die aber im Horoskop des Patienten in keiner Beziehung untereinander stehen.

3.4.1 Sonne-Marsmittel

Winkel zwischen diesen Planeten können Erkrankungen der gichtisch-rheumatischen Diathese auslösen, auch Allergien können gefördert werden (Sonne entspricht dem Ich, Mars der Durchsetzungsfähigkeit, dieses auch zu leben; Kraft, sich gegen Außeneinflüsse zu wehren). Stehen beide Planeten in für sie ungeeigneten Zeichen (Fall, Exil, Krebs etc), ist ebenfalls mit Immunproblemen, aber eher mit Schwäche als mit Allergien zu rechnen.

Mars kann die Sonne feurig unterstützen, weshalb Sonne-Marsmittel Vitalität, Willen, Selbstvertrauen, Abwehr, Blutbildung, Muskelkraft, Potenz und Stoffwechsel fördern und die Ich-Stärker unter den Heilmitteln sind. Schwierige Aspekte machen Mars hier zum heißen Feind und können zu Entzündungen, Toxinablagerungen, Infektanfälligkeit, Aggressivität oder Ohnmacht, Überanstrengung und Herzleiden führen. Ein schwieriger Winkel ist trotz alledem besser als keiner, muss aber behandelt werden. Sonne-Marsmittel sind feurig und wirken meist zackig. Man verwendet sie, um starke Erstverschlimmerung zu vermeiden, in der Regel in niedrigen Potenzen, bei schwierigen Winkeln in hohen.

Allgemeine Wirkung von Sonne-Marsmittel:
- Überbetonung der rechten Horoskophälfte, Helfersyndrom
- AC- also Ich-Stärker
- Sonne isoliert, besonders im 1. Haus, Sternzeichen Widder
- Sonne-Marswinkel
- Aspekte zu Jupiter, Venus
- Übermaß Wasser, Erde

Löwenzahn

Taraxacum officinale

Namen: Taraxacis heißt übersetzt: Entzündung, akeo mai: ich heile (der Löwenzahn kühlt Mars und die Sonne), taratto: ich verwirre; Apothekerkraut, Apostelkraut, Augenmilch, Bärenzahnkraut, Pißinsbett, die „Fussstapfen des weißen Mannes“ (kam mit den Einwanderern nach Übersee).

Astrologische Zuordnung: Sonne, Mars, etwas Jupiter

Signatur:

Sonne:
- Wirkstoffe: Carotinoide, Magnesium, ätherische Öle
- Blüte: gelb
- Wetteranzeiger (Blüte schließt sich bei hoher Luftfeuchtigkeit, dreht sich nach der Sonne)

Mars:
- Wirkstoffe: Eisen
- Geschmack: bitter
- Blätter: gezähnt

Jupiter:
- Hohler Stängel, Ausbreitung (bis zu 400 Fallschirmchen pro Pflanze fliegen bei gutem Wind mehrere Kilometer weit)

Element: mildes Feuer, milder Sulfur (blüht nur im Frühjahr und Herbst; wenn die Sonne

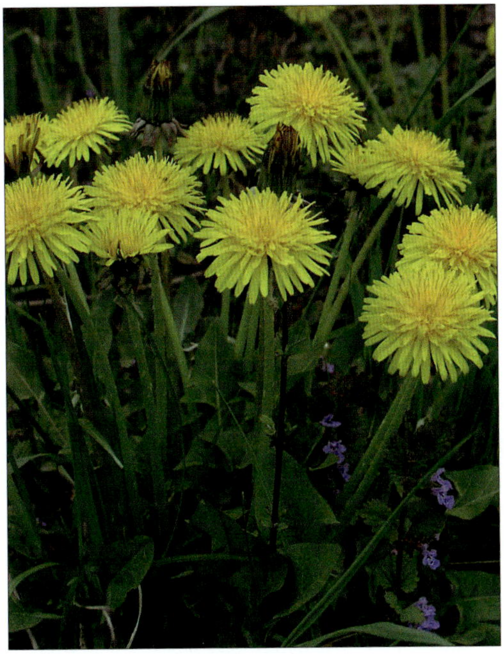

Löwenzahn

länger als zwölf Stunden scheint, hört er auf zu blühen), Luft

Verwendeter Pflanzenteil: blühendes Kraut, Wurzel

Wirkung:

Körper:

- Reaktionsmittel
- „Waschpulver" für den Organismus (Ruderalpflanze)
- Stärkt alle Bauchorgane (wirkt an der Schnittstelle von Körper und Seele)
- Roemheld-Syndrom
- Wirkt auf den Solarplexus
- Wenn Leber und Niere gleichzeitig schwach sind (Vorsicht bei Verschluss der Gallenwege)
- Darmsignatur (Wurzel): Leber, Darmreiniger, verdauungsfördernd
- Entgiftung
- Blutreiniger
- Ausleiter (hohler Stängel)
- Erschöpfung
- Stoffwechsel: fördert die Gallensekretion
- Leber (Überdüngungsanzeiger, Heilmittel bei Leberverfettung), Rheuma, falsche Säftemischung (hohler Stängel))
- Sklerose
- Arthritis, Arthrose
- Innere Abszesse
- Rechtsseitige Migräne
- Schmerzhaftes Harnlassen
- Frühjahrsmüdigkeit
- Harntreibend (Steinbrecher), entzündungswidrig, lebensverlängernd, krebsfeindlich (hohler Stängel)

Seele:

- Leberpsyche
- Engherzigkeit, herzlos
- Hilft, sich mit ganzem Herzen so zu nehmen wie man ist
- Schenkt klares Selbstbild
- Helfersyndrom, wer zuwenig für sich selbst tut
- Stimmungsaufhellend

Geist:

- Arbeitsunlust
- Morgenmuffel
- Entscheidet sich immer für das Falsche (gesunder Menschenverstand, Vernunft)
- Ich-Stärkung: die Pflanze braucht humusreichen Boden (sie gönnt sich was)

Wirkung im Horoskop:

- Yangstärker (Energie, Aktivität, männliche Eigenschaften)
- Stärkt die linke, obere Horoskophälfte (Ich-Stärke, Durchsetzung, Auftreten, gegen das Grübeln)
- Überbetonung Wasser und Erde (Phlegma, Abwehr, Energie, chronische Leiden)
- Stärkt den 1. Quadranten (Kindheit)
- Planetenballung im Sternzeichen Löwe (Energieausgleich, harmonisierend, Ich/Du)
- Planetenballung im Sternzeichen Fische (Überempfindlichkeit, abgehoben, lebensfremd, Lymphe)
- Stärkt das Sternzeichen Waage (Sinn für das Schöne, Entscheidungsfähigkeit, Zugang zum Du, Niere)

- Wohltäter für das Sternzeichen Fische (Einfühlungsvermögen, Intuition, Karma, Abgrenzung, Lymphe)
- Stärkt Mars im Sternzeichen Wassermann/Haus 11 (wechselnde Energien, Unfallneigung, Nerven)
- Jupiter im Sternzeichen Widder (Pioniergeist, Kampfgeist, Durchsetzung, Kopf, Abwehr, Blutbildung)
- Stärkt Mars am DC (der Kampf um/gegen das Du, Ich-Schwäche)
- Stärkt Mars in den Wasserzeichen (verleiht Mut, stärkt Wille, Durchsetzung, Abwehr, Entgiftung, Blutbildung)
- Stärkt Venus in Feuerzeichen (Liebe als Herausforderung, Rivalität, Niere, Regeneration)
- Schwierige Aspekte zwischen Mars und Venus (Schwierigkeiten zwischen Mann und Frau, Nierenentzündung)
- Stärkt den AC/Haus 1 (Ich-Stärker, Persönlichkeitsentfaltung)
- Jupiterprägung am AC/Haus 1 (Persönlichkeitsentfaltung, Ich-Stärke, Glückspilz, Faulheit)
- Marsprägung am DC/Haus 7 (Kampf gegen/um das Du, schenkt Ich-Stärke)
- Stärkt Merkur im Sternzeichen Skorpion/Haus 8 (Sarkasmus, verbale Macht, Manipulation, nachtragend, Korinthenkacker)
- Sonnenprägung von Haus 8 (Macht/Ohnmacht)
- Marsprägung von Haus 3 (Streithammel, Verbalkämpfer, Lunge, Vishuddi-Chakra)
- Sonnenprägung von Haus 3 (Kommunikation, Lernfreude, Lunge)
- Mondprägung von Haus 9 (Auswanderer, Gespürsinn entwickeln durch Reisen, Fortbildung, das Adoptivkind)

Besonderheiten:

- Die Blüte ist steril, die Pflanze bestäubt sich selbst (Marias unbefleckte Empfängnis)
- Löwenzahn zieht Regenwürmer an
- Mars zeigt sich hier als Wohltäter und eignet sich damit als Sympathiemittel für marsianische Krankheiten, auch ohne Zuhilfenahme homöopathischer Verdünnungen.
- Für Menschen geeignet, die Abscheu gegen zu Bitteres und Dorniges haben und eher sanfte und harmonische Hilfsmittel mögen
- Mehr als 50 Wirkstoffe, die sich je nach der Jahreszeit verändern (Inulin für die Bauchspeicheldrüse, kommt nur in der Herbstwurzel vor). Frühjahrsentgiftung mit Blüten und Blättern, im Herbst mit Wurzeln.

Legende:

- Als Zeichen der unbefleckten Empfängnis fiel einst ein Tropfen Blut der hl. Maria auf den Löwenzahn, als sie ihrer Cousine Elisabeth von ihrer Schwangerschaft erzählte. Seit dieser Zeit hat die Pflanze neben ihren grünen Blättern immer auch ein blutrotes.

Brauchtum/Magie:

- In einer Vollmondnacht Pusteblume in die vier Richtungen blasen: Wünsche erfüllen sich.
- So viele Fallschirmchen beim Pusten stehen bleiben so viele Jahre muss man noch auf die Hochzeit warten. Sie zeigen an, wie viele Sünden man hat und wie viele Kinder kommen. Fliegen aber alle davon, erhält man ein neues Kleid.
- Ist der Blütenboden nach dem Abflug der Kinder weiß geblieben, könnte das den Himmel bedeuten, ist er aber schwarz, droht das Fegefeuer.
- Wer sich mit Löwenzahn einreibt, ist überall gerne gesehen.

Kardobenediktenkraut

Cnicus benedictus

Namen: Herba benedicta, Kardobenediktenkraut, Heildistel, Bitterdistel, Magendistel, Bernhardinerwurzel

- Benedictus = gesegnet

Astrologische Zuordnung: Sonne, Mars

Signatur:

Sonne:

- Standort: volle Sonne

- Blüte: gelb
- Wirkstoffe: ätherisches Öl, Flavonoide, Magnesium

Mars:
- Bitterstoffe
- Stängel, Blütenkranz: rötlich
- Blätter: Dornen
- Distel

Element: Feuer

Verwendeter Pflanzenteil: Kraut

Wirkung:

Körper:
- Leber, Galle (Steine, auch zur Vorbeugung)
- Magersucht
- Nervöser Magen (wenn etwas im Unterbewusstsein brodelt)
- Epilepsie
- Wenn der Ärger auf das Herz schlägt und der Immunapparat durch die Psyche gelitten hat
- Wirksam gegen resistente Strepto-Staphylokokken, allgemein Eiterbakterien
- Gutes Mittel bei Brustkrebs
- Immunstimmulierend, antiviral, verdauungsfördernd, menstruationsfördernd, blutreinigend, wundheilend, krebsfeindlich

Seele:
- Einsamkeit
- Schwierigkeit, eine Beziehung zum anderen Geschlecht aufzubauen
- Kann nicht mehr lachen, stark stimmungsaufhellend, lernt genießen, für alle, die wieder fröhlich werden wollen und vom Leben enttäuscht sind
- Leberpsyche

Geist:
- Gegen den toten Punkt
- Ich-Schwäche
- Glücksbringer

Wirkung im Horoskop:
- Yangstärker (Energie, Aktivität, männliche Eigenschaften)
- Überbetonung untere Horoskophälfte (nach außen gehen, Auftreten, Energie, gegen das Grübeln)

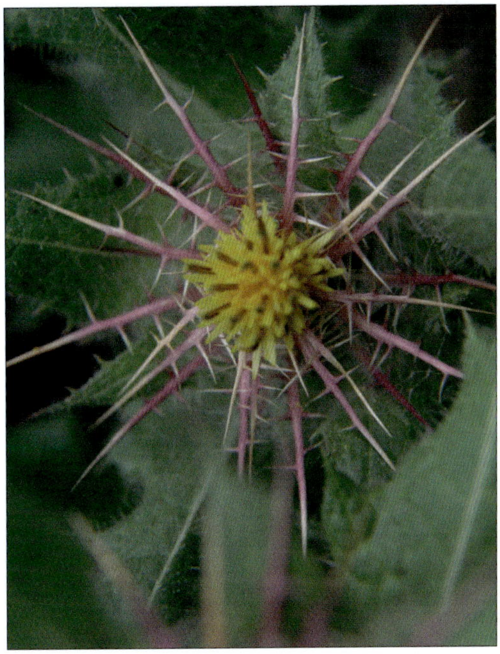

Kardobenediktenkraut

- Stärkt die obere/linke Horoskophälfte (Auftreten, Ich-Stärke, Durchsetzung, Altersheilmittel, Erfolg)
- Stärkt die Sonne in der unteren Horoskophälfte (Auftreten, Kontaktfreude, Aktivität, Stimmung, Grübeln)
- Stärkt den 2. Quadrant (Reife, Lernen, Du-Zuwendung)
- Stärkt den 3. Quadrant (Ernte, Lehren, Vorstellungskraft)
- Stärkt den 4. Quadrant (Altersheilmittel, Karma)
- Stärkt das kardinale Kreuz (Eckhäuser: Ich/Du, Vergangenheit/Zukunft, bei akuten Leiden)
- Planetenballung im Sternzeichen Widder (für Energieausgleich, harmonisierend, Ich/Du)
- Wohltäter für das Sternzeichen Widder (Kampfgeist, Durchsetzung, Pionier, Kopf, Abwehr)

- Stärkt Haus 4 (Heim, Karma)
- Stärkt Haus 5 (Lebensfreude)
- Mars im Sternzeichen Widder, wenn geschwächt (für Energie, Abwehr, Potenz, Wille, Blut, Gifte)
- 4/10-Achse (wo komm' ich her, wo geh' ich hin, Vergangenheit/Zukunft, Karma)
- 5/11-Achse (Lebensfreude/Verpflichtung, Ich/Gemeinschaft)
- 11. Haus (soziale Verpflichtung, Gemeinschaft, Freunde)
- Mondknotenachse in 5 (aufsteigender) und 11 (absteigender) (Lebensfreude)
- Mond im Sternzeichen Steinbock/Haus 10 (Depression, die gepanzerte Seele, Neubildungen)
- Jupiter im Sternzeichen Widder (Pioniergeist, Leichtsinn, Durchsetzung, Kopf, Abwehr, Blutbildung)
- Saturn in Haus 4 (das strenge/arme Elternhaus, der Nesthocker, Karma)
- Gespannte Winkel zwischen Mond und Saturn, besonders auch die Konjunktion (bei Anlage zu Depressionen, Neubildung, Seelenpanzer, verleiht Seelenstabilität)
- Marsprägung am AC/Haus 1 (Ich-Stärke, Durchsetzung, Kampfgeist)
- Stärkt die Achse AC/DC/Haus 1/Haus 7 (Ich-Du)
- Sonnenprägung von Haus 8 (Macht/Ohnmacht)

Besonderheiten:

- Mars von der guten Seite
- Für Menschen, die intuitiv sehr bittere Kräuter bevorzugen (Mars viel zu schwach)

Legende:

- Der Name leitet sich vom Hl. Benedikt ab, dem Begründer des Benediktinerordens. Er konnte dem Mordplan seiner Glaubenbrüder (sie wollten ihn vergiften) entkommen. Sein Namenstag ist der 21. März, die Frühjahrs-Tag- und Nachtgleiche

Brauchtum/Magie:

- Bestandteil von Lebenselixieren
- Hildegardmedizin
- Als Amulett antidämonisch (keltische Druiden nutzten es auch für rituelle Waschungen gegen finstere Mächte)
- Liebeszauber

Ingwer

Zingiber officinale

Namen: Immerwurzel, Ginger, indisch: „göttliches Feuer“

Astrologische Zuordnung: Sonne, Mars, etwas Uranus

Signatur:

Sonne:

- rot/gelbe Blüte
- Gelbe Wurzel
- erwärmende Wirkung (auch Kreislauf und Durchblutung)
- ätherische Öle
- Geschmack: aromatisch

Mars:

- Geschmack: scharf
- Blütenkolben, der an einen Penis erinnert
- rot/gelbe Blüte

Uranus:

- Mittel gegen festgefahrene Zustände, besonders in der zweiten Lebenshälfte, bei Vatazuständen

Element: Luft, Feuer, stark sulfurisch (Stoffwechsel)

Verwendeter Pflanzenteil: Rhizom

Wirkung:

Körper:

- Reaktionsmittel
- Herz
- Milz
- Lunge
- Lunge-Dickdarmsystem
- Verdauung: Magen, Darmsanierung, Blähungen, senkt den Cholesterinspiegel, Schwangerschaftserbrechen (vorsichtig, eventuell homöopathisch, da wehenauslösend)

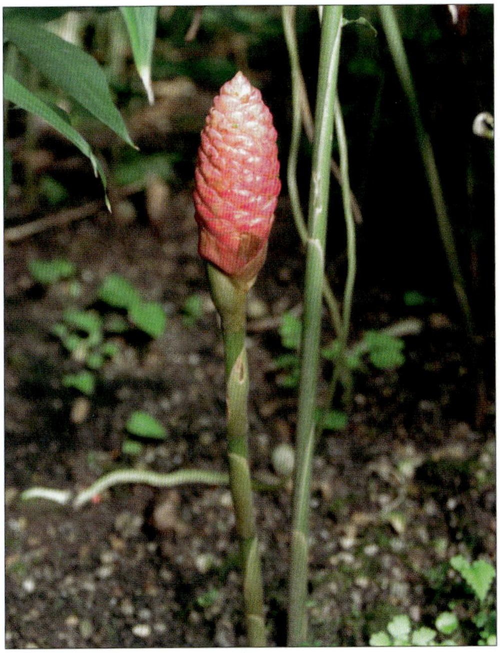

Ingwer

- Schwäche nach der Geburt, verbessert die Milchqualität für Stillzeit
- Aphrodisiakum für Männer (erregte Libido mit schmerzhafter Erektion)
- Wechseljahrsbeschwerden (oben heiß, unten kalt, Libido)
- Augen
- Rheuma
- Krebs, hilft Nebenwirkungen der Chemotherapie zu lindern (Brechreiz)
- Altersheilmittel ähnlich Ginseng
- Innere Kälte, Schäden von Frost und innerer Kälte
- Abwehr
- Fieber
- Krämpfe
- Ohnmachtsanfälle, Delirium
- Antibakteriell, blutreinigend, appetitanregend, wehenauslösend

Seele:

- Wer dauernd friert und vom Leben enttäuscht ist.
- Hilft sich am eigenen Schopf aus dem Sumpf zu ziehen.

Geist:

- Hält die Lebensgeister warm (Kinder sollten Ingwer verabscheuen)

Wirkung im Horoskop:

- Yangstärker (Energie, Aktivität, männliche Eigenschaften)
- Überbetonung der rechten Horoskophälfte (für Ich-Stärke, Durchsetzung, Abgrenzung)
- Stärkt den 2. Quadrant (Reife, Lernen, Du-Zuwendung)
- Übermaß Erde (chronische Leiden, Phlegma)
- Planetenballung im Sternzeichen Löwe (Energieausgleich, harmonisierend, Ich/Du)
- Wohltäter für das Sternzeichen Löwe (Auftreten, Ich-Stärker, Verantwortungsgefühl, Herz, Rücken)
- Wohltäter für Saturn im Sternzeichen Stier/Haus 2 (fördert Genussfähigkeit, Selbstwert, Naturliebe, Hals)
- Stärkt Haus 1 (Durchsetzung, Ich-Stärke)
- Stärkt IC (Heim, Pubertät)
- Schwierige Aspekte von Sonne, Mars, Uranus (Ich, Herz, Abwehr, Nerven)
- Uranus rückläufig (Schicksalsschläge, Karma)
- Schwierige Uranustransite (Nerven, Unruhe)
- Wenn die verändernde Kraft von Mars und Uranus im guten Sinn angeregt werden soll (Reaktionsmittel)
- Stärkt Haus 8 (Macht/Ohnmacht, Transformation)
- Sonnenprägung von Haus 8 (Macht/Ohnmacht)
- Uranus in Haus 8 (Rebell, Umsturz, ständige Transformation)

Besonderheiten:

- Bringt die Lebensenergie Chi zum Laufen
- Mittel der Selbsthilfe: „hilf dir selbst, dann hilft dir Gott“
- Wie bei der Engelwurz ist die Kombination mit Zucker besonders empfehlenswert (Alchimie: Sulfur und Sal in Harmonie)

Legende:

- Kappa sind japanische Kobolde, die an Ufern von Gewässern wohnen, eine Mischung aus Affe und Schildkröte. Ihre Schwachstelle ist eine Delle auf der Schädeldecke, die immer mit Wasser gefüllt sein muss, damit sie überleben. Wenn man sie überlisten will, muss man sich vor ihnen verbeugen. Sie erwidern die Verbeugung, senken ihren Kopf und das Wasser läuft aus. Sie stibitzen gerne Lebensmittel aus Vorratskammern und von den Feldern, doch Kappas mögen keinen Ingwer. Mit Ingwer kann man sie fernhalten.

Brauchtum/Magie:

- Alle Ingwergewächse werden in ihrer Heimat konsequent zur Verlangsamung des Alterns verwendet, traditionell in Lebenselixieren.
- Wurzel über die Tür gehängt, um Mutter und Kind während der Geburt zu schützen.
- Einige Bewohner der pazifischen Inseln kauten die Wurzel wenn Sturm aufkam und das Leben bedroht war. Die Reste spuckten sie gegen den Wind, um ihn zum Umdrehen zu bewegen.

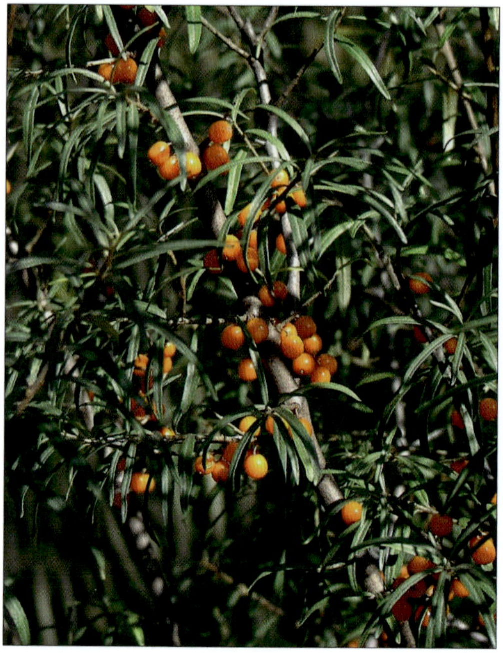

Sanddorn

Sanddorn

Hippophae rhamnoides

Namen: Seedorn, Stechdorn, Stranddorn, Weidendorn, Dünendorn, die Zitrone des Nordens, Goldkraut

Astrologische Zuordnung: Sonne, Mars, Jupiter

Signatur:

Sonne:

- Standort: volle Sonne, wächst bis auf 5.000m Höhe (Hochgebirgssonne)
- Flavonoide, Carotin
- Ölgewinnung aus den Kernen
- Orangerote Beeren

Mars:

- Dornen
- Rote Beeren
- Pionier (kann selbst in steinigen Sandböden wachsen und bildet dort wertvollen Humus, Lebensspender für andere Pflanzen)

Jupiter:

- bis zu 5m hoch, Wurzel bis 2m tief und 12m verzweigt

Element: Feuer

Verwendeter Pflanzenteil: Beeren, blühende Triebspitzen

Wirkung:

Körper:

- Altersheilmittel
- Triebspitzen bei unklaren Vergiftungserscheinungen (Strahlenbelastung)
- Anämie
- Abwehr, Autoimmungeschehen
- Äußerlich und innerlich, bei Tumorbestrahlung, gegen Schäden an Haut und Schleimhaut (auch Reaktorunfälle), Entzündungen und Geschwüre im Magen-Darm, Sodbrennen

- Cholesterinsenker
- Antioxidans und Radikalenfänger, regt die Zellreparatur an
- Seekrankheit
- Krebsfeindlich

Seele:

- Verstärkt die Männlichkeit
- Ich-Stärker

Geist:

- Charismamittel
- Selbstachtung
- Erfolgreiches Auftreten

Wirkung im Horoskop:

- Yangstärker (Energie, Aktivität, männliche Eigenschaften)
- Überbetonung der rechten Horoskophälfte (für Ich-Stärke, Durchsetzung, Abgrenzung)
- Stärkt den 4. Quadrant (Altersheilmittel, Karma)
- Mars rückläufig (immer wieder Krisen, Opfer, Ärger mit Männern, gereizte Psyche)
- AC/DC-Achse, Haus 1/7 (Ich-Du)
- MC (Berufung, Alter)
- Sonnenprägung von Haus 8 (Macht/Ohnmacht)
- Jupiterprägung von Haus 8 (Macht/Ohnmacht, übertriebener Ehrgeiz)
- Marsprägung von Haus 9 (der Partner aus dem Ausland, Drang nach Weiterbildung, Reisen)
- Sonnenprägung von Haus 9 (beste Entfaltung durch Reisen, Fortbildung, die eigene Meinung finden)
- Günstige Wirkung auf Chiron (heilt den wundesten Punkt)

Besonderheiten:

- Mars und Jupiter unterstützen die Sonne
- Eines der seltenen ungiftigen Marsmittel (bei paradoxer Symptomatik versuchen)
- Wirkung gleicht der von Ginseng
- Beeren hoher Vitamin C-Gehalt, Vitamine E, F, P, B

Brauchtum/Magie:

- Dem Donnergott Donar geweiht
- Verlieh schon den Reitern des Dschingis Khan die Durchhaltekraft und schützte sie vor den bösen Folgen von Wind und Sonne
- Abwehr gegen Zauberei und Verhexung
- Bei Zahnweh: Finger- oder Zehennägel unter dem Strauch vergraben
- Von den Mongolen als Heilmittel für die Augen der Pferde seit Jahrtausenden bekannt (hippos = das Pferd, paos = Licht)

Schöllkraut

Chelidonium majus

Namen:

- Chelidonium = Himmelsgabe
- Schellkraut, Goldwurz, Warzenkraut, Hergottsblatt, Schwalbenkraut, Schwalbenheilkraut, Krätzenkraut, Blutkraut, Augenwurz, Schminkwurz, Geschwulstkraut

Astrologische Zuordnung: Sonne, Mars, Jupiter

Signatur:

Sonne:

- Blüte gelb (Stoffwechsel, Stimmung)
- Orangegelber Milchsaft: Leber, Galle
- Antibiotisch (Bakterien mögen keine Sonne)
- Carotinoide

Mars:

- Geschmack: scharf über Stunden, Wurzel bitter
- Unkraut: Entgifter, Vitalität, blüht den ganzen Sommer (Ausdauer)
- Mauerblümchen: sprengt den Stein, Steinbildung
- Standort: Unkraut, Ruderalpflanze, unausrottbar = Vitalitätsspender, antibiotische und antivirale Kräfte, Heilmittel gegen Pestizide, Umweltgifte, Zivilisationerkrankungen, Vergiftungen
- Schwach giftig

Jupiter:

- Blätter dreilappig = Leber

- Wächst ausufernd in die Breite und in die Höhe

Element: Luft, Feuer

Verwendeter Pflanzenteil:

- Blühendes Kraut, Wurzel

Wirkung:

Körper:

- Leber, Gelbsucht, Galle (Steine), Amöben, Kolik, Krämpfe, wenn die Haut statt der Leber entgiftet
- Rechtsseitige Migräne
- Augenschwäche, trockene, übermüdete Augen, Nachtblindheit, Bindehautentzündung
- Warzen
- Psoriasis, wenn die Haut statt Leber entgiftet
- Müdigkeit, Benommenheit
- Asthma
- Antiviral, krebsfeindlich, entkrampfend

Seele:

- Schafft friedliche, ausgeglichene Stimmung
- Leberpsyche: gegen Melancholie und Cholerik

Geist:

- Fördert inneres Sehen
- Gegen geistige Blindheit
- Schärft Geist (zu schnell, handeln vor denken)
- Konzentration

Wirkung im Horoskop:

- Yangstärker (Energie, Aktivität, männliche Eigenschaften)
- Überbetonung untere, rechte Horoskophälfte (Auftreten, Energie, gegen das Grübeln, Durchsetzung, Ich-Stärke)
- Stärkt die Sonne im Sternzeichen Widder (Kampfgeist, Wille, Mut, Durchsetzung)
- Harmonisiert die Verbindung Feuer und Luft
- Stärkt Haus 1 (Durchsetzung, Ich-Stärke)
- Stärkt Haus 5 (Lebensfreude, Kinder, Sexualität)
- Schwacher Mars, besonders im Sternzeichen Krebs (Abwehr, Entgiftung, Blutbildung, Harmoniesucht, Magen)
- Mars rückläufig (immer wieder Krisen, Opfer, Ärger mit Männern, gereizte Psyche)

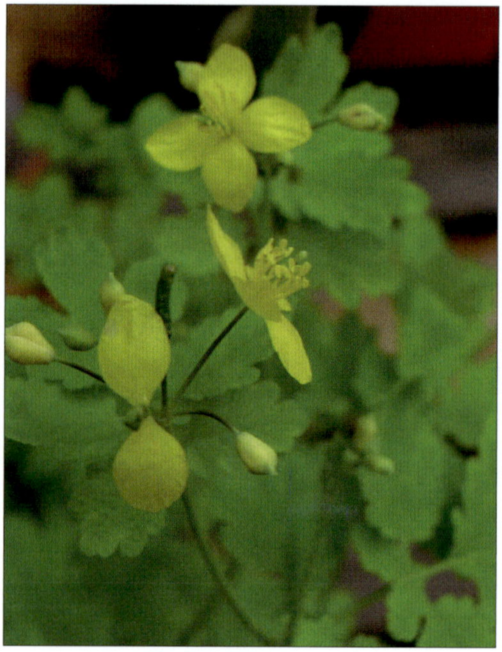

Schöllkraut

- Jupiter rückläufig (der Pechvogel)
- Unterstützt Mars im Sternzeichen Schütze (Motivation, Handlungsfreude, Abwehr, Leber, Blutbildung)
- Winkel zwischen Uranus und Mars (bei Spannungen D12, Unfallneigung, Nerven, vorschnelles Handeln)
- Stärkt die Sonne im Sternzeichen Fische (Einfühlungsvermögen, Intuition, Abgrenzung, Lymphe)
- Stärkt Sonne in Haus 8 (Macht/Ohnmacht)
- Stärkt Jupiter in Haus 8 (Macht/Ohnmacht, übertriebener Ehrgeiz)
- Marsprägung von Haus 9 (der Partner aus dem Ausland, Drang nach Weiterbildung, Reisen)
- Sonnenprägung von Haus 9 (beste Entfaltung durch Reisen, Fortbildung, die eigene Meinung finden)

– Sonnenprägung von Haus 12 (Rückzug)
– Marsprägung von Haus 4 (Streit im Heim)

Besonderheiten:

– Plätze mit viel Schöllkraut haben geomantisch (Uranus) besondere Eigenschaften. Schöllkraut wächst gerne in der Nachbarschaft von Ameisen, die eine nahrhafte Umhüllung der Samen verspeisen und dadurch zur Vermehrung beitragen. Orte, an denen sich Ameisen wohlfühlen, zeigen meist auch Störzonen an.

Legende:

– Eine Fee mit goldenen Haaren hat einst den Menschen zum Goldkraut geführt.
– Albrecht Dürer erbat sich Hilfe von einem weit entfernten Spezialisten, weil ihm immer so übel war. Um ihm die Diagnostik zu erleichtern, schickte er ihm ein Selbstbildnis, auf dem die Körperstelle seiner Schmerzen eingezeichnet war. Nachdem ihm daraufhin der Arzt zum Schöllkraut riet, er von diesem geheilt wurde, malte er zum Dank an das Kraut ein Bild von diesem.
– Schwalben brachten ihren Jungen angeblich Schöllkraut, um deren Augen zu schärfen.

Brauchtum/Magie:

– Schriften von Salerno: „Schöllkraut ist den Augen gsundt, das wird uns von den Schwalben kundt."
– Wer Schöllkraut bei sich trägt, kann Streit schlichten.
– Bei Gerichtsverhandelungen sorgt Schöllkraut, in die Tasche gesteckt, für Gerechtigkeit, Charisma und Milde von Seiten der Richter.
– Wer Schöllkraut und ein Maulwurfherz bei sich trägt, kann jeden Feind besiegen und die Schätze entdecken, die man sonst nicht sieht.
– Zaunkraut (Kelten verkörperten Hausgeister damit).
– Die Alchimisten sammelten das Schöllkraut zur Mittagszeit, wenn die Sonne im Löwen und der Mond im Widder stand, um Gold herzustellen (Goldwurz).

Silberdistel

Carlina acaulis

Namen: Eberwurz, Wetterdistel, Jägerbrot, Kraftwurz, Karlsdistel

Astrologische Zuordnung: Sonne, Mars, etwas Mond

Signatur:

Sonne:

– Blüte: strahlenförmig
– Standort: volle Sonne
– Ätherisches Öl

Mars:

– Geruch: nach Eber (erotisierend, Potenz)
– Stacheln: Kraft, Abwehr, Entgiftung, Wille, Schutz vor dem Bösen
– Bitterstoffe

Mond:

– Blüten schließen sich bei schlechtem Wetter (Gebärmuttersignatur), Schutz vor Außeneinflüssen.
– Vielsamigkeit: Anregung der Spermienproduktion
– Silbriger Glanz

Element: Feuer, etwas Erde, Luft

Verwendeter Pflanzenteil: Wurzel

Wirkung:

Körper:

– Antibiotikum
– Entgiftung
– Verdauung, Dysbiose
– Wirksam gegen die besonders resistenten Keime
– Parasitenbefall
– Potenz
– Chronische Frauenleiden
– reguliert den Energiehaushalt
– Nerven

Seele:

– Schutz
– Einsamkeit
– Für die unglücklichen Kinder
– Vertreibt Trübsinn

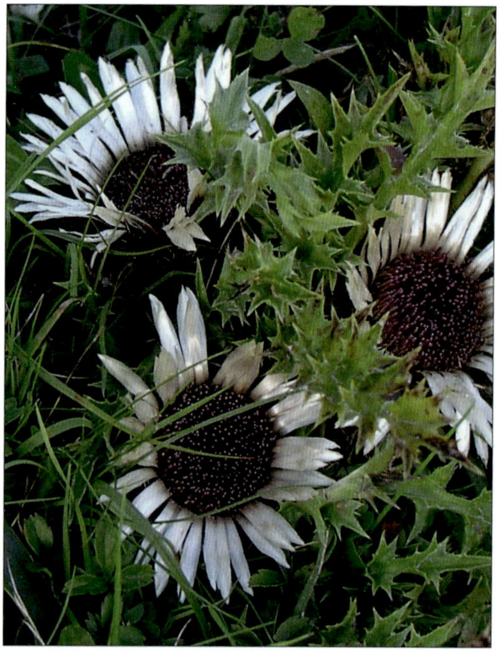

Silberdistel

Geist:

- Gesunder Menschenverstand
- Mut, Wille
- Ich-Stärke

Wirkung im Horoskop:

- Überbetonung der rechten Horoskophälfte (für Ich-Stärke, Durchsetzung, Abgrenzung)
- Zu wenig vom Element Erde (abgehoben, Nerven, fördert Disziplin, Sorgfalt, den roten Faden, Realisation)
- Stärkt den 1. Quadrant (Kindheit)
- Stärkt den AC/Haus 1 (Ich-Stärke, Durchsetzung, Persönlichkeitsentfaltung)
- AC/DC (Verbindung von Ich und Du)
- DC/Haus 7 (Zugang zum Du)
- Stärkt Mars im Krebs (Abwehr, Entgiftung, Blutbildung, Harmoniesucht, Magen)
- Stärkt Venus im Sternzeichen Widder (Amazone, sucht die Herausforderung in der Liebe, Durchsetzung, Abwehr)
- Unterstützt den Mars im Sternzeichen Löwe (Auftreten, Persönlichkeit, Herz, Rücken)
- Unterstützt Uranus im Sternzeichen Wassermann/Haus 11 (Nerven, Flexibilität, Freigeist, Mut, Schwung)
- Schwierige Stellung von Venus (Venus, Mars; Probleme mit Zuneigungen, Allergien, Abgrenzung)
- Marsprägung von Haus 4 (Streit im Heim, Karma)
- Marsprägung von Haus 5 (Freude am Sport, Handlungsfreude, Lebensfreude, Potenz)
- Sonnenprägung von Haus 7 (zu sehr auf Du fixiert, Aufstrahlen duch den Partner, Ich-Stärker)
- Mondprägung von Haus 8 (vorgeburtliche Traumen, Eifersucht, Verlassensängste, Gefühle des Unerwünschtseins, Unterleib)
- Sonnenprägung von Haus 8 (Macht/Ohnmacht)

Besonderheiten:

- Gibt die Kraft von 9 Männern
- Streng geschützt
- Standort zeigt geomantisch erheblichen Energieüberschuss an

Legende:

- Kaiser Karl machte sich während der Pest große Sorgen um seine Soldaten. Im Traum erschien ihm daraufhin ein Engel, der ihm riet, einen Pfeil in die Luft zu schießen. Die Pflanze, die der Pfeil treffen würde, solle ihm als Heilmittel dienen. Als der Kaiser am nächsten Morgen tat, wie ihm befohlen, traf sein Pfeil eine Eberwurz.

Brauchtum/Magie:

- eine der Pflanzen der germanischen Fruchtbarkeitsgöttin Freya (sie hatte einen Eber als Reittier).
- Als Schutz vor dem Bösen an die Stalltüren genagelt.
- Samen eines Hengstes mit guter Erde vermischen und darin eine Eberwurz pflanzen. Wer von dieser isst, oder sie bei sich trägt, kann sich die Kraft von Tieren holen.
- Bestandteil von lebensverlängernden Elixiren.
- Gänse entwickeln sich besser, wenn sie die Eberwurz bekommen.

- Tauben werden an ihrem Standort gehalten.
- Heilmittel für Schweine.
- Mastmittel

Wacholder

Juniperus communis

Namen: Kranewitt, Reckholder, Feuerbaum, Gichtbaum, Wachandel, Zachandelbaum, Weihrauchbaum

Astrologische Zuordnung: Sonne, Mars, Saturn

Signatur:

Sonne:
- Aromatischer Geschmack
- Standort: Sonne
- Ätherisches Öl

Mars:
- Extrem spitze Stacheln (Abwehr, Entgiftung, Wille Mut)

Saturn:
- Immergrün
- Beeren blauschwarz, reifen in 3 Jahren
- Harz
- Y-förmige Zeichnung der Beeren

Element: Feuer, etwas Erde

Verwendeter Pflanzenteil: Nadeln, Beeren, Rinde

Wirkung:

Körper:
- Niere, harntreibend, Ödeme, Infektionen der Harnwege, Chlorid erhöht, Urämie
- Entgiftung
- Stoffwechsel: Gicht, Rheuma
- Gelenksleiden
- Gärungsvorgänge im Darm
- Altersheilmittel
- Falls keine Allergie, Ölwirkung am Knie sehr gut

Seele:
- Schutz: den bösen Geistern ist Wacholder höchst unangenehm, besonders dem bösen Geist auf Pässen (Klage), im Gebirge (Waldschrat), im Moor (Irrwisch)
- nimmt die Angst
- Einsamkeit
- Trotz des etwas düsteren Anblicks ein gutes weißmagisches Mittel

Geist:
- Intuition
- Tiefgeistige Wirkung
- Wenn man mit dem Hirn anschieben muss

Wirkung im Horoskop:
- Überbetonung der rechten Horoskophälfte (Du-ler, für Ich-Stärke, Durchsetzung, Abgrenzung)
- 1. Quadrant (Kindheit)
- Stärkt den AC (Ich-Stärker, Folgen von Geburt, Durchsetzung)
- Stärkt das Sternzeichen Steinbock (Geduld, Disziplin, Berufung, Ausdauer, Knochen, Knie, Struktur)

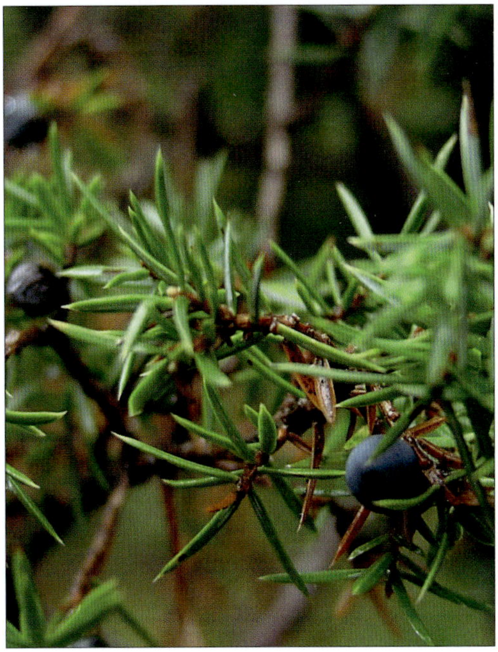

Wacholder

- Wohltäter für das Sternzeichen Fische (Einfühlungsvermögen, Intuition, Karma, Abgrenzung, Lymphe)
- Stärkt das Sternzeichen Stier (Genussfähigkeit, Selbstwert, Hals, Element Erde)
- Stärkt das Sternzeichen Waage (bei Entscheidungsschwäche, Du-Abhängigkeit, Nieren-Hautleiden)
- Stärkt das Sternzeichen Krebs (Fürsorge, Heim, Magen)
- Unterstützt die Sonne im Sternzeichen Steinbock (Geduld, Ausdauer, Sorgfalt, gegen zu großen Ernst)
- Mars in schwierigen Zeichen (Abwehr, Entgiftung, Blutbildung, Wille, Durchsetzung)
- Mars im Sternzeichen Widder wenn geschwächt (für Energie, Abwehr, Potenz, Wille, Blut, Gifte)
- Mars rückläufig (immer wieder Krisen, Opfer, Ärger mit Männern, gereizte Psyche)
- Unterstützt Uranus im Sternzeichen Wassermann Haus 11 (Nerven, Flexibilität, Freigeist, Mut, Schwung)
- Saturn in der oberen Horoskophälfte (Steine im Weg, Geduld bei der Suche nach der Berufung, Auftreten)
- Stärkt schwierige Winkel zwischen Sonne und Saturn (Ich-Schwäche, man steht sich selbst im Weg, Einschränkungen, Enge, Ernst)
- Sonnenprägung von Haus 8 (Macht/Ohnmacht)
- Saturnprägung von Haus 8 (Fleißarbeiten durch ständige Transformation, Zeichen der Langlebigkeit, das vom Vater unerwünschte Kind)
- Sonnenprägung von Haus 10 (Erfolg, Öffentlichkeit)
- Harmonisiert Achse 4/10 (wo komm' ich her, wo geh' ich hin, die Berufung finden)

Besonderheiten:

- Mars und Saturn helfen der Sonne durchzuhalten.
- Die Verwendung im Essen ist eine schutzmagische Zubereitung.
- Kein Dauergebrauch! Nicht bei akuten Nierenleiden (nur potenziert verwenden)! Stark allergen.

Legende:

- In den bayrischen Alpen wurde einst ein Bergmännli von den Bauern gefangen. Als die Bauern es wegführten, rief ihm das Erdweiberl nach: „Wenn du alles sagst, so sage nicht, warum die Kranewettbeeren ein weißes Kreuz haben." Der Wacholder, schützt den Eingang zur Zwergenwelt.

Brauchtum/Magie:

- „Vor de Holdere sell me de Huet abziehe und vor der Reckholdere 's Chnü biege."
- Wanderer steckten sich bei langen Märschen einen Zweig des Wacholders an den Hut. Er verhinderte Wundlaufen und Müdigkeit und galt als Amulett gegen Unfälle, Schwindelattacken und Irrwege (Aktionen menschenfeindlicher Naturwesen).
- Räuchern zum Schutz wie Weihrauch, zum Schutz in einsamen Gegenden und bei spirituellen Handlungen.
- „Eichenlaub und Kranewitt, das mag der Teufel nit."
- „Eßt Kranebitt und Bibernell, packt enk die Tisel (Seuche) nit so schnell."
- Teile des Kreuzes Jesu waren angeblich aus Wacholderholz.
- Beim Hausbau soll man ein Stück Wacholderholz in den Aushub legen, um Neider abzuhalten.
- Über die Türe gehängt, hält ein Ast Hexen und den Teufel fern.
- Wollen Kinder nicht gedeihen, bringt man dem Wacholder Opfergaben
- Amulett gegen Epilepsie (14 Beeren um den Hals tragen).
- Gegen die Pest wurde Wacholder geräuchert
- Bei Maul- und Klauenseuche im Stall räuchern.
- Gegen den Kropf bei Pferden wirken die Beeren.
- Gegen Steifheit der Pferde.

Weißdorn

Crataegus

Namen: Hagedorn, Mehlbeerbaum, Schlafdorn, Heckendorn, Zaundorn

Astrologische Zuordnung: Sonne, Mars, Mond

Signatur:

Sonne:

- Standort: volle Sonne
- Flavonoide, Phosphor
- ätherisches Öl

Mond:

- Geruch: Aminhaltig (Aasgeruch)
- Name: Schlafdorn, schlaffördernd (die Nadel, an der sich Dornröschen gestochen hat)
- Blüte: weiß, rosa
- Anthocyane

Mars:

- Dornen
- Beeren: rot
- Rötliches, sehr hartes Holz
- Bitterstoffe

Element: Erde

Verwendeter Pflanzenteil: Blätter, Blüten, Früchte

Wirkung:

Körper:

- Der Baldrian des Herzens, gebrochenes Herz, nervöse Herzbeschwerden, Angina pectoris, fördert Durchblutung des Herzmuskels und der Herzkranzgefäße (Mars), Altersherz, reguliert Blutdruck
- Stoffwechsel: Cholesterinsenker (Beeren, unterstützen vor allem die Verdauung von Fleisch)
- Alterskraftmittel (Weißdorn kann bis zu 600 Jahre alt werden)
- Entgiftung
- Unruhe, Zittern, Nervenschwäche
- Klimakterium
- Krämpfe
- Verstopfung, Adipositas
- Hilft den Zellen Kalzium besser aufnehmen zu können (Osteoporose)

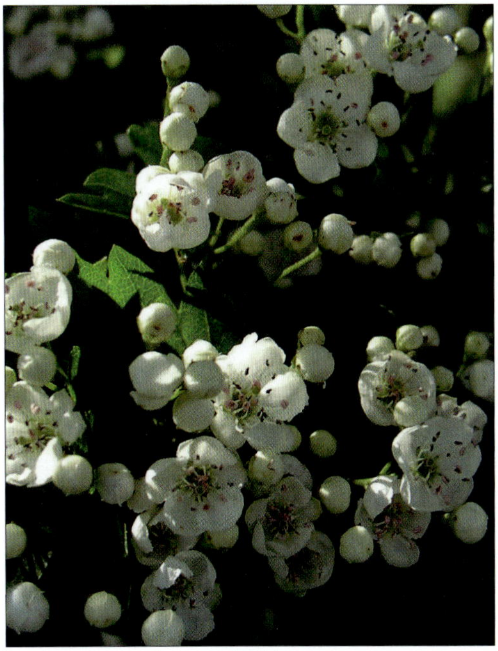

Weißdorn

Seele:

- Vom Leben enttäuscht
- Müde, reizbar, regt sich über Kleinigkeiten auf, Groll gegen Mitmenschen, die an allem Schuld sind
- Verkrampft
- Ich-Schwäche nach Schock und Enttäuschung
- Wirkung auf das Herzchakra, bringt Licht ins Leben
- Seelenstärker, ohne hart zu machen

Geist:

- Verbessert die Ausstrahlung
- Bringt Hilfe aus dem Unbewussten
- Verbessert die Beziehung zwischen bewusst/unbewusst

Wirkung im Horoskop:

- Überbetonung untere, rechte Horoskophälfte (Auftreten, Energie, gegen das Grübeln, Durchsetzung, Ich-Stärke)
- Stärkt den 2. Quadrant (Reife, Lernen, Du-Zuwendung, Sommer)

- IC/MC-Achse (wo komm' ich her, wo geh' ich hin, Vergangenheit/Zukunft, Heim/Berufung)
- Wohltäter für das Sternzeichen Jungfrau (für Planung, Sorgfalt, Verdauungsorgane, Element Erde)
- Schwierige Saturn-Mond-Verbindungen (Depression, die Panzerseele, Neubildungen)
- Venus im Sternzeichen Löwe/Haus 5 (bei Arroganz, Eitelkeit, Oberflächlichkeit)
- Neptun im Sternzeichen Jungfrau/Haus 6 (verbindet Verstand und Gefühl, stärkt die Oberbauchorgane)
- Schwierige Winkel zwischen Mond und Merkur (Kommunikation, Verstand/Gefühl, Stoffwechsel, Lunge)
- Schwierige Winkel zwischen Neptun und Merkur (Verstand/Gefühl, Stoffwechsel, Hormone, Lunge)
- Mars rückläufig (immer wieder Krisen, Opfer, Ärger mit Männern, gereizte Psyche)
- Stärkt Mars im Sternzeichen Krebs/Haus 4 (Konfliktscheu, Magen, Streit im Heim)
- Harmonisiert die AC/DC (Ich/Du)
- Marsprägung von Haus 2 (Selbstwert, Hals, Stoffwechsel)
- Mondprägung von Haus 2 (Selbstwert, Hals)
- Sonnenprägung von Haus 2 (Selbstwert, Hals)
- Plutoprägung von Haus 2 (Selbstwert, Hals)
- Venusprägung von Haus 8 (Leidenschaft, Eifersucht, Macht/Ohnmacht)
- Mondprägung von Haus 8 (vorgeburtliches Trauma, Eifersucht, Verlassensangst)
- Sonnenprägung von Haus 8 (Macht/Ohnmacht)
- Schwierige Winkel zwischen Neptun und Merkur (Täuschung, Lunge, Verdauung)

Besonderheiten:

- Mars im guten Sinn
- Weißdorn gehört zu den ungiftigsten Pflanzen, die auch bedenkenlos über lange Zeiträume eingenommen werden können (für Marspflanzen sehr ungewöhnlich)
- Weißdorn (weißmagisch) und Schlehe (schwarzmagisch) bekämpfen einander (Schlehe ist der „Schwarzdorn")

Legende:

- Der Zauberer Merlin begab sich wieder einmal voller Sehnsucht in das Tal, wo seine geliebte Fee Viviane wohnte. Wie immer trafen sie sich unter dem Weißdorn, um Zärtlichkeiten auszutauschen. Viele Zaubergeheimnisse hatte Merlin im Liebesrausch seiner Fee bereits verraten, doch heute wollte sie ihm das Geheimnis ewiger Bindung entlocken. Sie wollte Merlin für immer bei sich haben, so sehr liebte sie ihn. Um Merlin weiter treffen zu können, müsse sie ihren Vater in ein Gefängnis ohne Mauern und Türme schließen können, bettelte die Fee ihren Liebsten an. Merlin, blind vor Liebe, verriet Viviane den Trick. Kurze Zeit später war Merlin unter dem „Schlafdorn" eingeschlafen und Viviane zeichnete den magischen Kreis um ihn, der ihn für immer an ihrer Seite gefangen hielt.
- Die Dornenkrone Jesu soll aus den Zweigen des „Christdorns" gemacht worden sein

Brauchtum/Magie:

- Als Heckenpflanze zum Schutz gegen Tiere und alle bösen Mächten (alte Stadtmauer)
- Mit den Zweigen des heiligen Baums zogen die Kelten ihre magischen Schutzkreise. Aus dem Holz fertigten sie rituelle Rasseln, Waffen und Werkzeug.
- An der Stalltür soll für jede Kuh ein Zweig dieses Baums hängen.
- Die Dornen ersetzten die Nähnadel und wurden im Allgäu für eine leichte Geburt benutzt. Drei Dornen in einem Säckchen dafür auf der linken Körperseite tragen.
- Kinderbetten aus Weißdornholz zum Schutz
- Kelten: Eiche, Esche und Weißdorn galten als Sitz der guten Feen.
- Schutz gegen Vampire.
- Tor aus Ästen zum Durchkriechen, um Krankheiten abzustreifen.
- Heilwasser soll mit einem Stöpsel aus Weißdornholz verschlossen werden.

Berberitze

Berberis vulgaris

Namen: Dreidorn, Zizerl, Sauerdorn, Reselbeere, Weinäuglein, Essigbeere, Bubenstrauch, Kuckucksbaum, Himmelbrot

Astrologische Zuordnung: Sonne, Mars, Jupiter

Signatur:

Sonne:

- Blüte, Holz, Pflanzensaft gelb: Leber
- Ätherisches Öl
- Carotinoide
- Gelbe Innenseite der Rinde (zum Gelbfärben genutzt)
- Antibiotisch (Bakterien mögen keine Sonne)
- Im Herbst gelb/rot gefärbte Blätter

Mars:

- Geschmack: bitter = Feuer, Mars
- Dornen: stechende Schmerzen
- Frucht: rote Beeren (Mars, Feuer)

Jupiter:

Standort: stickstoffbedürftig, fette Wiesen, Lehmboden (Leberverfettung), bis zu 3m hoch

Element: Feuer, Erde

Verwendeter Pflanzenteil: Wurzel, Früchte

Wirkung:

Körper:

- Leber-Niere
- Leberentzündung, Amöbeninfektion (Wurzelrinde), Galle, Gelbsucht, Verdauungsschwäche (Wurzel: Darmsignatur), bei Neigung zu Gallengries und Gallensteinen, leberentgiftend
- Nierenleiden, Blasenentzündung, erhöhte Harnsäure
- Abwehr, Kraft, Entgiftung (auch Schwermetalle)
- Entzündung, erinnert an entzündete Blase, Myom, Warzen
- Herzstechen, das schwache Herz, Stoffwechsel, der auf's Herz schlägt
- Rheuma

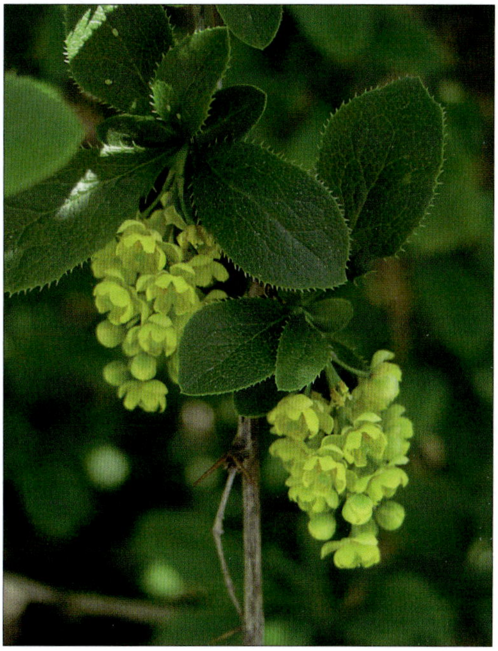

Berberitze

- Allergische Hautleiden
- Stechende Schmerzen der Gelenke
- Eitrige Entzündungen, Sinusitis
- Sexualität (Impotenz, Frigidität, durchwärmt den Unterleib, Anorgasmie der Frau durch trockene Schleimhäute), Spermamangel (Geruch: Blüten haben Spermageruch: Psychotherapeutikum, Nerven)
- viel Vitamin C
- Krebsfeindlich, eines der Hauptmittel bei Krebsverdacht, Präkanzerose, wenn's wirklich eng wird, toxinausschwemmend, ausleitend, stark antibiotisch (auch gegen Erreger von Amöben, Malaria, Cholera, Streptokokken, Staphylokokken, Chlamydien, etc.)
- Schwere neurologische Leiden

Seele:

- Einsam, weil zu schüchtern
- Cholerisches Temperament, besonders wenn man die Person auf Fehler aufmerksam macht
- Leberdepression

Geist:

- Initiativmittel
- Für Menschen, die sich wehren müssen.

Wirkung im Horoskop:

- Überbetonung der rechten Horoskophälfte (für Ich-Stärke, Durchsetzung, Abgrenzung)
- Stärkt das kardinale Kreuz (Eckhäuser: Ich/Du, Vergangenheit/Zukunft, bei akuten Leiden)
- Planetenballung im Sternzeichen Widder (für Energieausgleich, harmonisierend, Ich/Du)
- Wohltäter für das Sternzeichen Widder (Kampfgeist, Durchsetzung, Pionier, Kopf, Abwehr)
- Antipathische Wirkung gegen Mondleiden
- Mittel für chronische Krankheiten mit Mondaspekt (Neubildungen, chronische Infektionen, Depressionen)
- Transit der Übeltäter auf Mond (Seelenbelastung, Magen, Brust, Infektionen, Schleimhaut)
- Transit von Mars (Aggression, Kampf)
- Transit von Saturn (Hemmnisse, Prüfungen, Enge, Ausmisten)
- Transit von Uranus (Nerven, Unruhe, Schicksalsschläge)
- Transite von Neptun (Gespür, Täuschung, Schwäche, Lymphe)
- Transit von Pluto (Druck, Krämpfe)
- Mars im Sternzeichen Widder, wenn geschwächt (für Energie, Abwehr, Potenz, Wille, Blut, Gifte)
- Mars rückläufig (immer wieder Krisen, Opfer, Ärger mit Männern, gereizte Psyche)
- Stärkt das Sternzeichen Stier (Genussfähigkeit, Selbstwert, Hals, Element Erde)
- Wohltäter für Saturn im Sternzeichen Stier/Haus 2 (fördert Genussfähigkeit, Selbstwert, Naturliebe, Hals)
- Uranus im Stier (Nerven, schwankender Selbstwert, die unruhige Schilddrüse, Hals)
- Stärkt Mars im Sternzeichen Zwillinge/Haus 3 (wechselnde Energien, Streithammel, Lunge)
- Unterstützt den Mars im Sternzeichen Löwe/Haus 5 (Auftreten, Persönlichkeit, Herz, Rücken)
- Mond im Sternzeichen Steinbock/Haus 10 (Depression, die gepanzerte Seele, Neubildungen)
- Mars im Sternzeichen Steinbock/Haus 10 (macht zäh, der Marathonläufer, Abwehr, Entgiftung)
- Stärkt den Mars im Sternzeichen Fische/Haus 12 (macht wehrhaft, mutig, bei zu großem Harmoniebedürfnis, Abwehr)
- AC/Haus 1 (Ich-Stärker, Folgen von Geburt, Durchsetzung)
- Sonnenprägung am DC/Haus 7 (beim Aufstrahlen durch den Partner, Selbstaufgabe, Herz, Rücken)
- Uranusprägung von Haus 2 (wechselnder Selbstwert, nervöse Schilddrüse)
- Sonnenprägung von Haus 8 (Macht/Ohnmacht)
- Jupiterprägung von Haus 8 (Macht/Ohnmacht, Überehrgeiz)
- Marsprägung in Haus 9 (Lerneifer, Fremdenhass, Partner aus dem Ausland, es zählt nur die Meinung des Partners, Philosophie, Religion, Fortbildung)
- Sonnenprägung von Haus 9 (beste Selbstentfaltung durch Reisen, Fortbildung, Religion)

Besonderheiten:

- Wenn Leberleiden (Emotion) mit Schwäche von Niere (Lebensenergie) kombiniert ist.
- Hauptwirkung auf Bauch- und Beckenorgane
- Bei Prozessen mit langsamer, aber unaufhaltsamer Verschlimmerung
- Leicht giftig (außer Beeren Samen)

Legende:

- Die Dornenkrone Christi wurde angeblich aus ihrem Holz gemacht.

Brauchtum/Magie:

- Für besseres Zahnen der Kinder Blüten in ein weißes Leinensäckchen geben, darüber ein rotes Sackerl stülpen, dem Kind um den Hals hängen und alle 4 Wochen erneuern. Das alte Säckchen unter dreimaligem Beten des Vaterunsers verbrennen.

- Gegen Zahnweh, Fuß- oder Fingernagel unter dem Strauch vergraben
- Am Abend vor Walpurgis einen Ast in den Misthaufen stecken, um Felder und Wiesen vor Unheil zu bewahren.
- Färbemittel für Holz und Leder

Sonnenhut

Echinacea angustifolia, purpurea, pallida

Namen: Echinos = Igel, Igelkopf, Kegelblume, Kupferblume, Stachelkopf

Astrologische Zuordnung: Sonne, Mars

Signatur:

Sonne:

- Sonniger Standort
- Flavonoide
- Ätherisches Öl
- Antibiotisch (Bakterien mögen die Sonne nicht)

Mars:

- Rote purpurne Blüte (Anzeiger für neptunische Qualitäten)
- Igelköpfchen
- Lebensspirale: Vitalität
- Geschmack: bitter
- leicht giftig

Element: Feuer

Verwendeter Pflanzenteil: Wurzel, blühendes Kraut

Wirkung:

Körper:

- Abwehr, Immunmodulation und -stimulation, Allergien, Entgiftung, Entzündung
- Blut (Blutbildung der roten Blutkörperchen)
- Herpes genitales, Unterleibsentzündungen, Syphilis
- Präkanzerosen, Krebs
- Psoriasis, Neurodermitis
- Antiviral, antibiotisch, fördert die Wundheilung, lebensverlängernd

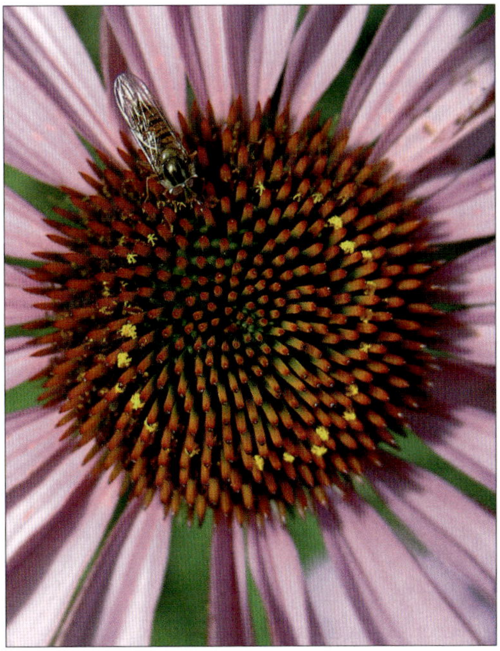

Sonnenhut

Seele:

- Für Menschen, die verbittert durchs Leben gehen
- Das Abwehrschild für die Seele
- Melancholie

Geist:

- Wille
- Schutz
- Entscheidungs-Handlungs- und Entschlussschwäche
- Lässt das Wesentliche erkennen
- Bei Abneigung gegen das Denken

Wirkung im Horoskop:

- AC (Ich-Stärker, Folgen von Geburt, Durchsetzung)
- Überbetonung der rechten Horoskophälfte (Du-ler, für Ich-Stärke, Durchsetzung, Abgrenzung)
- Stärkt Neptun im Sternzeichen Widder (Unsicherheit, Selbstfindung, Willens-Abwehrschwäche)

- Stärkt Saturn im Sternzeichen Löwe (Ich-Stärker, Durchsetzung, Auftreten, Herz, Rücken)
- Stärkt AC/Haus 1 (Ich-Stärker, Folgen von Geburt, Durchsetzung)
- Stärkt DC/Haus 7 (Zuwendung zum Du)
- Sonnenprägung von Haus 8 (Macht/Ohnmacht)
- Saturnprägung von Haus 5 (verminderte Lebensfreude, Kinderwunsch)
- Schwierige Mond-Saturnwinkel in Potenzen (bei Anlage zu Depressionen, Neubildung, Seelenpanzer)
- Schwierige Winkel Saturn/Neptun in Potenzen (bei Kraftlosigkeit, Abwehrschwäche, Lymphe)

Besonderheiten:

- Die Wirkung ist erheblich von der Potenz abhängig, wobei keine Wirkungsumkehr eintritt, aber Vergeistigung.
- Potenzen sind für Prophylaxe besonders geeignet, Urtinktur kann bei Allergikern schwerste Schübe auslösen (ab D12)
- Ahnungslose wissen nicht, welchen Schatz sie als Zierpflanze im Garten halten

Brauchtum/Magie:

- Von den Stämmen der Cheyenne, Dakota, Kiowa, Crow, Omaha, Pawnee, Ponca, Teton, Delaware und Komantschen gegen Schlangenbisse, Verletzungen und zur Steigerung der Abwehr, bei Insektenstichen und allen Vergiftungen genutzt.
- Harzige, getrocknete Substanz wurde von den Ureinwohnern Amerikas gekaut (antiker Kaugummi).
- Begleitet die Ureinwohner Amerikas von Geburt (Wochenbettfieber, Gebärende suchten für die Niederkunft Plätze auf, wo viel Sonnenhut wächst) bis zum Tod (Grabbeigabe).
- Schamanen räucherten die Pflanze, um Dämonen, Krankheitserreger und Keime zu vertreiben.
- Als Opfer für die Geister, damit diese die Zauberei unterstützen und auch als Aphrodisiakum wurde der Sonnenhut von den Heilern geschätzt wie kaum eine andere Pflanze.
- Alfred Vogel erhielt als Geschenk von Black Elk eine Handvoll Sonnenhutsamen.

Scharbockskraut

Ranunculus ficaria

Namen: Skorbut hieß einst „Scharbock“, Butterblume, Gichtblatt, Feigenkraut, Feigwurz, Feigwarzenkraut, Frühsalat, Erdgerste, Himmelsbrot, Meyenkraut

Astrologische Zuordnung: Sonne, Mars, etwas Mond

Signatur:

Mars:

- Blätter glänzend (Giftwarnung)
- Brennt auf der Zunge
- Frühlingskraft: eine der ersten im Jahr

Sonne:

- Gelbe Blüte

Mond:

- Standort: Schatten, feucht

Element: Erde

Verwendeter Pflanzenteil: frische Blätter vor der Blüte

Wirkung:

Körper:

- Vitamin C Mangel
- Mittel der Frühjahrskur, Frühjahrsmüdigkeit, Frühjahrserkältungen, virale Infekte im Frühjahr
- Faule Zähne
- Gelbsucht
- Milz
- Feigwarzen
- Hautunreinheiten
- Schleimhautmittel
- Hämorrhoiden
- Antiviral (modulierend, macht die Abwehr „schlauer“)
- Krebsfeindlich (hohler Stängel: Schutzsignatur)

Seele:

- Frühjahrsdepression (auch Suizidgedanken), hohler Stängel: Schutzsignatur

Geist:

- Initiativmittel: „Jetzt pack ma's“
- Aufwecker
- Ich-Stärker (Sonne, Mars)

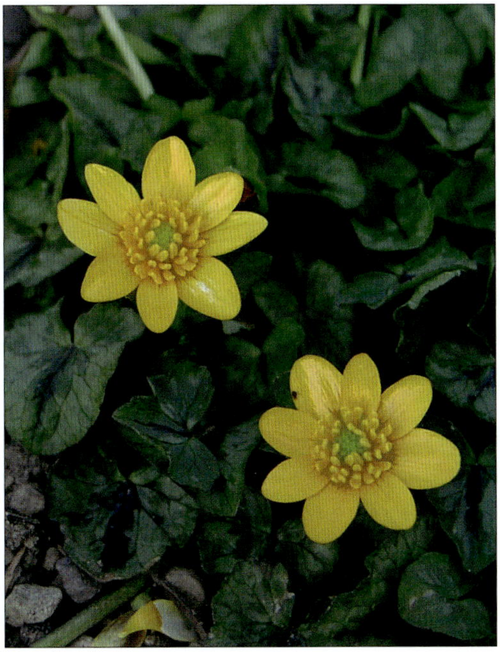

Scharbockskraut

Wirkung im Horoskop:
- Überbetonung auf der rechten Horoskopseite (Du-ler, Ich-Stärker)
- Schwächt die Wirkung der „Übeltäter" auf den Mond ab (Seelenheil, Infektionen)
- Wohltäter für das Sternzeichen Widder (Kampfgeist, Durchsetzung, Pionier, Kopf, Abwehr)
- Mond in Feuerzeichen (bei Gereiztheit, Rheuma, Schlafproblemen)
- Gespannte Winkel Mond/Saturn (chronischer Prozess wird blockiert, Depressionen, Neubildung, Seelenpanzer)
- Schwierige Winkel zwischen Mars und Mond (Gereiztheit, akute Infektionen, Schleimhaut, Magen)
- Transit von Mond über Mars (Gereiztheit, akute Infektion)
- Mondprägung von Haus 8 (Verlassensangst, Eifersucht, vorgeburtliches Trauma)
- Sonnenprägung von Haus 8 (Macht/Ohnmacht)

Besonderheiten:
- Muss vor der Blüte gesammelt werden (sonst leicht giftig)
- Die Wirkung des Scharbockskraut ähnelt dem Arzneimittelbild der Ascorbinsäure.

Brauchtum/Magie:
- Mittel gegen Skorbut (Scharbock ist die alte Bezeichnung von Skorbut)
- Tabernaemontanus: „Hirn- und Hauptreiniger"
- Leonhart Fuchs: Auflagen aus Blättern und Wurzeln gegen Feigwarzen

Mahonie

Mahonia aquifolia

Namen: Flieder-Berberitze

Astrologische Zuordnung: Sonne, Mars, Saturn, etwas Venus

Signatur:

Sonne:
- Gelbe Blüte
- Standort: sonnig
- Wurzel und Rinde gelb

Saturn:
- Dunkelgrüne, ledrige Blätter
- Immergrün
- Blaue Beeren
- Heilmittel: Wurzel, Rinde

Mars:
- Stachelige Blätter
- Leicht giftig
- Rotfärbung der Blätter im Herbst und Winter
- Roter Beerensaft

Venus:
- Betörender Duft

Element: Feuer, Erde

Verwendeter Pflanzenteil: Wurzel, Rinde

Wirkung:

Körper:

- Schuppenflechte
- anregend auf Leberstoffwechsel, Abführmittel (Früchte)
- Ekzeme, Hautjucken, raue, schuppige Haut, Akne, Ausschläge an Kopf und Hals
- Vitalisiert alle Lebensvorgänge
- Präkancerose
- Antibakteriell, blutreinigend, harntreibend

Seele:

- Fehlende Selbstsicherheit
- für Wehrlose

Geist:

- Vernünftige Kräfteeinteilung, zum Durchhalten
- Selbstvertrauen, Selbstbeherrschung

Wirkung im Horoskop:

- Übertonung der rechten Horoskophälfte (Ich-Stärker)
- Saturnprägung von Haus 2 (Selbstwert, Hals)
- Sonnenprägung von Haus 8 (Macht/Ohnmacht)
- Saturnprägung von Haus 8 (Zeichen der Langlebigkeit, Macht/Ohnmacht)
- Günstige Wirkung auf schwierige Saturnstellungen
- Saturn im Sternzeichen Schütze (Pessimismus, Leber)
- Harmonisiert AC/DC (Ich-Du)
- Schwierige Winkel zwischen Saturn und Mars (Wille, Abwehrschwäche, Blutbildung, Entgiftung, Impotenz)
- Mars in Venus oder Wasserzeichen, außer Skorpion (konfliktscheu)

Besonderheiten:

- Bei Überdosierung leicht giftig und stark abführend
- Mahonie soll giftig sein für Zwergkaninchen, Meerschweinchen und Hamster.

Brauchtum/Magie:

- Ureinwohner von Amerika nutzten die Mahonie traditionell bei Verdauungsproblemen mit Auswirkung auf die Haut (wenn die Haut statt der Leber entgiftet).

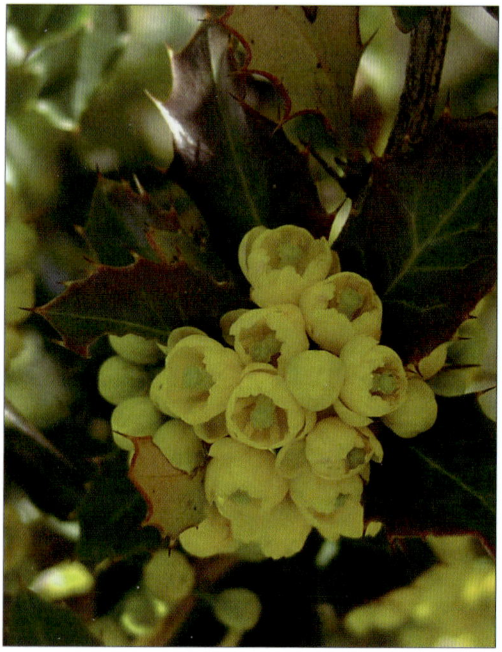

Mahonie

- Wappenpflanze von Oregon
- Beeren traditionell für Marmeladeherstellung verwendet (Vitamin C)

Habichtskraut

Hieracium pilosella

Namen: von griechisch: hierax = Habicht. Irokesen: Hawkweed = Falkengras, Mausohr, Felsenblümeli, Nagelkraut, Dukatenröschen

Astrologische Zuordnung: Sonne, Saturn, etwas Mars

Signatur:

Sonne:

- Gelbe Blüte (blaßgelb ins neptunische gehend)
- Standort: Sonne, Korbblütler, Blüten sind nur bei Sonne von 8 bis 15 Uhr geöffnet
- Antibiotisch (Bakterien mögen keine Sonne)

Saturn:
- Harze (auch Sonne)
- Stängel und Blätter behaart (Kieselsäure)
- Boden karg, steinig

Mars:
- Bitterstoffe

Element: Erde

Verwendeter Pflanzenteil: blühendes Kraut

Wirkung:
- Für alle chronischen Leiden, die einen Schub machen

Körper:
- Lunge-Dickdarm (Element Metall), Husten, Asthma
- Durchfall
- Ödeme
- Harnwege
- Kraftspender
- Maltafieber
- Gürtelrose (Herpes zoster)
- Schwankungen bei Hören und Sehen, stärkt die Sinneswahrnehmungen
- Augenreizungen
- Abwehrstärkend, krampflösend, entzündungshemmend, augenstärkend, schleimlösend, harntreibend, antibiotisch

Seele:
- Einsam, weil schüchtern
- Schenkt tiefe Entspannung
- Widerspruch von Verstand und Gefühl
- Gibt den Mut dem Gefühl zu vertrauen

Geist:
- Zur Förderung der radiästhetischen Gabe
- Lenkt den Geist auf das Wesentliche
- Fördert die Selbsterkenntnis
- Zum Erkennen künstlerischer Details
- Selbstwert
- Gutes Mittel für Multiple Choice Prüfungen
- Entscheidungshelfer

Wirkung im Horoskop:
- Saturn und Mars von der guten Seite (Durchhalten, Sorgfalt, Energie)
- Überbetonung von Du (Ich-Stärke, Durchsetzung, Abgrenzung)

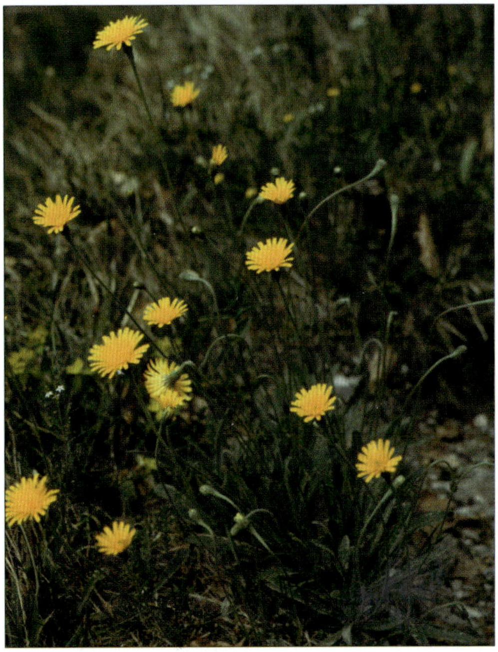

Habichtskraut

- Stärkt Haus 6 (Beruf, Krankheitshaus, das Dienen)
- Stärkt Haus 12 (geheime Feinde, Mobbing, Geheimnisse, Einsamkeit, Zurückgezogenheit, Sucht, Lymphe)
- Achse 6/12 (Häuser der Krankheiten und Feinde, Hippie/Streber)
- Stärkt das Sternzeichen Wassermann (Nerven, Gemeinschaftssinn, Freunde, soziale Verpflichtung, Planung, Venenleiden)
- Stärkt das Sternzeichen Jungfrau (für Planung, Sorgfalt, Verdauungsorgane, Element Erde)
- Wohltäter für das Sternzeichen Fische (Einfühlungsvermögen, Intuition, Karma, Abgrenzung, Lymphe)
- Uranus in Haus 6 (Nervenschwäche, ständige Berufswechsel, nichts zu Ende machen, nervöse Verdauung)
- Uranus in Haus 12 (unterstützt plötzliche Eingebungen, gegen Schicksalsschläge der heimlichen Feinde)

- Uranus im Sternzeichen Löwe (Unruhe, Nerven, Herzrhythmus)
- Uranus im Sternzeichen Steinbock/Haus 10 (Nerven, Entscheidungsschwäche, Auftreten, Herpes)
- Saturn im Sternzeichen Waage (Minimalismus, Mangel an Sinn für das Schöne, Diplomatie, Du, Niere, Haut)
- Stärkt Saturn im Sternzeichen Widder (konfliktscheu, lahm, Wille, Kopf)
- Merkur im Sternzeichen Fische/Haus 10 (Vorstellungsvermögen, Phantasie, Gefühl/Verstand, Einfühlungsvermögen)
- Schwierige Winkel Saturn/Neptun in Potenzen (bei Kraftlosigkeit, Abwehrschwäche, Lymphe, Fehldiagnosen)
- Schwierige Winkel zwischen Sonne und Saturn (Ich-Schwäche, man steht sich selbst im Weg, Enge)
- Schwierige Winkel von Sonne-Uranus (Nervenstärker, Venenleiden, Stabilität)
- Wohltäter für Saturn in Widder/am AC, in Haus 1 (Kampfgeist, Durchsetzung, Abwehr, Ich-Stärker)
- Stärkt Mars im Sternzeichen Waage (der Kampf um/gegen das Du, Ich-Schwäche, Harmoniesucht, Niere)
- Günstige Wirkung auf alle Halbsextile
- Problematische Winkel von Uranus (Unruhe, Nerven)
- Stärkt IC (Heim, Karma, Pubertät)

Besonderheiten:

- Über 900 Arten bekannt, viele Unterarten durch Kreuzungen (Uranusaspekt)
- Natürliches Niespulver.
- „Legal high“ vgl. Damiana. In manchen Gegenden Skandinaviens als psychoaktive Pflanze als Marihuanaersatz geraucht.
- Gute Ergänzung zu Betonie, Eisenkraut
- Ergänzungsmittel zu Indigo (Geistestiefe)
- Zu Recht seit ältester Zeit sehr geschätzt

Legende:

- Der Habicht stärkt mit dem Saft dieser Pflanze seine Sehkraft

Brauchtum/Magie:

- Gegen finstere Mächte
- Liebeszauber: Blüten in ein Tuch geben, zerreiben und sprechen: „Ist die Liebe gut, kommt ein Tropfen Blut.“ Färbt sich das Tuch rot: Liebe des Partners ist groß, färbt es sich nicht rot: besser vergessen. Die rote Schildlaus lebt gerne auch im Habichtskraut und verursacht den Tropfen „Blut.“
- Ein Amulett um den Hals gehängt gibt die Sehkraft des Habichts, verhindert Augenleiden und erhält die Sehkraft.
- Volksmedizin: Wassersucht, Blasen-Nierenentzündungen, Bettnässen, Nasenbluten, Ohrenschmerzen, Tinnitus.
- Hildegard: „...stärkt das Herz und mildert die üblen Säfte, die im Menschen an einer Stelle gesammelt sind...“
- sie zu Hilfe nehmen, sie werden es nie bereuen.
- Künzle: „Wenn jemand durch starken Blutverlust geschwächt und sterbensschwach ist, erholt er sich sehr schnell wieder mit dem Habichtskrautpulver.“

Zitrone

Citrus limonum

Namen: Limone

Astrologische Zuordnung: Sonne, Mars, Mond

Element: Luft, Quintessenz

Signatur:

Sonne:

- Frucht: gelbe Schale
- Standort: Sonne
- Immergrün (mit Saturn)
- Ätherisches Öl, Flavonoide
- Karotin
- Antibiotisch (Bakterien mögen die Sonne nicht)

Mars:

- Geschmack: bitter (Schale)
- Trieb rötlich
- Dornen, Stacheln (Entgiftung, Abwehr)

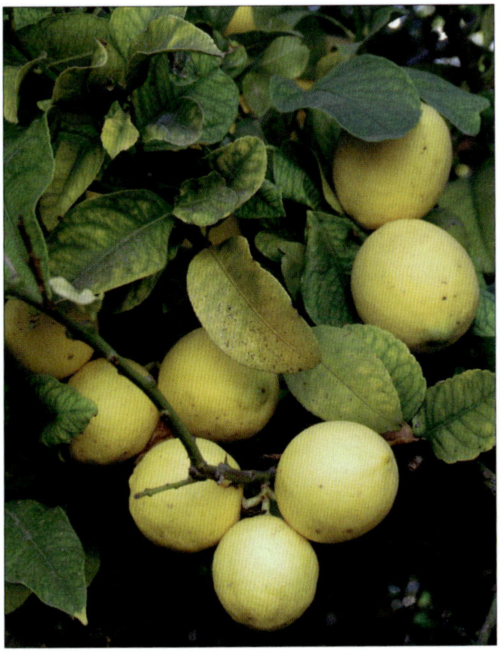

Zitrone

Mond:
- Weiße Blüte, Schale
- raschwüchsig

Verwendeter Pflanzenteil: Saft, weiße Schale, Blüten, Frucht

Wirkung:
- Universalheilmittel

Körper:
- bei allen infektiösen akuten Krankheiten, auch wenn chronische Leiden Schübe haben
- Lymphe
- Lunge-Dickdarm
- Geriatrie: Altersbeschwerden, Arteriosklerose, Herz, Angina pectoris
- Regt den Stoffwechsel an
- Gicht, Rheuma, Steine
- Allergie
- Neuralgie
- Bindegewebsstärker
- Grippe
- Schleimhautentzündungen
- Insektenstiche
- Absolutes Kraftmittel, Frühjahrsmüdigkeit
- Antibiotisch, krebsfeindlich

Seele:
- Allgemein harmonisierend
- Apathie
- Für den einsamen, depressiven Menschen: „sauer macht lustig“

Geist:
- Desinteresse
- Willenskraut
- Gegen schlampiges Denken

Wirkung im Horoskop:
- Ich-Du, mit Betonung auf Ich, also eher AC Stärker (Ich-Stärker, Folgen von Geburt, Durchsetzung)
- Überbetonung der rechten Horoskophälfte (für Ich-Stärke, Durchsetzung, Abgrenzung)
- Neptun am AC/Haus 1/Fischeprägung von Haus 1 (hilft bei Unsicherheit, Selbstfindung)
- Saturn am AC/Haus 1/Steinbockprägung von Haus 1 (fördert den Kampfgeist, Mut, Wille, Abwehr, bei Schwachstelle Kopf)
- Mondprägung von Haus 8 (Eifersucht, Verlassensangst)
- Sonnenprägung von Haus 8 (Macht/Ohnmacht)
- Schwierige Winkel zwischen Sonne und Saturn (Ich-Schwäche, man steht sich selbst im Weg, Enge)
- Schwierige Winkel Saturn/Mars (fördert Durchhalten, schenkt Energie, Potenz, Ich-Stärke, Abwehr)
- Rückläufiger Merkur (Probleme im Beruf, Geist, Kommunikation, Nerven, Stoffwechsel, Lunge, Karma)
- Rückläufiger Jupiter (für den Pechvogel, Karma)
- Gegen negativen Einfluss von Mond (Psyche, Infektion, Neubildungen, Blase, Brust, Unterleib, Magen, Schlaf)
- Stärkt Haus 5 (Lebensfreude, Kinder, Sexualität)
- Planetenballung im Sternzeichen Fische (Überempfindlichkeit, abgehoben, lebensfremd, Lymphe)

- Stärkt den AC/Haus 1 (Ich-Stärke, Durchsetzung, Persönlichkeitsentfaltung)
- IC/MC-Achse (wo komm' ich her, wo geh' ich hin, den eigenen Weg finden, Harmonie zwischen Familie und Beruf)

Besonderheiten:

- „Goldene Zitrone" und „silberne Zitrone" als Negativpreis für fehlerhafte oder minderwertige Produkte und Dienstleistungen.
- „Mit Zitronen gehandelt" beschreibt eine Aktion, die sich als nachteilig für den Handelnden entpuppt hat (Merkur rückläufig)
- Durchhaltemittel für Körper, Seele und Geist

Legende:

- Die Hesperiden, griechische Nymphen, pflegten einst in einem paradiesischen Garten einen Baum mit goldenen Äpfeln. Gaia, die Erdenmutter hatte diesen Hera und Zeus zur Hochzeit geschenkt. Die Äpfel verliehen den Göttern ewige Jugend. Der Baum wurde durch den hundertköpfigen Drachen Ladon streng bewacht. Herakles erhielt durch eine List von Atlas, dem Vater der Hesperiden, 3 dieser Äpfel, die er zur Lösung seiner zwölf Aufgaben benötigte. Athene brachte die goldenen Äpfel anschließend in den Paradiesgarten zurück. Es wird vermutet, dass die goldenen Äpfel Zitronen (oder Granatäpfel) waren.

Brauchtum/Magie:

- Erst im 13. Jh. am Mittelmeer kultiviert, in China seit etwa 500 vor Chr. Geburt bekannt
- Im Altertum Abwehr gegen bösen Zauber.
- Insektenabwehr, Pestmedizin.
- Im Mittelalter wurden Pfarrer, Sargträger und die nächsten Angehörigen bei Beerdigungen mit Rosmarin oder Gewürznelken besteckten Zitronen ausgestattet.
- Zum Tode Verurteilte hielten beim Gang zur Hinrichtungsstätte eine Zitrone in der Hand, wie auch indische Witwen, die ihrem Mann in den Tod folgen mussten
- In der Malerei als Marienattribut und Zeichen für Reinheit, Fruchtbarkeit und damit Reichtum und mütterliche Kraft.
- Zitronen waren eine Kostbarkeit.

Blutwurz

Potentilla erecta, Potentilla tormentilla

Namen: Tormentill, Dilledapp, Durmentill, Natter(n)wurz, Rotwurz, Ruhrwurz, Siebenfinger, Bauchwehwurz, Birkwurz, Blutbrech, Blutkraut, Düwelsabbiß, Rote Heilwurz, Teufelsabriß

Astrologische Zuordnung: Sonne, Mars

Signatur:

Sonne:

- Gelbe Blüte
- Sonniger Standort
- Ätherische Öle

Mars:

- Rotbrauner knolliger, dicker Wurzelstock, der sich beim Brechen rot verfärbt (Darmsignatur, Blutsignatur)
- Geeignet zur Rotfärbung von Wolle und Leder

Element: Erde, Feuer

Verwendeter Pflanzenteil: Wurzel

Wirkung:

Körper:

- Darm: Durchfallerkrankungen (besonders unstillbarer, auch Rache des „Montezuma"), Kolitis, Enterokolitis, Hämorrhoiden, Blähungen, Parasitenbefall
  Entzündungen: Mund-Rachenraum (Schleimhäute), Magen-Darm, Ekzeme, Wunden, chronische Bronchitis
- Starke Menstruationsblutung
- Frühzeitiger Samenerguss
- Gelbsucht
- zusammenziehend, entzündungshemmend, stopfend, blutstillend, krampfstillend, antibakteriell, entgiftend, immunstimulierend, Blutzucker senkend

Seele:

- Stimmungsaufhellend

Geist:

- Ich-Stärker

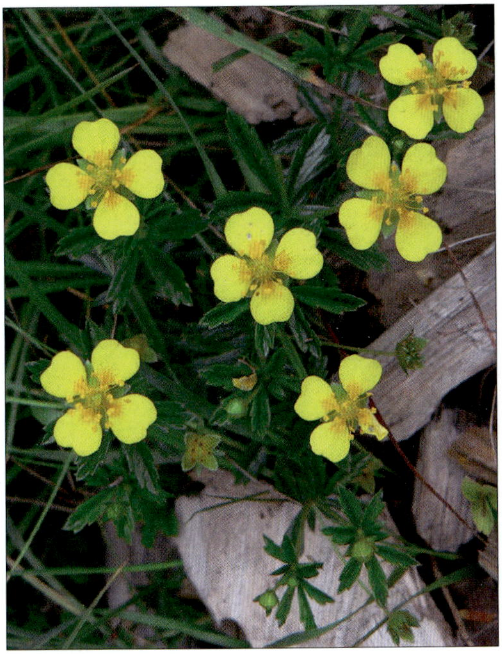

Blutwurz

Wirkung im Horoskop:

- Stärkt Mars im Sternzeichen Waage (der Kampf um/gegen das Du, Ich-Schwäche, Harmoniesucht, Niere)
- Merkur im Sternzeichen Schutze (Geistmittel, gibt die Zuversicht, steigert die Lust auf Lernen, Kommunikation)
- Pluto im Sternzeichen Fische/Haus 12 (tiefe Gefühle, Intuition, Macht durch Rückzug, Füße, Lymphe)
- Sonnenprägung von Haus 8 (Macht/Ohnmacht)
- Merkurprägung von Haus 9 (Neugierde, Reisen, Fortbildung, der Besserwisser, Dozent, Leber, Stoffwechsel, Lunge, Sprachenbegabung)

Besonderheiten:

- Rosengewächs (sanfte Entgiftung)
- Wasseradernanzeiger (steht gerne feucht)
- Verwechslungsgefahr mit anderen Fingerkräutern: Blutwurz hat vier Kronblätter, andere Fingerkräuter fünf.

Legende

- In der Mitte des 14. Jahrhunderts, als im badischen Wiesental die Pest schlimm gewütet hat und keine Rettung in Sicht war, soll ein Vogel vom Himmel gekommen sein und ein Lied gepfiffen haben: „Esst Durmedill und Bibernell, dann sterbt ihr nüt so schnell."
- Der Teufel mag solche heilkräftigen Pflanzen nicht, weshalb er alle sieben Jahre ein Stück ihrer Wurzel abbeißt.

Brauchtum:

- Brunfels: „Tormentill ist die aller köstlichst blutstellung / ein secret den frawen iren blumen (Monatsblutung) zu stellen / so sye denselbigen zuvil haben / mag man das zum Seckelkraut (Hirtentäschel) nehmen."
- Mittel gegen die Ruhr, starken Durchfall und Leibschmerzen
- Pestilenz
- Johann Künzle schrieb 1911: „Wackelige Zähne erhalten wieder Stand, wenn man acht Tage lang mit Blutwurz-Wasser gurgelt (Tee)."
- Wurzel als Amulett für zuverlässigen Schutz vor bösen Mächten (Potentilla = mächtig)

Bürzeldorn

Tribulus terrestris

Namen: Burzeldorn, Erdburzeldorn, Erdstachelnuss, Erdsternchen, Dreispitz.

Astrologische Zuordnung: Sonne, Mars, Neptun

Signatur:

Sonne:

- Gelbe Blüte
- Ätherisches Öl

Mars:

- Dornen

Neptun:

- Filzig behaart

Element: Feuer

Verwendeter Pflanzenteil: Kraut

Wirkung:

- Energiemittel für Körper, Seele

Körper:

- Erhöht den Testosteronspiegel, Spermienproduktion
- Aphrodisiakum
- Muskelaufbau, natürliches Anabolika
- Prostata
- Urogenitalbereich
- Neuralgie
- Blutreiniger
- Reinigend, entzündungswidrig
- Antimykotisch

Seele:

- Harmonisiert die Beziehung Ich-Du; bewusst-unbewusst

Geist:

- Selbstsicherheit, Auftreten
- Materiell-ideal, Haben/Sein
- Zum Durchstehen einer verfahrenen Situation vom Typ: „Friss oder stirb".
- Wenn jemand die fixe Idee hat, dass er es nie schaffen wird (Trottel glauben stets das Gegenteil)
- Bei besonderen Belastungen gibt er Pep

Wirkung im Horoskop:

- Nachtgeburten (Sonne in der unteren Horoskophälfte, Auftreten, Kontaktfreude, Schwäche, Stimmung)
- Stärkt 1. Quadrant (Kindheit, Durchsetzung)
- Stärkt 3. Quadrant (Ernte, Lehren, Vorstellungskraft)
- Stärkt 4. Quadrant (Altersheilmittel)
- Stärkt AC (Ich-Stärker, Folgen von Geburt, Durchsetzung)
- Stärkt MC (Berufung, Alter)
- Wirkung auf IC (Heim, Vergangenheit, Karma, Pubertät)
- Stärkt Haus 1 (Durchsetzung, Ich-Stärker, Wille, Persönlichkeit)
- Wohltäter für Haus 8 (Macht/Ohnmacht, Erreichen der Idealvorstellungen, Begreifen von „Stirb und Werde")
- Wohltäter für Haus 10 (Auftreten, soziale Stellung, Berufung)

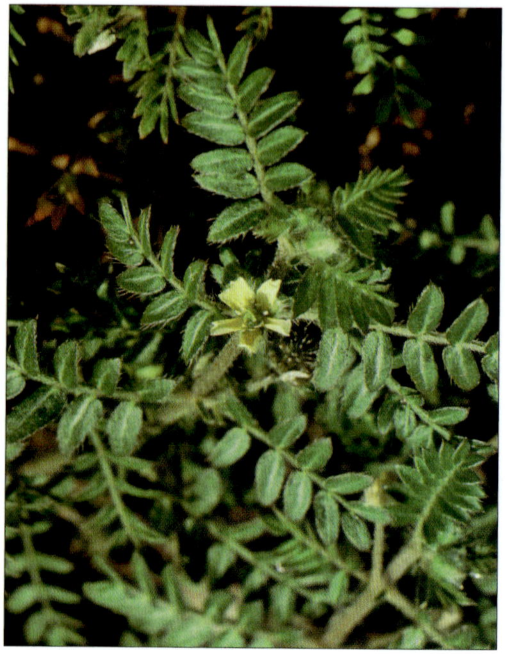

Bürzeldorn

- Wohltäter für das Sternzeichen Widder (Kampfgeist, Durchsetzung, Pionier, Kopf, Abwehr)
- Stärkt das Sternzeichen Skorpion (befreit aus Abhängigkeiten, entkrampft, Unterleib, Macht/Ohnmacht)
- Stärkt das Sternzeichen Steinbock (Geduld, Disziplin, Berufung, Ausdauer, Knochen, Knie, Struktur)
- Wohltäter für Mond im Sternzeichen Steinbock (Depression, die gepanzerte Seele, Neubildungen)
- Rückläufiger Merkur (Probleme im Beruf, Geist, Kommunikation, Nerven, Stoffwechsel, Lunge, Karma)
- Yin-Yang-Verbinder (weibliche und männliche Energien, aktiv/passiv)
- Schwierige Winkel von Venus, Mars, Uranus (Ich/Du, Allergie, Niere, Nerven)
- Schwierige Winkel Saturn/Mars (fördert Durchhalten, schenkt Energie, Potenz, Ich-Stärke, Abwehr)

- Achse 2/8 (Haben/Sein, Physik/Metaphysik, Selbstwert/Idealvorstellung)
- Neptunprägung von Haus 8 (Macht/Ohnmacht)
- Kritische Saturntransite (Prüfungen, Einengung, Steine im Weg, Müdigkeit, Ausmisten)
- Transit von Jupiter (bewahrt vor Leichtsinn, Faulheit, lässt Glück finden)

Besonderheiten:

- In den tropischen und subtropischen Ländern in Asien, Afrika, Südeuropa und im nördlichen Australien daheim.
- Die Erdstachelnuss wird von informierten Berufssportlern sehr geschätzt.
- Wichtiges Mittel des Ayurveda.
- TCM: Früchte bei Bluthochdruck, Kopfschmerzen und Lebererkrankungen.
- Mit dem Bürzeldorn kann man bei unklaren Zuständen präzise Symptome erzielen.

Brauchtum:

- Tribulus war eine Kriegswaffe, eine Kugel, aus der drei lange eiserne Spitzen so nach außen stehen, dass immer eine gerade in die Höhe ragt, wenn der Tribulus am Boden liegt. Der Tribulus diente im Altertum zur Abwehr eines Reiterangriffs
- Das Wort Burzel bedeutet vulgärsprachlich Penis, ebenso Dorn gebräuchlich für den erregten Penis.
- Bei den Mayas gegen geschwollene Hoden

Zimt

Cinnamomum

Namen: Kanel

Astrologische Zuordnung: Sonne, Venus, etwas Mars

Signatur:

Sonne:

- Ätherisches Öl
- Erwärmende Wirkung
- Antibiotisch (Bakterien mögen keine Sonne)

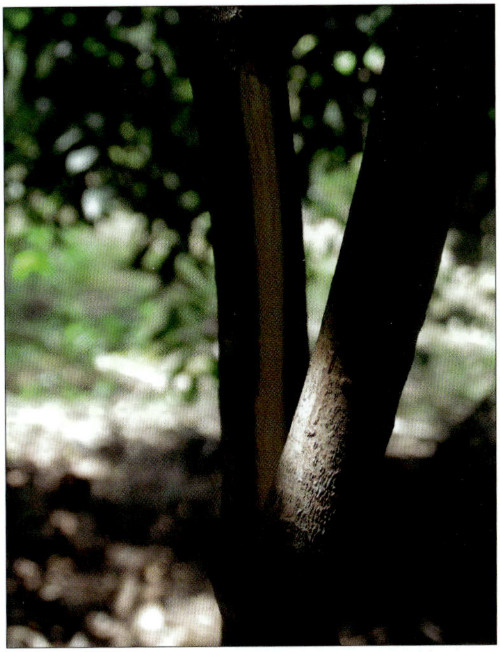

Zimt

Venus:

- Liebliche Blüte
- Vitamin A
- Süß

Mars:

- Geschmack scharf
- Erwärmende Wirkung

Element: Feuer, Erde, Sulfur und Sal

Verwendeter Pflanzenteil: Rinde, Blüte, ätherisches Öl, Blätter

Wirkung:

Körper:

- Starker Immunstimulator
- Steigert Herz-Nieren-Blase- und Lungenleistung
- Senkt Blutzucker und Blutfettwerte
- Kinder- und Altersheilmittel
- Husten, Schnupfen, Heiserkeit
- Flüssigkeitsansammlungen
- Herzleiden und Anämie

- Antibiotisch, antiviral, abwehrsteigernd, aphrodisierend

Seele:

- Stimmungsaufhellend
- Verbessert die Beziehung zu den Mitmenschen
- Angst vor Zurückweisung
- Stärkt die überempfindliche Seele
- Macht wieder lustig und froh
- Melancholie
- Winterdepression

Geist:

- Selbstzweifel

Wirkung im Horoskop:

- Stärkt Haus 5 (Lebensfreude)
- Stärkt Haus 7 (verbessert die Beziehung zum Du)
- Stärkt Haus 8 (Macht/Ohnmacht)
- Stärkt das Sternzeichen Zwillinge (Flexibilität, Anpassung, Geist-anregend, Kommunikation, Lunge)
- Stärkt das Sternzeichen Waage (bei Entscheidungsschwäche, Du-Abhängigkeit, Nieren-Hautleiden)
- IC/MC-Achse (wo komm' ich her, wo geh' ich hin, Vergangenheit/Zukunft, Heim/Berufung)
- AC/DC (Verbindung von Ich und Du)
- Schwierige Winkel zwischen Venus und Mars (Ich/Du, Allergie, Niere, Abwehr)
- Überbetonung der rechten Horoskophälfte (für Ich-Stärke, Durchsetzung, Abgrenzung)
- Überbetonung der linken Horoskophälfte (führt den Ich-ler zu Du)
- Hilft dem von Pluto geprägten Mond (vorgeburtliches Thema, Eifersucht, Verlassensangst)
- Stärkt den 3. Quadrant (Lehren, Ernten, bildhafte Vorstellungsgabe)
- Marsprägung von Haus 2 (Selbstwert, Hals)
- Sonnenprägung von Haus 2 (Selbstwert, Hals)
- Plutoprägung von Haus 2 (Selbstwert, Hals)
- Venusprägung von Haus 8 (Leidenschaft, Eifersucht, Macht/Ohnmacht)

Besonderheiten:

- Scharf und süß
- Nicht nur Kindermittel (Zimtsterntherapie bei Blasenentzündung), auch für Herbst und Winter des Lebens.
- Lorbeergewächs
- Nicht überdosieren, eher sparsam verwenden

Legende:

- „Die köstlichen Stangen werden von Zimtvögeln zum Nestbauen gesammelt", erzählten die arabischen Kaufleute uns ahnungslosen Europäern. Keiner sollte die Herkunft dieser Wunderwaffe wissen und ihnen das Geschäft vermiesen. Im 16. Jh. fielen dann die Portugiesen in Ceylon ein und sicherten sich eine Menge Zimt. Um die Besatzer loszuwerden, ließen sich nun die Ceylonesen mit den Holländern ein. Die Portugiesen verschwanden und die Holländer erzwangen ein Zimtmonopol. Kein Land unter holländischer Flagge durfte Zimtbäume haben, nur in Ceylon war ein streng bewachter Anbau erlaubt. Wer den immergrünen Baum aus der Familie der Lorbeergewächse heimlich pflanzte, war dem Tode geweiht, und was nicht mehr auf die holländischen Schiffe passte wurde öffentlich verbrannt. Die Engländer kamen, die Holländer gingen und erweiterten den Zimtanbau auf ihnen verbliebenen Gebieten. So konnte der Handel wieder erblühen, und Zimt ist heute überall auf der Welt verteilt. Jahrhundertelang kämpften die Menschen um eine Rinde, die auch in Europa lange Zeit zu Recht „Großmutters Frauenarznei" war.

Kassia:

- Cinnamomum aromaticum
- Cassiopeia war eine Königin im alten Äthiopien. Ihre Tochter Andromeda war so wunderschön, dass Cassiopeia stolz behauptete, ihre Tochter wäre viel hübscher als die Nereiden, die Töchter des Meergreises Nereus. Die Nereiden waren sauer und beklagten sich bei Poseidon (Neptun), ihrem Freund und Beschützer.
  Der Gott des Meeres, fand diese Aussage auch für überzogen und war ganz schön

wütend. Deshalb beschloß er, das Land Äthiopien mit Meerwasser zu überfluten. Er tobte und polterte und weckte dadurch das Meerungeheuer Ketos. Auch dieser war sauer, weil er so rüde aus dem Schlaf gerissen wurde und drohte über das Land herzufallen und alle zu fressen. Das befragte Orakel riet dem Königspaar ihre Tochter Andromeda dem Ungeheuer zu opfern, um das Land zu retten. Andromeda wurde an einen Felsen am Strand angekettet, doch gerade als Keto kam, um sie zu holen, erschien Perseus, ein mutiger Krieger, auf seinem geflügelten Pferd Pegasus. Er verliebte sich sofort in das hübsche Mädchen, und versprach, das Land von dem Ungeheuer zu befreien, wenn er dafür Andromeda zur Frau bekäme. Cassiopeia und Kepheus stimmten zu, die Tochter und das Land wurden gerettet, Perseus durfte Andromeda heiraten und heute stehen sie allesamt als Sternbild am Himmel.

Brauchtum/Magie:

- Diente den Göttern als Opfer.

Liebeszauber:

- Liebestrank
- Zimt und Myrrhe auf's Bett gestreut, um den Liebhaber zu verführen
- Lebenselixier, galt in der chinesischen Mythologie als Lebensbaum. Verzehrt man ihn beim Eintritt ins Paradies, wird man unsterblich.
- Salböle, Schönheitswässerchen
- Ägypten: Mumifizierung
- Abtreibung mit einer Überdosis Zimtöl

3.4.2 Sonne-Saturnmittel

Der kalte Feind, schwierige Winkel müssen unbedingt behandelt werden

Stehen Sonne und Saturn gut miteinander verbunden, versprechen sie stabile Gesundheit, Geduld, Konzentration und Reife. In schwierigen Winkeln wirken Saturn und Sonneverbindungen stark aktionsblockierend, besonders wenn das Handeln unbedingt sofort notwendig ist. Gesundheitliche Probleme bei schwierigen Aspekten, auch als Transit des Saturns über die Geburtssonne können den Stoffwechsel verlangsamen und Kälte in Körper, Seele und Geist bringen. Gefahren sind hier auch Appetitlosigkeit, Ablagerungen, Mangelerscheinungen, Knochenprobleme, Bindegewebsleiden, Steinbildungen, vorzeitiges Altern und Vitalitätsverlust. Immer wenn Saturn an Erkrankungen beteiligt ist drohen diese chronisch zu werden. Sonne-Saturnmittel sind meist ausgezeichnete Altersheilmittel und waren die Hauptbestandteile der Lebenselixiere.

Sie wirken allgemein im:

- Haus 10
- Überbetonung der unteren Horoskophälfte
- Sonne in der unteren Horoskophälfte, besonders in Haus 4
- Aufsteigender Mondknoten in der unteren Horoskophälfte, absteigender oben

Buchs

Buxus sempervirens

Namen: Bux, Grabkraut, Palm

Astrologische Zuordnung: Sonne, Saturn, Uranus

Signatur:

Sonne:

- Gelbe Blüte
- Ätherische Öle
- Holz: gelblich

Saturn:

- Immergrün
- Wächst sehr langsam
- Grabpflanze
- Sehr hartes Holz (Kugellager der ersten sowjetischen Raumschiffe waren aus Buchsholz gefertigt)
- Blätter hart und ledrig
- kann bis zu 700 Jahre alt werden

Uranus:

- Verträgt starken Zuschnitt

Element: Feuer

Verwendeter Pflanzenteil: Blätter und junge Zweige

Wirkung:

Körper:

- Lunge
- Leber, Malaria (Chininersatz)
- Verdauung
- Haut, Haare (Kahlköpfigkeit auch äußerlich)
- Rheuma
- Geriatrie
- Krebs: sehr gutes Mittel bei langsam wachsenden Tumoren, begleitend bei Chemotherapie
- Syphilis
- Nerven (Epilepsie)
- Fieber
- Aids
- Zum Anregen der Sexualhormone
- lebensverlängernd

Seele:

- Schließt die Löcher in der Aura und schützt davor, als Opferlamm erkannt zu werden,
- Einsam, weil zu schüchtern

Geist:

- Ansehen
- Charisma
- Erfolg
- Für alle, die ihr Licht unter den Scheffel stellen

Wirkung im Horoskop:

- Stärkt den 2. Quadrant (Reife, Lernen, Du-Zuwendung, Sommer)
- Stärkt den 4. Quadrant (Altersheilmittel, Karma)
- Überbetonung der rechten Horoskopseite (Du-ler, Abgrenzung)
- Stärkt Haus 1 (Durchsetzung, Ich-Stärker, Wille, Persönlichkeit)
- Stärkt Haus 4 (Heim, Karma)
- Stärkt Haus 12 (geheime Feinde, Mobbing, Geheimnisse, Einsamkeit, Zurückgezogenheit, Sucht, Lymphe)
- Harmonisiert die Achse 5/11 (Lebensfreude, Verpflichtung)

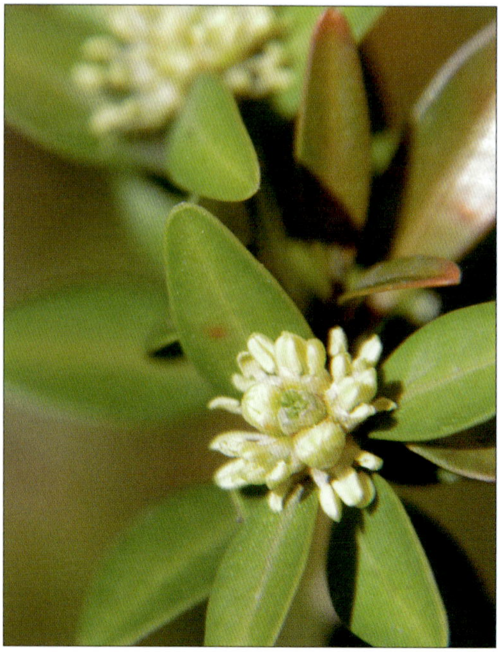

Buchs

- Stärkt das Sternzeichen Wassermann (Nerven, Gemeinschaftssinn, Freunde, soziales Verpflichtung, Planung, Venenleiden)
- Wohltäter für das Sternzeichen Widder (Kampfgeist, Durchsetzung, Pionier, Kopf, Abwehr)
- Wohltäter für das Sternzeichen Fische (Einfühlungsvermögen, Intuition, Karma, Abgrenzung, Lymphe)
- Stärkt Mars im Sternzeichen Stier/Haus 2 (Harmoniesucht, Hals, Entgiftung, Allergie)
- Uranus im Sternzeichen Waage (Entscheidungsschwäche, Fähnchen im Wind, nervöse Blase)
- Stärkt die Sonne im Sternzeichen Wassermann/Haus 11 (Nervenstärker, für Stabilität, Geduld, Planung, Venenleiden)
- Schwierige Winkel von Uranus und Saturn (Nerven, Unfallneigung)
- Schwierige Winkel Saturn/Mars (fördert Durchhalten, schenkt Energie, Potenz, Ich-Stärke, Abwehr)

- Uranustransite über Saturn (Unruhe, Nerven, Unfallneigung, Knochen)
- Marstransite über Saturn (Gereiztheit, Schwäche, Entzündungen)
- Jupitertransit (Leichtsinn, Faulheit)
- Saturntransit (Einengung, Starre, Ausmisten)
- Planetenballung im Sternzeichen Schütze (Leichtsinn, Arroganz, zu hohe Erwartungen, Leber)

Besonderheiten:

- Schwach giftig
- Bei festgefahrenen Zuständen mit akuten Schüben (Reaktionsmittel)
- Seit der Antike sehr unterschätztes Mittel
- Geomantie: zur Verbesserung der Platzqualität (Wasseradern etc.)
- Gute Ergänzung zu Conium

Legende:

- Wie alle neun Jahre forderte Minotauros seinen Tribut. Sieben Jungfrauen und ebenso viele Jünglinge sollten ihm geopfert werden. Theseus mischte sich unter die ausgewählten Opfer und konnte Minotauros im Labyrinth töten. Der Faden der Ariadne, der Theseus anschließend den Weg aus dem Labyrinth zeigte, war angeblich aus Buchs.

Brauchtum/Magie:

- Bestandteil des Palmbuschens
- Weihwasserwedel auf Friedhöfen sind traditionell aus Buchs.
- Schutz vor Blitzeinschlag (Uranus).
- Vor die Eingangstüre gestellt, bringt er Geld ins Haus, vor dem Stall schützt er das Vieh vor Krankheit.
- Ast als Reisezauber.
- Liebesorakel (Mädchen werden die Augen verbunden. Greift sie sofort nach dem Buchszweig am Tisch, wird sie noch im selben Jahr zur Braut).
- Bei Fieber 72 Blätter in einem Säckchen um den Hals tragen.
- In Silber- und Goldbetrieben früher zum Putzen der Metalle verwendet (Holzstaub).
- Schachteln, Pfeifen und Musikinstrumente waren gerne aus Buchsholz.
- Klostergärten waren mit Buchs eingezäunt.
- In China Symbol für langes Leben.

Curcuma

Curcuma longa/Curcuma xanthorrhiza

Namen: Gelbsuchtswurzel, indischer Safran

Astrologische Zuordnung: Sonne, Saturn, etwas Merkur

Signatur:

Sonne:

- Gelbe Wurzel
- Gelbfärbung
- Gelbe Blüte
- Aromatischer Geschmack
- Ätherische Öle

Saturn:

- Wurzel

Merkur:

- lanzettliche, lange Blätter

Element: Feuer, trotzdem kühlend

Verwendeter Pflanzenteil: Wurzel

Wirkung:

Körper:

- Allgemein chronische Leiden
- Stoffwechsel: fördert Gallefluss, Gelbsucht, Leberleiden, Verdauung, geschädigte Darmflora, Darminfektion aus fernen Ländern
- Tropische Krankheiten aller Art
- Hauterkrankungen
- Geriatrikum
- Gebärmuttertumor
- Stärkt den Geruchsinn
- Antibakteriell, antiviral, antimykotisch

Seele:

- Fördert allgemein die Beziehungen
- Für Opfer beliebiger Art

Geist:

- Stärkt das Gedächtnis
- Alzheimer
- Für richtiges Auftreten

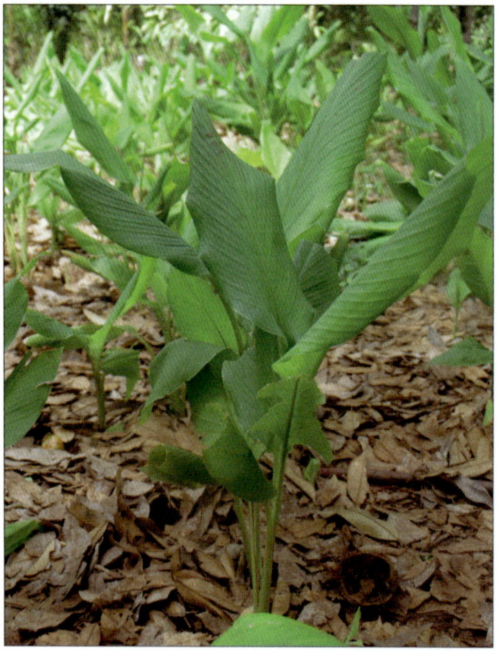

Curcuma

Wirkung im Horoskop:

- Stärkt die Ich-Hälfte (Schauspielermittel, Ich-Stärke, Durchsetzung)
- Stärkt das veränderliche Kreuz (Nerven, verhindert den ständigen Wechsel der Symptome nach Ort und Art)
- Planetenballung im Sternzeichen Jungfrau (zu ernst, Hypochonder, Verdauungsorgane, kopflastig)
- Stärkt Merkur im Sternzeichen Löwe/Haus 5 (Herzrhythmus, Verdauung, Nerven, Kommunikation, die helle Birne)
- Stärkt die Achse 5/11 (Lebensfreude/Verpflichtung)
- Stärkt Haus 5 (Lebensfreude, Sexualität)
- Stärkt die Sonne in Haus 5 (Lebensfreude, Auftreten)
- Stärkt Saturn in Haus 3 (Kommunikation)
- Stärkt Uranus in Haus 3 (Kommunikation, Alltagsbewältigung)
- Stärkt Neptun in Haus 9 (Spiritualität, Einsichten, eigene Meinung)
- Stärkt das Sternzeichen Waage (bei Entscheidungsschwäche, Du-Abhängigkeit, Nieren-Hautleiden).
- Rückläufiger Saturn (Hindernisse, Geduldsprüfungen, Karma).

Besonderheiten:

- Reaktionsmittel (bei festgefahrenen Zuständen).
- Gewürz, das Curry, Senf, Worcestershiresauce, Mayonnaise, Fischsalaten usw. die gelbe Farbe gibt.
- Achtung bei Gallensteinen und Gallengangsverschluss und in den ersten Schwangerschaftsmonaten.

Brauchtum/Magie:

- Pomet: „Diese Wurzel wird hauptsächlich von den Färbern, Handschuhmachern und Parfümeuren benutzt. Die Gießer färben damit ihre Metalle, und die Knopfmacher reiben ihr Holz damit ein, wenn es wie Gold aussehen soll".
- Räucherungen als Schutzmagie (um böse Mächte zu vertreiben).

Myrrhe

Commiphora molmol

Namen: Balsamkraut, Balsamstrauch

Astrologische Zuordnung: Sonne, Saturn, Mars

Signatur:

Sonne:

- Ätherisches Öl
- Harz gelb/rötlich (Mars)
- Blüten gelb bis rot (Mars)
- Beeren zuerst gelb (Sonne), dann rot (Mars)

Saturn:

- Harz (Wundheilmittel)

Mars:

- Dornen
- Harz rötlich-gelb
- Blüten gelb bis rot
- Beeren zuerst gelb, dann rot

Element: Feuer

Verwendeter Pflanzenteil: Harz

Wirkung:

Körper:

- Psychogene Herzleiden, Depressionen, Herzstress
- Lunge
- Fruchtbarkeitsfördernd
- Zur Heilung der Haut, besonders der Mund- und Scheidenschleimhaut (Prothesendruckstellen, Herpes, Pilze etc) Wundheilung
- Antibakteriell, antiviral, antimykotisch, abwehrstärkend, entzündungswidrig, lebensverlängernd

Seele:

- Gefühl, von Gott und der Welt verlassen zu sein
- Einsam, weil schüchtern
- Schenkt Ausgelassenheit und Freude
- Optimismus
- Innere Ruhe
- Stimmungsaufhellend während Krisenzeiten

Geist:

- Wichtige Geistmittel des Ayurveda, verbindet Körper, Geist und Seele, lenkt Konzentration auf das Wesentliche

Wirkung im Horoskop:

- Stärkt den 4. Quadrant (Altersheilmittel)
- Stärkt die Achse 2/8 (Haben/Sein, Physik/Metaphysik, Selbstwert/Idealvorstellung)
- Mond im Sternzeichen Steinbock (Depression, die gepanzerte Seele, Neubildungen)
- Mond in der Jungfrau (Verdauungsorgane, Magen, trockene Schleimhäute, Hypochonder, vereint Kopf/Bauch)
- Unterstützt den Mars im Sternzeichen Löwe (Auftreten, Persönlichkeit, Herz, Rücken)
- Stärkt Haus 5 (Lebensfreude, Sexualität)

Besonderheiten:

- Bringt Wärme in erkaltete, starre Prozesse
- Tiermedizin
- Wird in Somalia den Kamelen ins Futter gemischt, damit sie mehr Milch geben

Legende:

- Myrrha hatte sich in ihren Vater, den König von Zypern verliebt. Mit Hilfe ihrer Amme gelang es ihr, den Vater zum Beischlaf zu verführen. Als dieser den Trick entdeckte, verfolgte er wütend seine Tochter. In Arabien fand er sie schließlich und wollte Myrrha töten. Diese flehte um ihr Leben und da konnte der Vater nicht anders, als sie in eine Myrrhe zu verwandeln. Als Baum, gebar sie Adonis, der von Nymphen aufgezogen wurde.

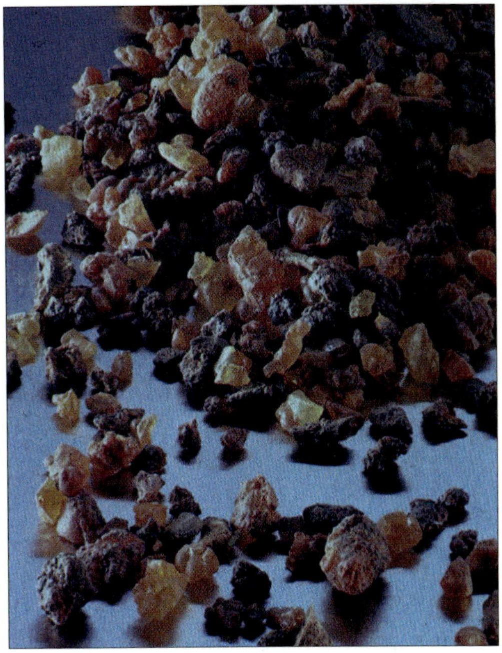

Myrrhe

Brauchtum/Magie:

- Von den Ägyptern zum Einbalsamieren ihrer Toten verwendet
- Von den Römern zum Ausräuchern der Weinfässer, damit der Wein länger hielt, auch zum Würzen von Wein
- Bestandteil von Lebenselixieren
- Altes Pestmittel
- Schutzmagie
- Geschenke der Hl. Drei Könige: Gold, Weihrauch und Myrrhe

Olivenbaum

Olea europaea

Namen: Ölbaum

Astrologische Zuordnung: Sonne/Saturn

Signatur:

Sonne:

- Standort: volle Sonne
- Gelbliche Blüte
- Ölherstellung
- Kann starke Hitze vertragen
- Antibiotisch (Bakterien mögen keine Sonne)

Saturn:

- Wird sehr alt (bis zu 2000 Jahre)
- Immergrün
- Extremes Regenerationsvermögen
- Bis 6m lange Wurzeln, um an Wasser, das mineralstoffreich sein sollte, zu kommen
- Zunächst glatte, im Alter rissige Rinde
- Blätter ledrig
- Früchte schwarz, braun

Element: Luft

Verwendeter Pflanzenteil: Blätter, Früchte, Holz (Amulette)

Wirkung:

Körper:

- Ausgezeichnetes Geriatrikum
- Herz: Frucht bitter (macht das Herz froh)
- Stoffwechsel: Sklerose, Arteriosklerose, Cholesterinsenker, Bluthochdruck, Diabetes
- Haut, schwache Schleimhäute
- Ohr (warmes Olivenöl wirkt antibiotisch und schmerzlindernd)
- Vitalisierung
- Muskelaufbau
- Lebensverlängernd, schlaffördernd, beruhigend, krebsfeindlich, antibiotisch

Seele:

- Mittel gegen die Einsamkeit
- Fördert zwischenmenschliche Beziehungen
- Ausgleich von Pflicht und Lebensfreude
- Verbindet Bewusst-Unbewusst

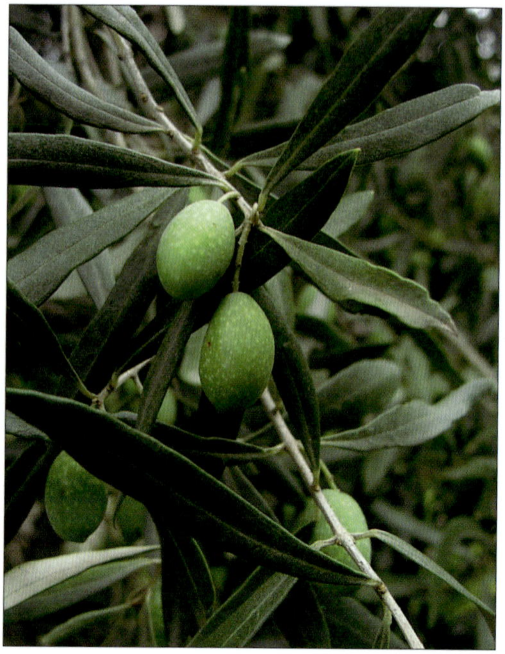

Olivenbaum

Geist:

- Erzeugt eine gesteigerte Wahrnehmungsfähigkeit in Verbindung mit einer charismatischen Aura
- Verstärkt das Verständnis für zeitabhängige Prozesse (Riecher für die Zukunft und Verstehen von Vergangenheit)

Wirkung im Horoskop:

- Überbetonung untere Horoskophälfte (nach außen gehen, Auftreten, Energie, gegen das Grübeln)
- Überbetonung der rechten Horoskophälfte (Du-ler, Abgrenzung)
- Stärkt den 4. Quadrant (Altersheilmittel)
- Stärkt die 4/10-Achse (wo komm' ich her, wo geh' ich hin, Vergangenheit/Zukunft, Karma)
- Stärkt die Achse 5/11 (Lebensfreude/Verpflichtung)
- Planetenballung im Sternzeichen Schütze (Leichtsinn, Arroganz, zu hohe Erwartungen, Leber)

- Venusprägung am DC (Liebesfähigkeit, verbessert die Beziehung zum Du)
- Stärkt die Sonne im Wassermann/Haus 11 (besonders gutes Mittel für Wassermänner, Nervenstärker, für Stabilität, Venenleiden)
- Stärkt die Venus im Sternzeichen Löwe/Haus 5 (bei Oberflächlichkeit, Arroganz, Eitelkeit, Mittelpunktsdrang, Herz)
- Mondknotenachse (Karma)
- Schwierige Winkel zu Mondknoten (Karmahürden)

Besonderheiten:

- Alte Kulturpflanze mit großer Zukunft
- Guter Zusatz zur Borreliosebehandlung

Legende:

- Die griechische Göttin Athene lag einst mit Poseidon im Streit, wer von ihnen der Bessere sei. Der, der den Einwohnern von Athen das sinnvollste Geschenk bringen konnte, der sollte der Sieger sein. Athene gewann. Sie überbrachte den Menschen den von ihr selbst erschaffenen Olivenbaum. Dieser galt in Griechenland später als heilig und es war streng verboten diesen Baum zu fällen.
- Noah trieb schon lange Zeit auf seiner Arche im Wasser. Nirgends war auch nur ein Stückchen Land in Sicht. Eines Tages bat er eine Taube, sich von oben nach Land umzusehen. Nach ein paar Stunden kam die Taube zurück und brachte Noah im Schnabel ein Zweiglein des Olivenbaums mit. So konnte er erkennen, dass die Not ein Ende hatte und die Erde wieder zu grünen begann.

Brauchtum/Magie:

- Bereits seit 4.000 Jahren vor Chr. als Nutzpflanze kultiviert, seit mehr als 9.000 Jahren als Wildbaum bekannt.
- Vor seiner Kreuzigung suchte Jesus in einem Olivengarten die Aussprache mit Gott.
- Als Salböl verwendet: Einst machten sich die Bäume auf, um sich einen König zu salben, und sie sagten zum Ölbaum: ‚Sei du unser König.“ Der Ölbaum sagte zu ihnen: ‚Soll ich mein Fett aufgeben, mit dem man Götter und Menschen ehrt und hingehen, um über den anderen Bäumen zu schwanken?“ (Buch der Richter)
- Grabbeigabe (Im Grab von Tut-ench-Amum wurden Ölbaumblätter gefunden)
- ein Kranz aus Ölzweigen galt als die höchste Auszeichnung für Bürger, die sich um ihr Vaterland verdient gemacht hatten und als höchster Siegespreis der Olympischen Spiele.
- Symbol des Friedens (Besiegte, die um Frieden baten, trugen statt der weißen Fahne einst Ölzweige in der Hand)
- In Griechenland zur Herstellung von Axtstielen verwendet
- Möbelherstellung (Stühle aus dem Holz dienen der Energieaufladung), Blockflötenbau

Wein

Vitis vinifera

Namen: Blut der Götter, Sorgentröpfle, Sorgenbrecher

Astrologische Zuordnung: Sonne, Saturn

Signatur:

Sonne:

- Standort: volle Sonne
- Herzförmige Blätter (Herzwirkung) Flavonoide, Anthocyane

Saturn:

- Sehr tiefgehende Wurzeln bis zu 35m
- Sehr langlebig

Element: Feuer (rot), Erde, Luft (weiß)

- Als Kletterpflanze verbindet der Weinstock Erde und Luft
- Hildegard: „feurige Wärme“

Verwendeter Pflanzenteil: Blätter, Früchte, Asche aus dem Holz (Feigwarzen, Muladharachakra)

Wirkung:

Körper:

Trauben

- Vitamine C und B
- Eisen
- Traubenzucker
- Kalium und Enzyme für schnelle Erholung an Körper und Geist

- Herz: Kreislauf, Blutdrucksenker, Herzinfarkt, Schlaganfall vorbeugend, Gefäßfestiger und Gefäßreiniger (Traubenkernöl für die Schönheit)
- Herz-Lunge- und Nierenstärkend
- Stoffwechsel: regt den Stoffwechsel an, Rheuma, Gicht, Harnsäure, Cholesterin erhöht
- Durchblutung
- Haut
- Krebs, besonders Leukämie
- blutreinigend, entzündungshemmend, Blutbildung anregend.

Rosinen:

- Heiserkeit
- Lunge
- Verdauung
- Niere

Weinblätter:

- Regenerieren die von Alkohol, Drogen oder Medikamenten geschädigte Leber
- Stärken Venen und Bindegewebe (Zellulitis)
- Immunsystem, Krebs

Weinessig:

- Der alchimistische Sulfur, der den Stoffwechsel anfeuert
- Regt die Bauchspeicheldrüse an, verdauungsfördernd
- Fieber (Wadenwickeln)
- In der Duftlampe ein Schuß Weinessig zur Reinigung der Atemwege bei Bronchitis, Angina, Schnupfen und Heiserkeit.

Weingeist:

- Basis für Pflanzen, Tier- und Mineralientinkturen
- Wunddesinfektion
- Hausmittel gegen Bauchkrämpfe

Weinstein:

- Fällt im Wein aus. Durch Kochen mit Antimon entsteht das saturnale Mittel: Brechweinstein (gegen Verhärtungen, Stoffwechselentgleisungen, Steinleiden).

Wein:

- Vereint all diese Eigenschaften in sich (Medizinpferd der Wirkstoffe). Löst nicht nur die heilsamen Wirkstoffe von Pflanzen und Mineralien vollständig in sich auf, er verstärkt durch seine Eigenschaften auch die Aufnahme der Substanzen im Körper (Medizinalweine des Mittelalters).
- lebensverlängernd, stark regenerierend (Weinsuppe)
- Die milchsaure Gärung bei der Zubereitung der Trauben zu Wein, bzw. Weinessig bringt zusätzlich Merkurqualitäten. Die Wesensart des Weines wird dadurch nochmals aktiviert, denn Merkur dient hier als der Vermittler von Sonne und Saturn. Damit wirkt Wein bei akuten (Sonne und Jahresrhythmus) sowie bei chronischen Leiden (Saturn). Auch chronische Erkrankungen, die sich durch akute Schübe zeigen (Rheuma), reagieren gut auf das Heilmittel Wein.

Seele:

- Hypochondrie
- Hilft auf der Suche nach Halt
- Schutz vor schädigenden Außeneinflüssen (Neurodermitis)
- Wein macht fröhlich, erfreut des Menschen Herz
- In vino veritas: Wer bei Weingenuss Aggressionen zeigt, bringt die aufgenommenen und einbetonierten (Saturn) Verletzungen der Seele explosionsartig ans Tageslicht (Sonne). Meist finden wir bei diesen Nativen einen schwachen Mars in Waage, Stier, Fisch oder Krebs.
- Bachblüte Vine ist für alle, die zu ehrgeizig sind und zu große Ich-Stärke haben

Geist:

- Inspiration
- Vermittelt Führerqualitäten
- Wirkt in der Tiefe des GeisteS

Wirkung im Horoskop:

- Überbetonung der linken Horoskophälfte (Ich-ler, öffnet den Zugang zum Du)
- Stärkt das Haus 3 (Kommunikation, Lernen)
- Stärkt Haus 5 (Lebensfreude, Kinder, Sexualität)
- Stärkt Haus 6 (Beruf, Krankheitshaus, das Dienen)

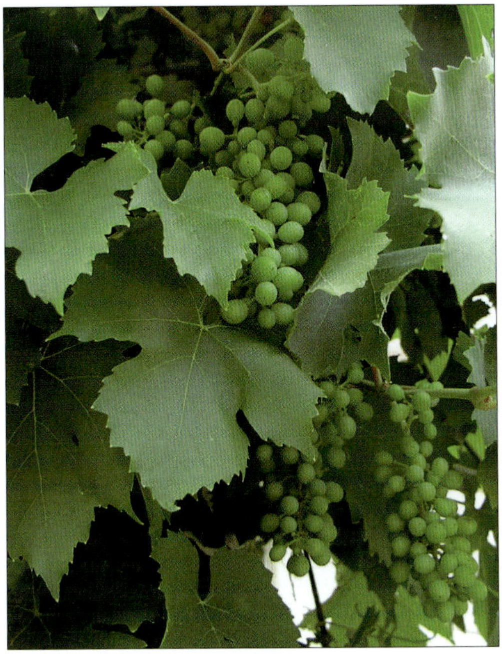

Wein

- Stärkt das veränderliche Kreuz (Nerven, verhindert den ständigen Wechsel der Symptome nach Ort und Art)
- Unterstützt Mars im Sternzeichen Jungfrau/Haus 6 (hilft durchhalten, Abwehr, Verdauung, Entgiftung)
- Stärkt Mars im Sternzeichen Waage (der Kampf um/gegen das Du, Ich-Schwäche, Harmoniesucht, Niere)
- Stärkt Mars im Sternzeichen Krebs/Haus 4 (macht wehrhaft, mutig, bei zu großem Harmoniebedürfnis, Abwehr, Ärger-Magen)
- Saturn und Neptun in gleichem Haus und/oder Zeichen (bei Kraftlosigkeit, Abwehrschwäche, Lymphe)
- Schwierige Winkel zwischen Jupiter und Neptun (Scheinglück)
- Schwierige Winkel zwischen Saturn und Mars (Weißwein) (Durchhalten, Energie, Potenz, Ich-Stärke, Abwehr)
- Konjunktion, Sextil, Trigon zwischen Saturn und Neptun (Träume verwirklichen, Traum/Realität, Lymphe)
- Transite von Saturn besonders über Mars (Müdigkeit, Prüfungen, Unfallneigung mit langen Folgen, Blutbildung, Abwehr, Gift)
- Transit von Pluto in der Konjunktion (Schicksal, Druck, Abhängigkeit, Krämpfe, loslassen, Transformation)
- Stärkt das Sternzeichen Zwillinge/Haus 3 (Flexibilität, Anpassung, Geist-anregend, Kommunikation, Lunge)
- Stärkt Merkur im Sternzeichen Zwillinge (Kommunikation, Lunge, Geist-anregend)
- Stärkt den Mars im Sternzeichen Fische/Haus 12 (macht wehrhaft, mutig, bei zu großem Harmoniebedürfnis, Abwehr)

Besonderheiten:

- Dante: „Vom Urbeginn der Schöpfung ist dem Wein eine Kraft beigegeben, um den schattigen Weg der Wahrheit zu erhellen."
- Kaum eine Wildpflanze wurde durch Kultivierung in ihrer lebendigen Wuchsart so eingeschränkt wie die Weinrebe.
- Bei allen Schwächezuständen, egal wodurch, ist eine Zubereitung von Heilmitteln mit Wein (Medizinalwein, Weinsuppe etc.) empfehlenswert.

Legende:

- Zeus war in Semele verliebt und die eifersüchtige Hera bemerkte das schnell. Sie überredete Semele, dass sie Zeus um einen Liebesbeweis anbetteln soll. Er soll sich nur einmal so zeigen, wie er wirklich ist, bat Semele Zeus wie ihr geheißen. Zeus flehte sie an auf diesen Wusch zu verzichten, doch Semele blieb stur. Kaum hatte er sich in die Gestalt eines Blitzes verwandelt, musste Semele sterben. Sie verbrannte vor seinen Augen, nur den ungeborenen Sohn Dionysos konnte er noch retten. Dieser wurde von Nymphen aufgezogen. Als Dionysos einmal von Piraten gekidnappt wurde, fielen plötzlich die Fesseln von seinen Händen und Weinreben und Efeu überwucherten das ganze Schiff. Die Piraten flohen damals ins Wasser und wurden zu Delphinen, der Weinstock seitdem kultiviert.

- Odysseus war auf der Heimreise von Troja, als er von einem einäugigen Zyklopen gefangen und in dessen Höhle geschleppt wurde. Die Lage war ernst, als ihm die rettende Idee kam. Er hatte noch einen Vorrat an Wein bei sich, die er seinem Feind anbot. Schon bald fiel der einäugige, betrunkene Riese in einen tiefen Schlaf und Odysseus und seine Mannen konnten fliehen
- Adam und Eva mussten das Paradies verlassen. Der Erzengel Gabriel hatte Mitleid mit den Beiden und gab jedem noch einen Rebstock mit auf den Weg.
  Der liebe Gott wollte gerade für die Menschen Weinreben pflanzen, als der Teufel erschien und ihm helfen wollte. Im Glauben, dabei könne der Teufel nichts Schlimmes tun, ließ ihn Gott mitmachen. Nacheinander versprühte der Teufel Vogelblut, Löwenblut und den roten Saft eines Esels über die Weinreben. Deshalb fangen heute noch die Menschen an zu singen, wenn sie Wein getrunken haben. Trinken sie weiter, wallt das Löwenblut auf. Sie werden mutig und stolz wie ein Löwe – und sie beginnen zu streiten bis sie schließlich zum Esel werden.

Brauchtum/Magie:

- Dionysoskult
- Wichtiger Teil bei rituellen Techniken
- In Kanaan verwandelte Jesus Wasser zu Wein und etwas später reichte er seinen Jüngern beim Abendmahl den Weinkelch mit dem „Blut Christi".
- Noah wurde nach seiner Landung der Arche Weinbauer
- Verkörperung Shivas
- In der Antike bei allen Vergiftungen verwendet.
- Hippokrates: „Der Wein desinfiziert, verleiht dem Krieger Mut, er stärkt die Arbeitskraft, vertreibt Blutarmut, er nährt die Seele und spendet den Kranken neue Lebenskraft"
- 1604 Albertinus über „Die zwölf Tugenden des Weines." „Erstlich verbessert er die Verdauung, zum anderen treibt er den Harn, drittens macht er die Mißfarbigen lieblich rot, viertens bringt er einen guten Geruch, zum fünften stärkt er die Natur der Geburt. Zum sechsten erfreut er das Gemüt und Blut, zum siebten erquickt er die natürliche Hitz und achtens machet er gute Hoffnung. Zum neunten machet er den Menschen keck und kühn in der Gefahr. Zum zehnten machet er des Jammerns und Elends vergessen. Zum elften vertreibt er den Geiz von den Leuten und macht sie freigiebig. Zum zwölften machet er alte Männer und Weiber jung. In Summa – guter Wein ist halbes Leben."
- Wer Wein verschüttet bekommt Glück aus der Richtung, in der er fließt. Trifft er ein junges Paar, ist Nachwuchs im Anmarsch
- Gießt man auf einen Rest Wein gleich neuen auf, werden die Erdgeister böse. Sie beanspruchen den letzten Schluck.
- Die Blätter (kurz vor der Traubenlese) werden vergoren und als kräftigendes Viehfutter verwendet.

Zypresse

Cupressus sempervirens

Namen: Totenbaum

Astrologische Zuordnung: Sonne, Saturn

Signatur:

Sonne:

- Standort Sonne, bis auf 3000m Höhe (Schutz vor schädlichen Sonnenfolgen)
- Harzreich
- Ätherische Öle
- Antibiotisch (Bakterien mögen die Sonne nicht)

Saturn:

- Immergrün
- Kann bis zu 2000 Jahre alt werden (je älter er wird, desto langsamer wächst er).

Element: Feuer mit Tendenz zu Erde

Verwendeter Pflanzenteil: junge Zweige und Zapfen

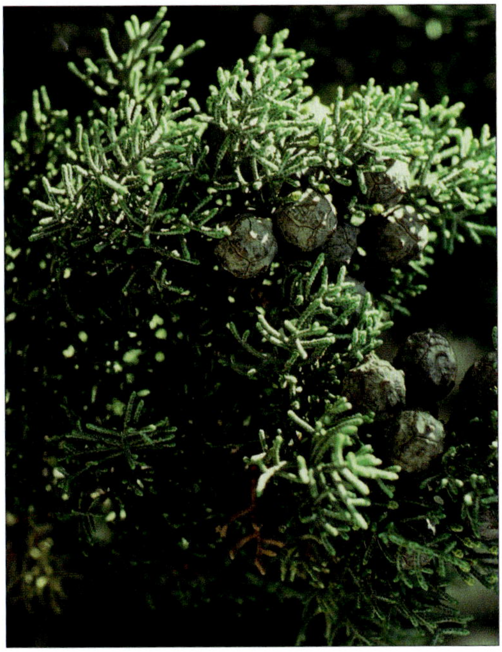

Zypresse

Wirkung:

Körper:

- Allgemein chronische Leiden
- Geriatrikum
- Winterleiden
- Regeneration
- Rheuma
- Arthrose
- Krebs
- Blasen- und Unterleibsleiden
- Erkrankungen des Hodens
- Regt die Menstruation an (Cave: Schwangerschaft)
- Durchfall, Hämorrhoiden
- Augen- und Hautprobleme, Warzen
- Krampfadern gefäßverengend
- Stärkt das Bindegewebe (Lunge, auch Zellulitis)
- lebensverlängernd, entkrampfend, antibiotisch

Seele:

- Hoffnungslosigkeit, Niedergeschlagenheit, Trauer und Todessehnsucht
- Depressionen nach Schicksalsschlägen
- Nervenstärkend
- Seelenreiniger (an den Wurzeln einer weißen Zypresse entspringt die Lethe, der Fluss des Vergessens)

Geist:

- klärt den Geist auf
- Engstirnigkeit, stur, deshalb einsam

Wirkung im Horoskop:

- Stärkt den 4. Quadrant (Altersheilmittel, Winter)
- MC (Berufung, Altersheilmittel)
- Haus 12 (geheime Feinde, Mobbing, Geheimnisse, Einsamkeit, Zurückgezogenheit, Sucht, Lymphe)
- Stärkt Haus 4 (Heim, Karma)
- Stärkt die Sonne in Haus 7 (Abgrenzung, Ich-Stärke)
- Stärkt das Sternzeichen Waage/Haus 7 (bei Entscheidungsschwäche, Du-Abhängigkeit, Nieren-Hautleiden)
- Wohltäter für das Sternzeichen Fische (Einfühlungsvermögen, Intuition, Karma, Abgrenzung, Lymphe)
- Gespannte Winkel zwischen Mond und Saturn (Depressionen, Seelenpanzer, Neubildungen, Psychosomatik)
- Schwierige Winkel zwischen Saturn und Sonne (wenn dadurch die Handlungsfähigkeit eingeschränkt ist)
- Saturntransite, besonders über die Sonne (lässt seine Prüfungen besser ertragen)
- Planetenballung im Sternzeichen Steinbock (kopflastig, zu starr, wenig flexibel)
- Unterstützt Saturn im Sternzeichen Steinbock (Durchhalten, Geduld, Planung)
- Verstärkt eine Sonnenprägung am AC, die Sonne in Haus 1 (Ich-Stärke, Erfolg, Durchsetzung)
- Rückläufiger Pluto (Karma, Macht/Ohnmacht)
- Pluto im Sternzeichen Krebs/Haus 4 (Familienopfer, Druck im Heim)

- Saturnprägung von Haus 3 (Kommunikation, Lernen)
- Saturnprägung von Haus 10 (Geduld, um die Berufung zu finden)

Besonderheiten:

- Trotz der düsteren Erscheinung ist die Zypresse ungiftig.
- Die Zypresse eignet sich wunderbar für Fuß- und Sitzbäder.
- Helfer während Zeiten erhöhter Belastbarkeit
- Das Kortison des Mittelalters
- Die Zypresse hat sich als Heilmittel gezeigt, das besonders bei den von Uranus verursachten paradoxen Leiden (lacht bei Beerdigung, glaubt Politikern) und all den Krankheiten, bei denen es nicht mit rechten Dingen zugeht, helfen kann.
- Der Anbau von Zypressen ist falls möglich sehr empfehlenswert.

Legende:

- Der beste Freund des Jünglings Kyparissos war ein Hirsch mit goldenem Geweih. Eines Tages tötete der Jüngling aus Versehen sein über alles geliebtes Tier. Die Trauer war groß, und von tiefem Seelenschmerz gebeutelt, wollte sich der Knabe das Leben nehmen. Der Sonnengott Apollon aber liebte diesen kretischen jungen Mann sehr. Aus Mitleid verwandelte der Sonnengott Kyparissos in eine Zypresse: „Du wirst von mir betrauert werden, andere betrauern und den Trauernden beistehen," sprach Apollon

Brauchtum/Magie:

- Im alten Persien wurde die Zypresse als erster Baum im Paradies geehrt.
- Traditionelle Friedhofspflanze
- Die Christen ließen den Baum aus einer Rippe Adams wachsen
- Aus Zypressenholz war angeblich das Kreuz Christi
- heute noch werden Kirchentüren aus dem Holz gefertigt (Symbol des ewigen Lebens)
- Grabbeigabe
- Agrippa von Nettesheim: „...ein Trauerbaum, düster, von herbem Geschmack, starkem Geruch, schwarzem Schatten, mit scharfem Harz, reich an Früchten, von unvergänglicher Dauer."
- Hildegard von Bingen:„Wer schwach ist, oder sogar am ganzen Körper ermattet, der koche Zweige mit Blättern in Wasser, und er nehme in diesem Wasser ein Bad, und er nehme es oft, und er wird geheilt werden und seine Kräfte wiedererlangen." Gegen Muskelschwäche und Magenprobleme verordnete die Klosterfrau Wein aus der Rinde.
- Holzkern als Schutz vor den bösen Mächten der Dunkelheit
- Hatten Muttertiere Schwierigkeiten bei der Geburt, wurde ihnen ein Gemisch aus Olivenöl und Zypresse in den Beckenbereich einmassiert

Rosmarin

Rosmarinus officinalis

Namen: Lieblingskraut, Kranzkraut, Antonkraut, Meertran, Gedenkemein, Brautkraut, Hochzeitsbleami, Hochzeitsmaie, Kranzenkraut, Weyrauchkraut

Astrologische Zuordnung: Sonne, Saturn

Signatur:

Sonne:

- Geschmack würzig, aromatisch
- Standort: Sonne
- Ätherisches Öl (für Morgenmuffel ins Duschgel tröpfeln)

Saturn:

- Immergrün
- Kann sehr alt werden
- Verholzend

Element: Feuer

Verwendeter Pflanzenteil: blühendes Kraut

Wirkung:

Körper:

- anregend auf Keimdrüsen und Periode, erwärmt Unterleib, regt die Menstruation an,

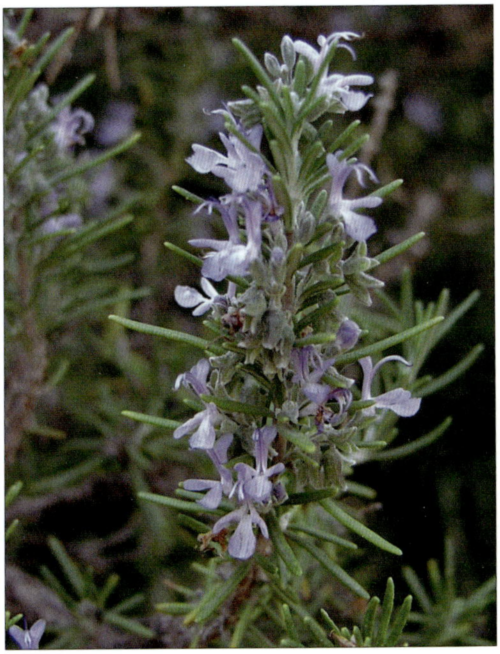

Rosmarin

steigert die Beckendurchblutung, wenn Periode schwach ist
- Kreislaufschwäche, Hypotonie
- Folgen von Apoplex (homöopathisch)
- Blutarmut
- Ohrgeräusche, Schwindel
- Gedächtnisverlust
- Rheuma
- Verdauung, Gallensteine
- Epilepsie
- Migräne
- Alle neurologischen Leiden
- Erschöpfung an Körper, Geist, Seele
- Keimtötend

Seele:
- Einsam, weil zu schüchtern
- Vermittelt Ich-Stärke bei Seelenschwäche

Geist:
- Stärkt das Erinnerungsvermögen
- Klient ist aus dem Verkehr gezogen, ist geistig in eine Art Exil verbannt

Wirkung im Horoskop:
- Stärkt die obere Horoskophälfte (nach außen gehen, Auftreten, Energie)
- Spendet Element Feuer (Energie, Wärme, Wille, Durchsetzung, Handlungsfreude, Abwehr)
- Harmonisiert Achse 5/11 (Lebensfreude/Verpflichtung)
- Stärkt Haus 5 (Lebensfreude, Sexualität)
- Stärkt Haus 1 (Ich-Stärker, Durchsetzung)
- Stärkt Haus 11(Verpflichtung, Gemeinschaft, fördert Freundschaften)
- Stärkt das Sternzeichen Skorpion (befreit aus Abhängigkeiten, entkrampft, Unterleib, Macht/Ohnmacht)
- Stärkt das Sternzeichen Wassermann (Nerven, Gemeinschaftssinn, Freunde, soziale Verpflichtung, Planung, Venenleiden)
- Wohltäter für das Sternzeichen Löwe (Auftreten, Ich-Stärker, Verantwortungsgefühl, Herz, Rücken)
- Harmonisiert Plutoprägung am AC/Haus 1 (Macht/Ohnmacht)
- Neptun in Feuerzeichen (schafft Zugang zur Intuition, Sinnfindung)
- Isolierte Sonne (Ich-Stärke, alle anderen sind immer wichtiger wie das Ich, Herz, Rücken, Stoffwechsel)
- Saturn im Sternzeichen Löwe/Haus 5 (Ich-Stärker, Durchsetzung, Auftreten, Herz, Rücken)
- Quadrat zwischen Uranus und Merkur (tiefe Potenzen) (Nerven)
- Quadrat zwischen Pluto und Venus (tiefe Potenzen) (tiefe Gefühle, Leidenschaft, Eifersucht, Nieren)
- Quadrat zwischen Pluto und Saturn (tiefe Potenzen) (Loslassen, Druck, zwanghaftes Verhalten)
- Winkel zwischen Pluto und Mond (vorgeburtlicher Schock, Eifersucht, Verlassensangst, Neubildungen)
- Schwierige Winkel Saturn/Neptun in Potenzen (bei Kraftlosigkeit, Abwehrschwäche, Lymphe)
- Winkel Mars-Neptun (Energiespender, Abwehr, fördert das „sich führen lassen", Mut, Wille)

Besonderheiten:

- Nicht in der Schwangerschaft, bei Bluthochdruck, schwachen Nerven und Schlaflosigkeit verwenden.
- Rosmarin verändert seinen Charakter durch Potenzierung zum Positiven. Als Einzelmittel ist er nur in Ausnahmefällen geeignet, seine beste Wirkung zeigt er in Gesellschaft mit weiteren Heilmitteln.
- Erfahrungsgemäß bietet Rosmarin eine große Hilfe, wenn man ihn mit merkuriellen Mitteln mischt (beispielsweise Lavendel zur Schlaganfall- und Herzinfarktnachbehandlung, homöopathisch, oder Dill).
- Unpotenziert nur bei niedrigem Blutdruck verwenden, bei hohem potenziert.

Legende:

- Leukothoe, die Tochter des persischen Königs, ließ sich einst vom Sonnengott Helios verführen und ihr Vater kam ihr drauf. Voller Wut fing er die unzüchtige Tochter und mauerte sie lebendig ein. Aus ihrem Grab wuchs durch die Macht des Sonnengottes ein Rosmarinstrauch
- „Petersilie, Suppenkraut (Liebstöckel, Selleriewurzel) wächst in meinem Garten, morgen soll die Hochzeit sein, Rosemarie (Rosmarin) die ist die Braut, kann nicht länger warten."
- Wenn ein Mädchen heiraten wollte, aber schwanger von einem anderen war, holte man die weise Frau. Sie ging in den Kräutergarten und brachte menstruationsanregende Suppenkräuter. Eine Suppe, die nur die Braut aß, löste das „Problem" schnell und die Hochzeit konnte stattfinden.

Brauchtum/Magie:

- In den Mittelmeerländern heilige Pflanze, der „Tau des Meeres"
- Pflanze der Aphrodite
- Bei Heirat im Strauß
- Liebesorakel: Zweig in die Erde stecken. Wurzelt er, bleibt die Ehe auf ewig glücklich.
- Zweig in die Kleidung des Bräutigams: er bleibt treu
- Grabbeigabe
- Rosmarin begleitet den Menschen das ganze Leben lang. Man schenkte sich Rosmarinzweige zum Abschied („Und da ist Rosmarin, das ist für die Treue" läßt Shakespeare in Hamlet sagen). Beim Tod schließlich legte man jedem Sarg ein Rosmarinsträußchen bei. Sargträger trugen als Schutz gegen ansteckende Krankheiten und den Tod immer ein Rosmarinsträußchen bei sich.
- Zum Einbalsamieren der Toten gebraucht
- In Ägypten war Rosmarin ein wichtiges Kraut für rituelle Räucherungen.
- In Belgien gilt er als Symbol des Lebens; hier bringt nicht der Storch, sondern der Rosmarin die Kinder.

Lorbeer

Laurus nobilis

Namen: Mantikos, das Wahrsagekraut, Siegerkraut

Astrologische Zuordnung: Sonne, Saturn, etwas Jupiter

Signatur:

Sonne:

- Standort: volle Sonne
- Wirkstoffe: Flavonoide, ätherische Öle, fette Öle.
- Blüte: weißgelb

Saturn:

- Kann sehr alt werden (Altersheilmittel)
- Wirkt irgendwie düster
- Immergrün (auch Saturn): Symbol für Auferstehung
- Grabbeigabe

Jupiter:

- Geschmack: aromatisch, erwärmend
- Siegerkraut

Element: Feuer

Verwendeter Pflanzenteil: Blätter

Wirkung:

Körper:

- Verdauung, Darmreiniger, Appetitlosigkeit
- Schlaflosigkeit (wenn die Gedanken in der

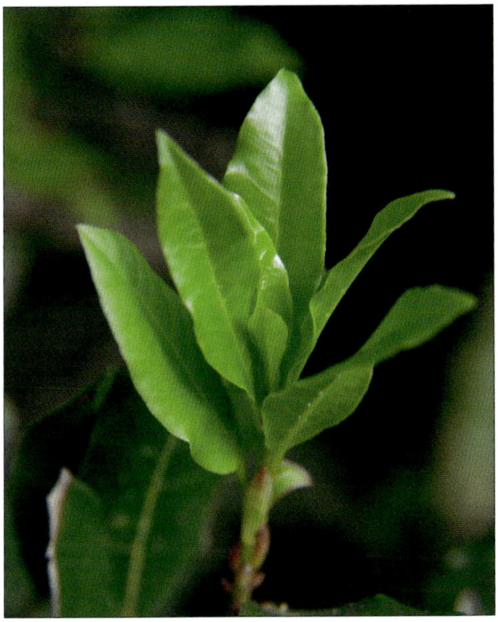

Lorbeer

Tiefe wühlen, weil etwas Unbewusstes nach außen will)
- Chronische Bronchitis
- Rheuma
- Psoriasis
- Nasennebenhöhlenentzündung, Entzündungen im Mund-Rachenbereich
- Fußpilz
- Neuralgien
- Pflanzliche Hormone für Wechseljahrsbeschwerden
- Krebsfeindlich, besonders Leukämie, antiviral, antimykotisch

Seele:
- Seelenfestiger, macht härter

Geist:
- Verleiht dem Geist Flügel
- Öffnet Blick für Verborgenes
- Intuition
- Ideen in die Tat umsetzen, Ziel erreichen
- Zum Vermeiden falscher Entscheidungen
- Macht hellsichtig

Wirkung im Horoskop:
- Stärkt die obere Horoskophälfte (nach außen gehen, Auftreten, Energie)
- Überbetonung der rechten Horoskophälfte (Du-ler, Abgrenzung)
- Harmonisiert IC/MC-Achse (wo komm' ich her, wo geh' ich hin, Vergangenheit/Zukunft, Heim/Berufung)
- Stärkt die 4/10-Achse (wo komm' ich her, wo geh' ich hin, Vergangenheit/Zukunft, Karma)
- Stärkt das Sternzeichen Steinbock (Geduld, Disziplin, Berufung, Ausdauer, Knochen, Knie, Struktur)
- Schwierige Merkur-Saturnwinkel (Negativ-Denken, fördert das analytische Denken, Stoffwechsel, Lunge)
- Schwierige Winkel von Uranus und Saturn (Nerven, Unfallneigung)
- Guter Einfluss auf Lilith, besonders Winkel zwischen Lilith und Saturn (stärkt die weibliche Kraft)
- Schwierig gestellte Mondknoten (Bsp. aufsteigender in Haus 4, absteigender in Haus 10) (Karma)
- Planetenballung im Sternzeichen Widder (Energieausgleich, harmonisierend, Ich/Du)
- Planetenballung im Sternzeichen Schütze (Leichtsinn, Arroganz, zu hohe Erwartungen, Leber)
- Planetenballung im Sternzeichen Stier (bei Phlegma, Spießertum, Hals)
- Stärkt Jupiter im Sternzeichen Waage (Sinn für das Schöne, Charisma, Niere)
- Stärkt Jupiter im Sternzeichen Skorpion/Haus 8 (Überehrgeiz, Unterleib, Polypen, Macht/Ohnmacht)
- Stärkt AC/Haus 1 (Ich-Stärker, Durchsetzung)
- Stärkt MC/Haus 10 (Berufung, den eigenen Weg finden)
- Stärkt Haus 4 (Heim, Karma)
- Sonnenprägung von Haus 9 (eigene Meinung, Reiselust, Auswandern, Philosophie)
- Stärkt Saturnprägung von Haus 9 (eigene Meinung, Reisen, Öffnen für Fremdes)

Besonderheiten:

- Bringt Feuer in die Erde
- Bei schwierigen geomantischen Problemen

Legende:

- Die Lust hatte einst den Sonnengott Apollo übermannt. Eros hatte ihn mit dem Liebespfeil getroffen und er war hinter der bezaubernden Nymphe Daphne her. Doch weil Apollo den Liebesgott geärgert hatte, wollte dieser Rache. So zielte er auf Daphne mit einem Pfeil aus Blei und dadurch wurde sie für die Liebe Apollos unempfänglich. Um die fliehende Nymphe vor den Nachstellungen des Sonnengottes zu retten, verwandelte Gaia ihre Tochter Daphne schließlich in einen Lorbeerbaum.

Brauchtum/Magie:

- Pythia schlief vor ihren Weissagungen auf Lorbeerblättern, vor der Wahrsage kaute sie drei Blätter davon.
- Sieger bekränzten sich mit einem Lorbeerkranz.
- Nur Cäsar hatte vom Senat die Erlaubnis immer einen Lorbeerkranz zu tragen.
- Der Kranz wird auf der Hypophysenregion getragen, das führt zur Hellsichtigkeit (auch Diademe und Kronen werden hier platziert, um verantwortungsvolle Tätigkeit ausführen zu können, nicht etwa um des Ruhmes willen).
- Akademischer Titel Bachelor (Baccalaureat) kommt von Laurus nobilis.
- Als Salbe gegen Euterentzündungen verwendet

Weihrauch

Boswellia carteri, Olibanum, Boswellia sacra

Namen: „Schweiß der Götter“

Astrologische Zuordnung: Sonne, Saturn, etwas Neptun

Signatur:

Sonne:

- Harz: Wundheilmittel
- Standort volle Sonne
- Ätherisches Öl
- Aromatischer Duft

Saturn:

- Papierartige, rissige Rinde (Haut)
- Harz: Wundheilmittel (erste Ernte noch minderwertige Qualität, später immer mehr und besser)

Neptun:

- Blassgelbe Farbe

Element: Erde

Verwendeter Pflanzenteil: Harz

Wirkung:

Körper:

- Wie alle Harze: Altersheilmittel
- Herzstress (Sonne, Uranus), mit Myrrhe und Gold (Aurum comp., Wala) zur Harmonisierung der Herzfunktion, Vor- und Nachsorge bei Herzinfarkt, Apoplex
- Autoimmunleiden wie Morbus Crohn, Rheuma, Multiple Sklerose
- Hautleiden (Psoriasis)
- Polyarthritis
- Epilepsie
- Unterleibsleiden
- desinfizierend, entzündungshemmend, krebsfeindlich (besonders Leber, Haut, Gehirn)

Seele:

- Alterspsyche: vom Leben enttäuscht
- Seelenbalsam
- Schafft inneren Frieden
- Angst vor dem Tod, allgemein angstlösend
- Antidepressiv
- Das Mittel für die alten Seelen und die Indigogeneration (90-er Jahrgänge)

Geist:

- Geist-anregend
- Vermittelt zwischen Verstand und Gefühl
- Verbessert als magisch hellgraues Mittel, die Kontaktaufnahme mit Geistwesen und bringt die Hilfe von Oben

Wirkung im Horoskop:

- 4. Quadrant (Altersheilmittel, Karma)

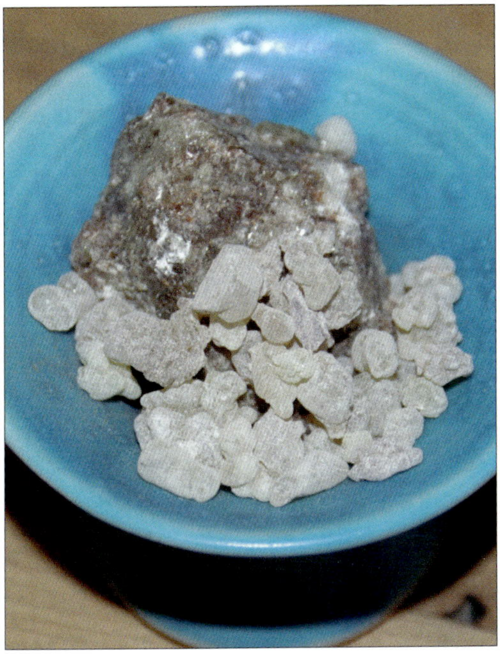

Weihrauch

- Harmonisiert die Achse 5/11 (Lebensfreude/Verpflichtung)
- Stärkt die Achse 2/8 (Haben/Sein, Physik/Metaphysik, Selbstwert/Idealvorstellung)
- Planetenballung im Sternzeichen Steinbock (kopflastig, zu starr, wenig flexibel)
- Isolierter Uranus (Nerven, Angst vor Veränderungen, Loslassen/Halten)
- Stärkt Mond im Sternzeichen Steinbock (Depression, die gepanzerte Seele, Neubildungen)
- Stärkt Mond in Haus 10 (Intuition, den eigenen Weg finden, Neubildung, Depression)
- Mond in der Jungfrau/Haus 6 (Verdauungsorgane, Magen, trockene Schleimhäute, Hypochonder, vereint Kopf/Bauch)
- Stärkt Jupiter im Sternzeichen Steinbock (große und kleine Ordnung, der Weg zum Erfolg, Gelenke)
- Unterstützt Jupiter in Haus 10 (Erfolg, Auftreten, Berufung, Alter)
- Stärkt Uranus im Sternzeichen Steinbock/Haus 10 (Nerven, Unfallneigung, Rhythmus, Halten/Loslassen)
- Stärkt Neptun im Sternzeichen Steinbock/Haus 10 (Traum/Realität, Lymphe, Berufung, Karma, Altersweisheit)
- Unterstützt den Mars im Sternzeichen Löwe (Auftreten, Persönlichkeit, Herz, Rücken)
- Stärkt Haus 5 (Lebensfreude, Kinder, Sexualität)
- Stärkt Haus 11 (Verpflichtung, Gemeinschaft)
- Haus 12 (geheime Feinde, Mobbing, Geheimnisse, Einsamkeit, Zurückgezogenheit, Sucht, Lymphe)
- Wirkung im Sternzeichen Löwe (Auftreten, Ich-Stärker, Verantwortungsgefühl, Freude, Herz, Rücken)
- Allgemein günstige Wirkung auf die „Sulfurplaneten“: Sonne, Mars, Uranus, Jupiter (Kraft, Entgiftung, Feuer)
- Neptun, Uranus im Steinbock (Indigokinder)
- Schwierige Uranustransite (Nerven, Unruhe)
- Stärkt Haus 7 (Nächstenliebe)
- Stärkt Haus 8 (Macht/Ohnmacht)
- Stärkt das Sternzeichen Löwe (Auftreten, Erfolg, Ich-Stärke)

Besonderheiten:

- Die hier genannten Indikationen beziehen sich auf den arabischen Weihrauch
- Hier zeigt sich Neptun als Wohltäter von seiner besten Seite
- Wer Weihrauch nicht riechen kann, ist schwarzmagisch besetzt
- Ähnlich wirken auch die Harze: Benzoeharz, Lärchenharz, Bernstein

Legende:

- Vor langer Zeit fand die Hochzeit zwischen dem Polarstern und dem Kreuz des Südens statt. Die beiden wollten Kinder haben und schon bald war das Kreuz des Südens schwanger. Die werdende Mutter wollte für die Geburt gut vorbereitet sein und bat den höchsten Himmelsherrn um Rat, wo sie ihre Kinder bekommen sollte. Die japanische Insel Taketomi fiel dem obersten Himmelsherrscher ein, eine liebliche, von Korallenriffen umgebene Insel. Viele Sternenkinderchen kamen bald darauf in Taketomi zur Welt und voller Freude stiegen der Polarstern und das Kreuz des Südens wieder zum Himmel hinauf. Doch der Siebendrachengott, der Herrscher der Meere, war zornig auf die Sterne. Sie hatten sein Meer beschmutzt ohne ihn vorher zu fragen und er schickte eine Riesenschlange los, um die Sternenkinder zu fressen. Diese tat wie ihr befohlen, verspeiste alle Kinder und spuckte diese dann wieder aus. Wie kleine Sternchen wurden die toten Kinder an den Strand gespült und dort von einer lieben Göttin erkannt. Sie wusste, dass die Inselbewohner schon bald ein Fest feiern und dabei viel Weihrauch verbrennen würden. Mit dem Rauch des Weihrauchs konnten die Sternenkinder hinauf in den Himmel zu ihrer Mutter, dem Kreuz des Südens steigen. Und so geschah es. Noch heute findet einmal im Jahr das Weihrauchfest auf der Insel Taketomi statt und immer noch treten viele Sternenkinder die Heimreise mithilfe des heiligen Rauchs an. Wer genau hinschaut, kann sie sehen, die Sternenkinder rund um ihre Mutter verteilt (Japanisches Märchen).

- Aphrodite wollte sich an Phöbus rächen. Er hatte einen ihrer Seitensprünge ausgeplaudert und sollte dafür bestraft werden. Ein Liebeszauber war Schuld, dass er sich unsterblich in Leukothoe verliebte. Als deren Vater von dieser Romanze erfuhr, begrub er seine Tochter lebendig unter einem Haufen Sand. Verzweifelt suchte der Sonnengott seine Liebste, doch als er sie fand war es zu spät, sie war bereits tot. „Dennoch wirst du in den Himmel aufsteigen“ versprach ihr Phöbus und bestrich den leblosen Körper mit göttlichem Nektar. Der erste Weihrauchbaum fing sofort zu wachsen an. Sein Harz sollte fortan Himmel und Erde verbinden.

Brauchtum/Magie:

- Herrschermittel der Gottkönige
- Von den Ägyptern zum Einbalsamieren ihrer Toten verwendet
- Gold, Weihrauch und Myrre, die Geschenke der Hl. 3 Könige
- Räuchern zum Schutz bei magischen Handlungen (nur wenige Familien besaßen das Erbrecht, Weihrauchbäume zu nutzen. Sie durften während der Ernte keinerlei Kontakt zu Frauen haben).
- In den arabischen Ländern als Kaugummi gegen Mundgeruch.
- Hildegard: Tinnitus, Schwerhörigkeit (Saturn)

Efeu

Hedera helix

Namen: Ewigneu, Eppig, Hühneraugenkraut, Himmelsleiter, Totenranke

Astrologische Zuordnung: Sonne, Saturn, Merkur

Signatur:

Sonne:

- Verjüngt sich nach oben und wird immer heller in seiner Erscheinung
- Blüht im Winter
- Flavonoide
- Ätherisches Öl

Saturn:

- Immergrün (Alters- und Durchhaltemittel)
- Blätter: ledrig, dunkelgrün, hart
- Standort: Störzonen (immunmodulierende Wirkung)
- Sehr tiefe Wurzeln
- Sehr alte Pflanze (Millionen Jahre)
- Kann bis zu 400 Jahre alt werden
- Schwarze Beeren

Merkur:

- Kletterpflanze, Blütendolde
- Nervensignatur der Blätter

Element: Feuer

Verwendeter Pflanzenteil: junge Blätter

Wirkung:

Körper:

- Geriatrikum

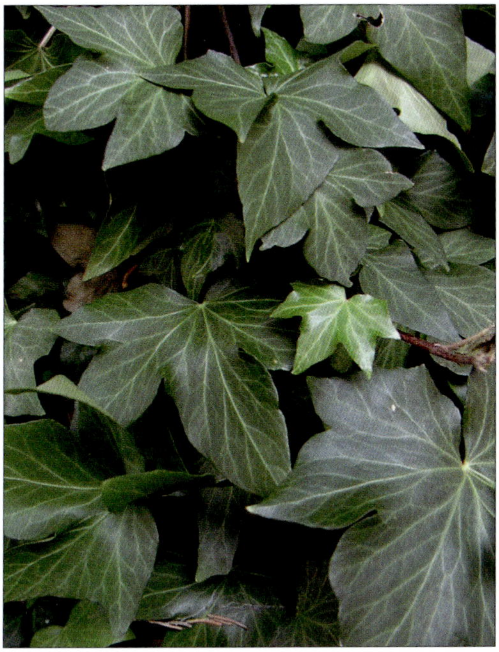

Efeu

- Sahasrarachakra
- Chronische Lungenleiden (Husten mit Verschlimmerung nachts), trockener Reizhusten, Asthma, Keuchhusten
- Schilddrüse (jodhaltig), anregend auf die Hormondrüsen
- Leber, Galle (Cholerik)
- Haut, Zellulitis
- Myom
- Rheuma
- Entkrampfend, schleimlösend, krebsfeindlich, antibakteriell, antiviral, antimykotisch, antiparasitär

Seele:

- Befreit von trüben Gedanken und hilft verhärtete Strukturen aufzubrechen
- Nimmt die Angst
- Holt die Menschen, die in ihren Pflichten untergegangen sind, wieder ins Leben zurück
- Plötzliche Angst mit Herzklopfen, besonders nachts mit Erwachen

Geist:

- Verbindet das Unbewusste mit dem Verstand
- Regt stark das Denken an
- Gegen negative Gedanken
- Wer zuviel ins Okkulte geschaut hat
- Kommunikation, Beredsamkeit

Wirkung im Horoskop:

- Stärkt 4. Quadrant (Altersheilmittel, Karma)
- Verbindet Erde und Luft (Ideen verwirklichen, Leben leichter nehmen, Reaktionsmittel für chronische Leiden)
- Stärkt das Sternzeichen Skorpion (befreit aus Abhängigkeiten, entkrampft, Unterleib, Macht/Ohnmacht)
- Stärkt das Sternzeichen Stier (Genussfähigkeit, Selbstwert, Hals, Element Erde)
- Stärkt das Sternzeichen Zwillinge (Flexibilität, Anpassung, Geist-anregend, Kommunikation, Lunge)
- Stärkt das Sternzeichen Schütze (Freund Jupiter, Optimismus, Humor, Weltoffenheit, Leber)
- Stärkt Neptun im Sternzeichen Jungfrau (verbindet Verstand und Gefühl, stärkt die Oberbauchorgane)
- Stärkt Haus 2 (Selbstwert, gesunder Menschenverstand)
- Stärkt das Haus 3, besonders Sonne-Saturnprägung von Haus 3 (Kommunikation, Lernen)
- Stärkt Merkur im Sternzeichen Steinbock (Geduld, Berufung, Ausdauer, analytisches Denken, Stoffwechsel, gegen negative Gedanken)
- Planetenballung im Sternzeichen Jungfrau/Haus 6 (zu ernst, Perfektionswahn, fehlendes Gefühl, Verdauungsorgane)
- Planetenballung im Sternzeichen Steinbock (kopflastig, zu starr, wenig flexibel)
- AC/DC-Achse, Haus 1/7 (Ich-Du)
- Haus 10 (Berufung, Alter)
- Stärkt IC/Haus 4 (wo komm' ich her, Heim, Karma)

- Achse 4/10 (wo komm' ich her, wo geh' ich hin, Berufung, Karma)
- Mondknotenachse (Karma)
- Merkurprägung von Haus 10 (fördert Disziplin, Berufung, Ausdauer, wissenschaftliches Denken)

Besonderheiten:

- Ausgezeichnetes Mittel, um Schwung in festgefahrene Zustände (chronische) zu bringen (Reaktionsmittel)
- Störstellenanzeiger
- Efeu klettert nur an kranken, alten, allgemein schwachen Bäumen hoch. Er ist also kein Baumwürger, sondern eine Art pflanzlicher Sterbebegleiter, der den Baum stützt und somit sein Leben sogar um einige Jahre verlängern kann.

Legende:

- Nachdem der König Tristan und Isolde, die durch einen Liebestrank untrennbar miteinander verbunden waren, an verschiedenen Enden des Burggartens bestatten ließ, dachte er nicht an die Macht des Efeus. Dieser wuchs in Begleitung der Rose von beiden Gräbern kommend über ihnen zusammen und vereinte das Liebespaar so letztendlich doch noch.

Brauchtum/Magie:

- Dionysos, der Efeugott, war mit dieser Heilpflanze bekränzt, die ihn so angeblich vor Trunk- und Wassersucht schützte.
- Symbol der Geselligkeit, Heiterkeit, Freundschaft.
- Im alten Griechenland erhielt das Brautpaar eine Efeuranke, um die Liebe und das Glück für immer zu festigen.
- Liebesorakel: Wasser aus drei verschiedenen Quellen, Efeublätter rein, schwimmen sie zusammen: Heirat noch in diesem Jahr
- Im Christentum galt er als Sinnbild der Unsterblichkeit und wurde den Toten ins Grab beigelegt (Saturn).
- Der Saft der Beeren macht schwarzes Haar.
- Im Mittelalter half der Kranz gegen ernste Gedanken und das Amulett dieser Pflanze, die auch ein Bestandteil der Hexensalben war, bot Schutz auf See – und Seelenreisen.
- Efeu im Haus soll Unglück bringen (zerstört Ehe, bringt Tod eines Angehörigen, Tochter findet keinen Mann)
- Blüht der Efeu schön, ist die Weinernte üppig.
- Traditionell auch zum Anregen der Monatsblutung und zur Geburtserleichterung verwendet.
- Bären lieben den Efeu gegen sexuelle Unlust, Eber fressen ihn, wenn sie sich verletzt haben und die Säue, wenn sie sich die Geburt erleichtern wollen.
- Ziegen, die Efeu fressen, geben mehr Milch

Lärche

Resina laricis

Namen: Schönholz

Astrologische Zuordnung: Sonne, Saturn, Venus, auch Uranus

Signatur:

Sonne:

- Lichtbaum
- Ätherisches Öl
- Harzreich
- Bis auf 2000m Höhe: verträgt Höhenstrahlung, stärkt während Extremsituationen
- Goldfärbung der Nadeln im Herbst

Saturn:

- Nadelbaum
- Eines der härtesten und schwersten Hölzer (Bauholz)
- Harz
- Alter: bis über 1000 Jahre
- Bereits vor 60 Millionen Jahren gab es Lärchen
- Mag es nicht, wenn ihr Baumnachbarn zu nahe kommen (beste bei Saturn-Venustransit)

Venus:

- Venusgrün der Nadeln im Frühjahr

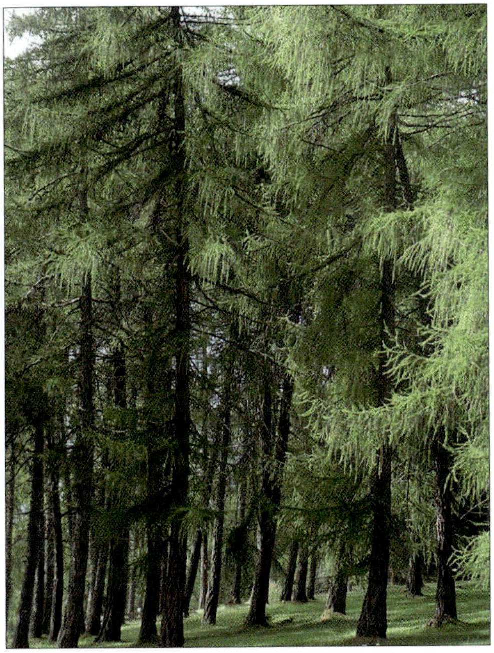

Lärche

Uranus:

- Traut sich als „Nadelbaum" die Nadeln, also die Last abzuwerfen
- Sehr anpassungsfähig was die Temperatur angeht (-40° bis +40°)

Element: Feuer

Verwendeter Pflanzenteil: Harz, junge Zapfen, Nadeln, Rinde

Wirkung

Körper:

- Nieren-Blasenleiden (durch kalte Füße), Blasensteine, Reizblase
- Bronchitis, Husten
- Blutungen
- Augen
- Würmer
- Rheuma
- Nervenschmerzen
- Haut, Wunden, eiternde Geschwüre, nässende Flechte, Grind (Rinde der Lärche ist oft moosbewachsen, wie Pilzbefall der Haut), Ekzeme
- Durchfall
- Gallensteine
- Menstruation anregend
- Antibakteriell, entzündungshemmend, erweichend, erwärmend und harntreibend

Seele:

- Reinigung, bringt Schwung in die Seele
- Hilft loszulassen
- Stärkt den Selbstwert
- Lichtbaum: stimmungsaufhellend
- Bachblüte Larch: für Selbstvertrauen

Geist:

- Demenz
- Verleiht den Mut, anders sein zu dürfen
- Unterstützt das Vorstellungsvermögen, Hellsicht
- Fördert den Zugang der gespeicherten Informationen
- Verbessert den Riecher sehr, um Kleingedrucktes zu lesen bei Vertrag, Prüfungen

Wirkung im Horoskop:

Planetenballung im Sternzeichen Stier (bei Phlegma, Spießertum, Hals)

- Wohltäter für das Sternzeichen Widder (Kampfgeist, Durchsetzung, Pionier, Kopf, Abwehr)
- Stärkt die Sonne im Sternzeichen Waage (Entscheidungsstärke, Stabilität, Haut-Nierenleiden)
- Wohltäter für Haus 10 (Berufung, Alter)
- Gespannte Winkel zwischen Saturn und Venus (zu enge Vaterbindung, schwer Gefühle zu zeigen, Nierensteine)
- Venus im Sternzeichen Steinbock (schwer Gefühle zu zeigen, Mangel an Faszination für das Schöne, die Treue)
- Saturntransit Venus (Mangel an Eigenliebe, Isolation, verringerte Regeneration, Nierenstein, Haut, Hormone)
- Stärkt die Sonne in der unteren Horoskophälfte (nach außen gehen, Auftreten, Energie)
- Überbetonung der rechten Horoskophälfte (Du-ler, Abgrenzung, Allergie)

- Wohltäter für das Sternzeichen Krebs (Loslassen, Fürsorge, Heim, Magen)
- Harmonisiert die Achse AC/DC, Haus 1/7 (Ich-Du, Allergie, Autoaggression)
- Sonnenprägung von Haus 2 (Selbstwert, Hals)
- Saturnprägung von Haus 2 (Selbstwert, Hals)
- Uranusprägung von Haus 2 (Selbstwert, Hals)
- Stärkt Haus 9 (Fortbildung, Reisen, Philosophie, eigene Meinung)

Besonderheiten:

- Zählt seit Jahrhunderten zu den wertvollsten und edelsten Harzen

Legende:

- Eine Legende erzählt von einer Lärche in Naunders. Bis 1855 glaubten die dort heimischen Tiroler, dass aus diesem Baum die neugeborenen Kinder geholt wurden. In der Nähe der Lärche war es deshalb verboten Brennholz zu schlagen, es musste dort allgemin Ruhe herrschen.

Brauchtum/Magie:

- Sitz der saligen Waldfräulein, lichte Baumgöttinen, die den Menschen wohlgesonnen sind. Diese Waldfeen begleiteten verirrte Wanderer auf den rechten Weg zurück, gaben den Armen Geldbeutel, die niemals leer werden, Brotkästen, die ewig gefüllt bleiben und Käselaibe, die stets nachwachsen.
- Als Schutzbaum vor bösen Geistern, Blitzeinschlägen und anderem Unheil stand und steht die Lärche im Gebirge oft in der Nähe des Wohnhauses bzw. Hofes (Schutz für alleinstehende Höfe)
- Schutz gegen alle bösen Außeneinflüsse: Lärchenzweige wurden an Türen und Fenster genagelt, die so genannten Hexenrüttel, die vor bösen Geistern und Blitzschlag schützen sollen.
- Kindern wurden Lärchenzapfen um den Hals gehängt, zum Schutz gegen den bösen Blick.
- Wenn im Alpenraum einer einen Lärchenzweig an das Haus eines Mädchens steckt, das sich „daneben benommen“ hat, sagt man dort: „Bei ihr hat's gelärchelt.“
- Verwendung als Dachschindeln, Wasserleitungen an Brunnenanlagen, Eisenbahnschwellen, Zaunpfähle, Fensterrahmen, Treppenstufen und Fußböden.
- Venedig ist auf Lärchenpfählen erbaut.

Buche

Fagus silvatica

Namen: Schriftstücke wurden früher in Buchenbrettchen zusammengefasst. Daraus entstand das Wort „Buch“

Astrologische Zuordnung: Sonne, Saturn, etwas Mond

Signatur:

Sonne:

- Gelbfärbung der Blätter im Herbst
- Hoher Brennwert

Saturn:

- Kann bis zu 300 Jahre alt werden
- Bleigraue Rinde
- Liebt kalkhaltigen Boden

Mond:

- Silbrig behaarte Knospen
- Symbol der Mütterlichkeit
- Die weise Großmutter des Waldes

Element: Erde

Verwendeter Pflanzenteil: Rinde, Asche, Blätter, Buchenholzteer (Kreosotum)

Wirkung:

Körper:

- Nervenstärker (Nervensignatur: Blätter die nervenartig gefiedert sind)
- Festiger
- Augen
- Haut: Wunden, Ekzeme
- Lungenreinigend, vertieft die Atmung
- Magen (Kreosotum)
- Blutungen (Kreosotum)
- Tinnitus
- Zahnfleisch

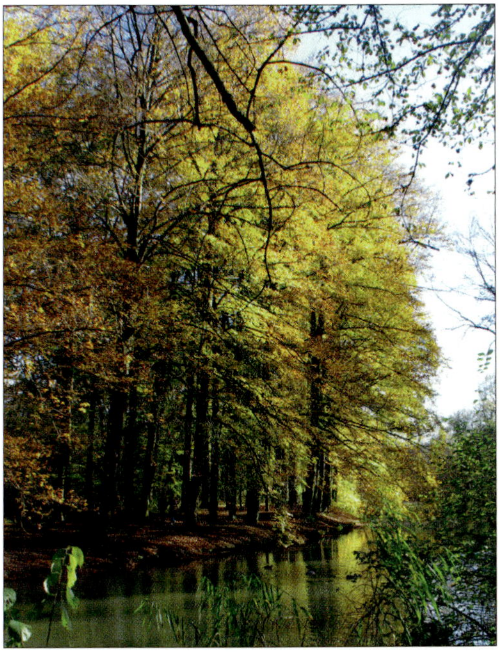

Buche

- Antibakteriell, schleimlösend, hustenstillend und fiebersenkend

Seele:

- Baum der Heiterkeit
- Geborgenheit
- Trost
- Bachblüte Beech: Toleranz, Kritiksucht

Geist:

- Fördert abstraktes Denken für komplizierte Vorgänge
- Ordner, schafft Klarheit
- Bringt das Wissen um Vergangenheit, Gegenwart und Zukunft.

Wirkung im Horoskop:

- Allgemein günstige Wirkung auf Saturn
- Saturn im Sternzeichen Waage (erschwerter Zugang zum Du, Mangel an Sinn für das Schöne, Diplomatie, Niere, Haut)
- Saturn rückläufig (steiniger Weg, Prüfungen, Schicksal, fördert Geduld, Verstehen)
- Saturn in Spannung mit Uranus (Nerven)

Besonderheiten:

- Der Aufenthalt in einem Wald aus großen, edlen Baumgestalten führt zum inneren Frieden.

Legende:

- Die Göttin Iduna, Göttin der Unsterblichkeit war die Hüterin der goldenen Äpfel, die als Götterspeise das Altern der Götter stoppten. Sie ritzte einst ihrem Gatten, dem göttlichen Sänger Bragi (Gott der Dichtkunst), die ersten Runenzeichen in die Zunge. Dadurch erhielt er die Gabe der magischen Worte und wurde einer der wertvollsten Barden.
- Bei den Kelten war die Buche der Wunschbaum. Sie ritzten ihre Wünsche auf einen Buchenzweig und banden diese an eine Buche. Feen sammelten dann die Wünsche ein und brachten sie zu ihrer Feenkönigin.

Brauchum/Magie

- Die Orakelzeichen der germanischen Weisen, die Runen, wurden auf Buchenholzstäbchen geritzt. Runen waren die „Buchstaben“ die der Kommunikation dienten, aber vor allem für Weissagungen verwendet wurden, ähnlich dem I-Ging.
- Die alten Germanen ritzten Runen auch in den Stamm der Buche, um Heilung zu erlangen.
- Die Buche offenbarte den Menschen tief Verborgenes und Jenseitiges. Sie stellte den Kontakt zur Anderswelt her.
- Die Buche war bei den Germanen der Göttin Freya geweiht.
- Die Kelten verwendeten die Asche aus Buchenholz als Seife. Mit Ziegenfett und Wasser gemischt zum „Blondieren.“
- Bei Griechen und Römern war das Opfergeschirr aus Buchenholz
- „Vor Eichen sollst Du weichen, vor Fichten sollst Du flüchten, auch Weiden sollst Du meiden, doch Buchen sollst Du suchen.“ Die Buche wird tatsächlich weit weniger vom Blitz getroffen als beispielsweise Eichen (Eiche wächst gerne auf Wasseradern).
- Buchenlaub als Füllung von „Schlafsäcken“ (beruhigend).

- Wünsche auf einen Buchenstock schnitzen und ihn dann vergraben.
- Das Tragen von Buchenblättern fördert die Kreativität.
- Unter den Hexenbuchen tanzen die Hexen.
- Ein Buchenblatt mit einem aufgemalten T schützt Mensch und Tier vor Behexung.
- In England und Schweden legt man zu Weihnachten einem großen Buchenscheitholz ins Kaminfeuer. Die Asche streut man dann an Neujahr für die Fruchtbarkeit auf die Felder.
- Wetterorakel: Anfang November mit der Axt in eine Buche schlagen. Bleibt die Wunde trocken, wird der Winter hart.
- Wenn es viele Bucheckern gibt, wird es viele uneheliche Kinder geben.
- Neugeborenen Mädchen, die in einer buchernen Wanne gebadet werden, sind später einmal bei Männern sehr beliebt.
- Hildegard v. Bingen: Krämpfe, Fieber und Gelbsucht.
- Bucheckern wurden früher zur Schweinemast verwendet.
- Für Pferde, Kälber und Meerschweinchen ist die Fütterung mit den Bucheckern oder Ölkuchen (der Rest, der beim Pressen von Bucheckern zurückbleibt) giftig.

3.5 Mittel der Sonne und den ihr „Gleichgültigen“

3.5.1 Sonne-Mondmittel

Die Sonne-Mondmittel sind Helfer zur Bewältigung von Problemen der Realwelt, also gegen die Abgehobenheit der luesinischen Diathese, bei der Außen-Innen, Wunsch und Realität, Wahrnehmung und Traum durcheinandergekommen sind.

Für zwischenmenschliche Beziehungen sind sie von besonderer Bedeutung. Das Herzdenken lässt sich mit diesen Mitteln, falls überhaupt möglich, günstig beeinflussen. Herz ist die Vorstellung vom Ich, Sulfur, Chi, Auffinden der Mitte, der optimalen Lösung, des Dritten Weges zwischen Ja und Nein (Lebensfreude!).

Der Mann muss sich mit der Mondkraft (in sich und anderen) ebenso produktiv auseinandersetzen wie die Frau mit der Sonnenkraft. Haß gegen das andere Prinzip ist Gift, nicht nur in der Realwelt um einen, sondern ist auch eine Manifestation von Selbsthaß mit entsprechenden Folgen. Ablehnung der Mondkraft ist auch Ablehnung der Nachthälfte des Horoskops, der Hermetik, des IC und des Karma (Vergangenheit).

Die Zen-Meinung zu diesem Thema ist in der „wunderbaren Katze“ wiedergegeben, als die Technik, durch Nichtstun zu handeln. Die vollwertige Frau erreicht alles, was sie will in scheinbarer Passivität. Scheinbar unüberwindliche Hindernisse sind dann keine mehr, weil der Weg sie führt. Mondkraft mit der Kraft anderer Planeten, z.B. der Sonne harmonisch zu verbinden bringt viele Probleme zu einer glatten, undramatischen Lösung.

Ein rasch fortschreitender Mondprozess, z.B. ein dramatisch verlaufender grippaler Infekt, lässt sich durch Mittel der Sonne häufig stoppen. Verschreibt man Gold und Silber gleichzeitig, kommt man zu stark wirkenden Rezepten. Diese muss man unbedingt zur Harmonisierung mit Pflanzenmitteln der Sonne wie Engelwurz und des Mondes wie Fieberklee abrunden (Bsp. Grippe mit Fieber: Mond tiefe Potenzen, Sonne höhere).

Ein Lehrsatz der klassischen Astrologie lautet, dass sich Sonne und Mond gleichgültig ansehen. Gemeint ist natürlich, dass Winkel zwischen diesen beiden Gestirnen prinzipiell weder heilvoll noch unheilvoll sind. In der Psychologie der Gestirne ist die Beziehung zwischen den beiden Lichtern wohl andersartig. Die Lichter sehen sich voll Liebe, voll Hass oder voll Liebe und Hass zugleich an, aber doch niemals gleichgültig. Unsere Aufgabe ist es in der Regel, in dieser Beziehung Hass abzubauen, selten Liebe abzubauen. Liebe aufzubauen halten wir für unnötig, die Liebe geht ihren eigenen Weg, wir leben nicht im Zeitalter der Vernunftehe, die übrigens sowieso ohne Liebe auskommt.

Neurasthenie, Nervenschwäche schließt die Sinneswahrnehmung ein, besonders Störungen des Visus. Bei Problemen hinsichtlich Sinneswahrnehmungen, Täuschungen, Augenleiden oder Überempfindlichkeiten der Sinne treffen sich die zwei Lichter, Sonne und Mond. Am Tag scheint die Sonne, nachts der Mond. Treffen die zwei

Lichter in einer Heilpflanze zusammen, können sie das Bewusste mit dem Unbewussten verbinden, die Brücke zwischen der rechten und der linken Gehirnhälfte bauen, also Verstand und Gefühl zusammenbringen. Stehen Sonne und Mond in den ihnen gegensätzlichen Horoskophälften (besonders Mond oben, Sonne unten) ist der Tag-Nachtrhythmus gestört. Die Lichter brauchen hier dringend Unterstützung. Auch Nacht- und Schichtarbeiter profitieren von Heilmitteln, die den beiden Lichtern Sonne und Mond unterstehen. Die Sonne macht aktiv, der Mond führt in die Ruhe, die Persönlichkeit kommt in Harmonie. In der Therapie haben sie sich unter anderem bestens bewährt bei Augenleiden.

Sonnenkräfte sind heiß, sie erfahren durch den befeuchteten Mond Kühlung. In vielen lebensverlängernden Elixieren wird die verjüngende Eigenschaft des Mondes auf die Lebenskraft der Sonne genutzt.

Sonne-Mondmittel zeigen allgemein eine günstige Wirkung bei:

- Sonne isoliert, besonders im Sternzeichen Krebs
- Mond isoliert, besonderns im Sternzeichen Löwe
- Haus 4, Haus 5
- Aspekte zu Venus, Jupiter (Freunde)
- Schwierige Winkel zwischen Sonne und Mond (Vollmondgeburten)
- Pflanzen, die beiden Lichtern zugeordnet werden, gehören zu den Interessantesten überhaupt.

Koriander

Coriandrum sativum

- Von griechisch coris = Wanze, amon = Anis. Die Blätter riechen etwas nach Wanzen, die Beeren nach Anis

Namen: Schwindelkraut, Wanzenkümmel, arabische (chin.) Petersilie, Krapfenkorn, Wanzendill

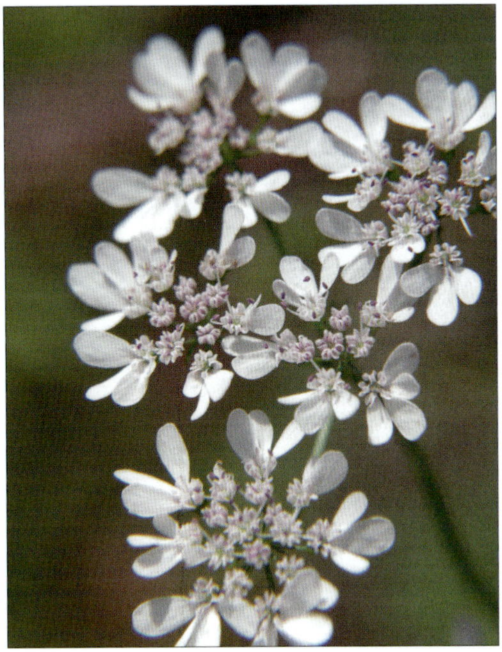

Koriander

Astrologische Zuordnung: Sonne, Mond

Signatur:

Sonne:

- Ätherische Öle, Flavonoide
- Antibiotisch (Bakterien mögen die Sonne nicht)
- Standort: volle Sonne

Mond:

- Wanzengeruch der Blätter

Element: Feuer, etwas Luft

Verwendeter Pflanzenteil: Samen, Blätter (noch mondiger als die Samen, stärkere Wirkung auf die Psyche)

Wirkung:

Körper:

- Haut: schlecht heilende Wunden, Juckreiz zum Verrücktwerden, Neurodermitis
- Verbrennungen
- Eiterbeulen, schmerzenden Ohren und verklebte Augen

- Gelenksrheuma
- Multiple Sklerose
- Verdauung: appetitanregend, verdauungsfördernd, nimmt Mundgeruch beispielsweise nach Knoblauchgenuss, Magersucht, Übergewicht, nervöse Verdauung, Blähungen (die das Zwerchfell nach oben drücken und das Herz einengen), Krämpfe
- Kranke Hoden
- Regt die Milchbildung und Spermienproduktion an, vermutlich östrogenartig
- Quecksilbervergiftung
- Herzschwäche
- Altersheilmittel
- Epilepsie
- Rekonvaleszenz
- Antibiotisch, antimykotisch

Seele:

- Depression, Melancholie, stimmungsaufhellend
- Katzenjammer nach Alkohol- und Drogengenuss
- Seelische Verkrampfungen
- Heimweh
- Unerfüllte Liebe (für Frauen, die den Priester wollen, Jupiter, Pluto in Haus 7)
- Mutterprobleme im Horoskop

Geist:

- Vergesslichkeit, Alzheimer, allg. Demenz
- Willensschwäche
- Undeutliche Sprache
- Verbessert das Verstehen von Gegensätzen Yin/Yang, oben/unten (Sonne, Mond)

Wirkung im Horoskop:

- Überbetonung untere Horoskophälfte (nach außen gehen, Auftreten, Energie, gegen das Grübeln)
- 3. Quadrant (Ernte, Lehren, Vorstellungskraft)
- Stärkt Haus 11 (Verpflichtung, Gemeinschaft)
- Stärkt Haus 8 (Macht, Ohnmacht, Stirb und werde, Transformation)
- Stärkt das Sternzeichen Schütze (Optimismus, weltoffen, lernlustig, humorvoll, Leberheilmittel)
- Mond in der oberen Horoskophälfte (Nachtmensch, stärkt die Intuition, hilft gegen die manipulative Mutter)
- Mond im Sternzeichen Steinbock (Depression, die gepanzerte Seele, Neubildungen)
- Stärkt Mond in Haus 10 (Intuition, den eigenen Weg finden, Neubildung, Depression)
- Schwächt die Wirkung der „Übeltäter" auf den Mond ab (Seelenheil, Infektionen)
- Schwierige Winkel der Lilith (erhellt die dunkle weibliche Macht)
- Isolierter Mond (Gefühl als Kind: Mutter nicht da, unerwünscht, schwerer Zugang zur Seele, Verlustangst)
- Winkel zwischen Pluto und Mond (vorgeburtlicher Schock, Eifersucht, Verlassensangst, Neubildungen)
- Plutoprägung am DC/Haus 7 (Druck auf/vom Du, Transformation durch Partnerschaft)
- Jupiterprägung vom DC/im Haus 7 (öffnet den Zugang zum Du, bei zu großen Erwartungen dem Du gegenüber)
- Ausgleich oben/unten, Yin/Yang (Tag/Nacht, Bewusst/unbewusst, männlich/weiblich, aktiv/passiv, hell/dunkel)
- Planetenballung im Sternzeichen Löwe (Energieausgleich, harmonisierend, Ich/Du)
- Isolierter Mars (Durchsetzung, Wille verstärkt oder vermindert, mangelnde, männliche Eigenschaften)
- Venus im Sternzeichen Widder (Amazone, Flirtkönigin, Allergien)
- Stärkt Uranus im Sternzeichen Löwe/Haus 5 (Unruhe, Nerven, Herzrhythmus)
- Stärkt Jupiter im Sternzeichen Waage (Sinn für das Schöne, Charisma, Niere)
- Stärkt die Sonne im Sternzeichen Schütze/Haus 9 (macht optimistisch, weltoffen, lernlustig, humorvoll, Leberheilmittel)
- Stärkt die Venus im Sternzeichen Schütze/Haus 9 (Optimismus, weltoffen, lernlustig, humorvoll, Reichtum, Leberheilmittel)
- Stärkt DC/Haus 7 (Zugang zum Du)
- Stärkt IC/MC-Achse (wo komm' ich her, wo geh' ich hin, den eigenen Weg finden, Beruf und Heim vereinen)

- Sonnenprägung von Haus 2 (Selbstwert, Hals, Schilddrüse)
- Harmonisiert die Achse 5/11 (Lebensfreude/ Verpflichtung)
- Plutoprägung von Haus 8 (Macht/Ohnmacht)

Besonderheiten:

- Als gutes Mischgewürz Bestandteil von Chai, Curry (Blätter), Lebkuchen, Wurst, Likör und im Danziger Goldwasser enthalten.
- Mittel für menschliche Parasiten und Schmarotzer
- Nerverlmittel erster Güte (Typ harte Schale weicher Kern)
- Als Gewürz alle Teile der Pflanze viel, viel, viel verwenden!
- Nicht bei Doldenblütlerallergie

Brauchtum/Magie:

- Seit mehr als 2000 Jahren als Heilmittel bekannt
- Im alten Ägypten geräuchert
- In Wein bei Schlaflosigkeit wegen psychoaktiver Wirkung.
- Grabbeigabe der Pharaonen
- In China Symbol für die Unsterblichkeit
- Bereits in der Bibel erwähnt: „Manna war wie Koriander".
- Klostermedizin, Lebenselixiere
- Als Amulett im Beutel, um den Hals getragen, Talisman gegen Kopfweh, Migräne und stärkend für das Gedächtnis.
- Räucherungen vor rituellen Handlungen, Astralreisen, um die Mächte der Finsternis zu bannen.
- Zum Haltbarmachen von Speisen zusammen mit Kümmel und Essig (vertreibt Würmer, Wanzen, Flöhe, Läuse).
- Wurde dem Brot beigemischt, um dieses verträglicher zu machen.
- Am Johannisabend steckt man Koriander und Dill in die Stallpfosten.
- Wer sich sträubt, mit Koriander gewürztes Brot zu essen, ist eine Hexe.

Schneeflockenbaum

Chionanthus virginicus

Namen: Schneebaum, Fransenbaum, Giftesche, oldman's beard. „Chion" bedeutet griechisch „Schnee", „anthos", „Blume"

Astrologische Zuordnung: Sonne, Mond, etwas Merkur

Signatur:

Sonne:

- Blätter verfärben sich im Herbst gelb
- Standort Sonne
- Ölbaumgewächs

Mond:

- Standort Tropen, braucht viel Feuchtigkeit
- Weiße Blüten

Merkur:

- Fransenartige Blüten

Element: Luft, etwas von der Quintessenz

Verwendeter Pflanzenteil: Rinde, Wurzel

Wirkung:

Körper:

- Günstige Wirkungen auf alle Organe, die dem Mond unterstellt sind
- Stoffwechsel: Leberschwäche, Ikterus mit gleichzeitiger Amenorrhöe und Neurasthenie (Clarke), Verstopfung, steigert die Gallenssaftproduktion, Gallensteine, Milzschwellung, Diabetes, pathologischer Stuhl aller Art, appetitanregend
- Malaria
- (Vergiftungs-)Kopfschmerzen, Migräne
- Abgeschlagenheit, Erschöpfung, Frühjahrsmüdigkeit, Schwäche
- Im Sommer wird alles schlimmer
- Verlangen nach Buttermilch („Sulfurischer Mond")
- Haut, Wunden
- Drüsenfieber
- Fieber
- Harntreibend, abführend, galletreibend (Vorsicht bei Gallensteinen)

Seele:

- Wirkung auf Seelenleib
- Für alle Traumen (Leib→Seele, Geist→Seele)
- Verlusterlebnisse
- Beschwerden durch Streit
- Fühlt sich nicht am richtigen Ort, muss sein Schicksal begreifen
- Alpträume (wenn Traumen hochkommen)
- Gelblich, schwach und teilnahmslos (Leber)
- Ergänzendes Mittel zur gemeinsamen Verschreibung mit Psychopharmaka

Geist:

- Gegen kassiert und vereinahmt werden, vor allem durch die Familie (Mond, Pluto in Haus 4)
- Schutzmagische Wirkung bei Belastung durch die eigene Natursicht

Wirkung im Horoskop:

- Ausgleich oben/unten, Yin/Yang (Tag/Nacht, Bewusst/unbewusst, männlich/weiblich, aktiv/passiv, hell/dunkel)
- Oberbetonung in der oberen Horoskophälfte (Oberflächlichkeit, mangelnder Zugang zum Unbewussten)
- Stärkt Haus 4 (Heim, Karma)
- Stärkt Haus 6 (Beruf, Krankheitshaus, das Dienen)
- Haus 10 (Auftreten, soziale Stellung, Berufung)
- Haus 12 (geheime Feinde, Mobbing, Geheimnisse, Einsamkeit, Zurückgezogenheit, Sucht, Lymphe)
- IC/MC-Achse (wo komm' ich her, wo geh' ich hin, Vergangenheit/Zukunft, Heim/Berufung)
- Achse 6/12, (Häuser der Krankheiten und Feinde, das beste Mittel hierzu)
- Planetenballung im Sternzeichen Krebs/Haus 4 (Heim, Nesthocker, Karma, Familienleiden, unterdrückt durch die Sippe)
- Planetenballung in Haus 9 (Leichtsinn, Arroganz, zu hohe Erwartungen, Auswandertendenz, Leber)
- Stärkt das Sternzeichen Krebs (Fürsorge, Heim, Magen)

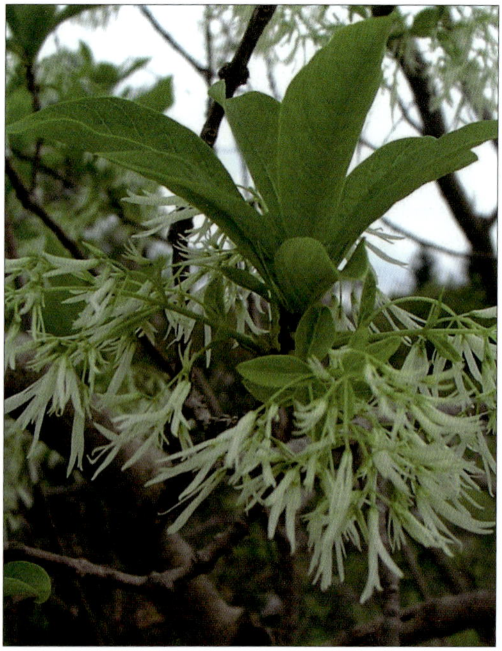

Schneeflockenbaum

- Stärkt die Sonne im Sternzeichen Krebs (Heim, Magen)
- Wohltäter für das Sternzeichen Jungfrau (für Planung, Sorgfalt, Verdauungsorgane, Element Erde)
- Stärkt das Sternzeichen Skorpion (befreit aus Abhängigkeiten, entkrampft, Unterleib, Macht/Ohnmacht)
- Stärkt das Sternzeichen Schütze (Optimismus, weltoffen, lernlustig, humorvoll, Leberheilmittel)
- Günstige Wirkung auf Pluto (Entkrampfer, Befreier, Unterleib, Energiespender)
- Günstige Wirkung auf Mond (Psychosomatik, Magen, Brust, Infektionen, Neubildungen)
- Stärkt Mond am MC (Intuition, den eigenen Weg finden, Neubildung, Depression)
- Mond im Sternzeichen Skorpion/Haus 8 (vorgeburtlicher Schock, Eifersucht, Verlassensangst, Neubildungen)

- Mond im Sternzeichen Krebs (besonders wenn schlecht aspektiert) (Infektionen, Psychosomatik, Neubildungen)
- Mond in der Jungfrau (Verdauungsorgane, Magen, trockene Schleimhäute, Hypochonder, vereint Kopf/Bauch)
- Mond im Sternzeichen Steinbock (Depression, die gepanzerte Seele, Neubildungen)
- Gegen negativen Einfluss von Mond (Psyche, Infektion, Neubildungen, Blase, Brust, Unterleib, Magen, Schlaf)
- Saturnprägung am DC/Haus 7 (unterstützt die Beziehungsfähigkeit, gegen Klammern, hilft loszulassen)
- Harmonisiert AC/DC, Haus 1/7 (Ich/Du)
- Harmonisiert die Achse 4/10 (wo komm' ich her, wo geh' ich hin)
- Sonnenprägung von Haus 4 (Haustyrann, Entfaltung im Heim, Frostbeule, Nachtmensch, introvertiert)
- Sonnenprägung von Haus 3 (die helle Birne, Kommunikation, Vishuddi-Chakra)
- Merkurprägung in Haus 4 (mangelnder Zugang zum Gespür, kopflastig)
- Mondprägung von Haus 6 (Beruf, Krankheit)

Besonderheiten:

- Ölbaumgewächs
- Eines der überhaupt am meisten unterschätzten Mittel
- Unverzichtbar beim plutogeprägten Mond (seltene Gaben ab D30)

Brauchtum/Magie:

- Urbevölkerung und erste Siedler in Amerika kochten die Rinde für einen Aufguss gegen Augenentzündungen, Mundgeschwüre, Zahnschmerzen, Zahnfleischprobleme und gegen Kopfschmerzen, die von Gallenbeschwerden verursacht wurden.
- Malaria
- Choctow-Indianer legten die zerstoßene Rinde auf Schnittwunden und Prellungen auf.

Hornklee

Lotus corniculatis

Namen: „Herrgottsschühlein", Wiesen-Hornklee, gehörnter Schotenklee

Astrologische Zuordnung: Sonne, Mond, etwas Merkur

Signatur:

Sonne:

- Gelbe, orange Blüten
- Standort volle Sonne
- Flavonoide
- kann in Höhen bis 3000 Meter wachsen

Mond:

- Alle Kleearten unterstehen dem Mond
- Wirkung auf Mulhadarachakra (Mond)

Merkur:

- Ruderalpflanze
- Schmetterlingsblütler

Element: Luft

Verwendeter Pflanzenteil: Blüten

Wirkung:

Körper:

- Manipura-Mulhadarachakra
- Komplettentkrampfer
- Nervenstärker, beruhigend
- Nervöses Herz, Bauch
- Äußerlich bei Augenentzündungen, Zahnfleischentzündungen

Seele:

- Angst
- Seelische Erschöpfung mit Schlafstörungen
- Larvierte Depression. Würde gerne in den Arm genommen werden, ist aber entsetzt, wenn man's tut
- Opfer von Fehldiagnosen
- Wer anderen helfen, muss um sich selbst zu helfen, Helfersyndrom.
- Klient muss locker werden, Spaß lernen, humorlos durch Angst.
- Angst vor anderen und vor Außenseiterrolle (AC/DC gestört).

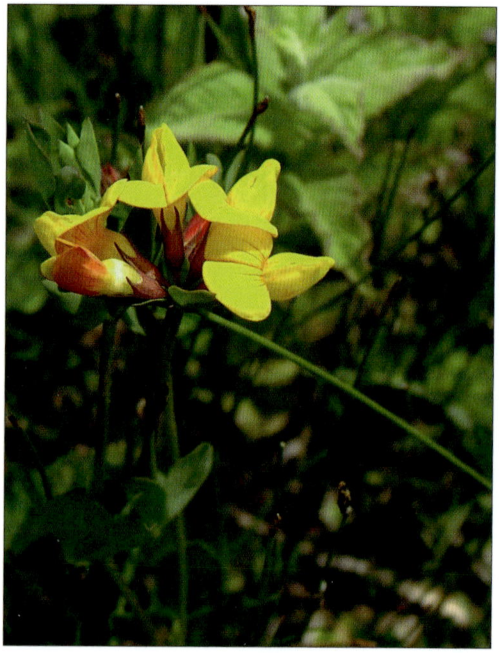

Hornklee

- Suche nach Organisation die ihn schützt (potentielles Opfer für Sekten und andere Ausbeuter)

Geist:

- Ich-Schwäche
- Selbstwert
- Versagensängste („das schaff ich nie")
- Grübler
- Versucht anderst zu erscheinen als er ist
- Hat Schwierigkeiten sich zu seinen Beschwerden zu äußern
- Möchte gelobt werden

Wirkung im Horoskop:

- Stärkt die obere Horoskophälfte (nach außen gehen, Auftreten, Energie)
- Stärkt Haus 11 (Verpflichtung, Gemeinschaft, fördert Freundschaften)
- Stärkt Haus 12 (geheime Feinde, Mobbing, Geheimnisse, Einsamkeit, Zurückgezogenheit, Sucht, Lymphe)
- Stärkt Haus 7 (Partnerschaft, Zugang zum Du)
- Wohltäter für das Sternzeichen Löwe (Auftreten, Ich-Stärker, Verantwortungsgefühl, Herz, Rücken)
- Wohltäter für das Sternzeichen Jungfrau (für Planung, Sorgfalt, Verdauungsorgane, Element Erde)
- Stärkt das Sternzeichen Waage (bei Entscheidungsschwäche, Du-Abhängigkeit, Nieren-Hautleiden)
- Wohltäter für das Sternzeichen Fische (Einfühlungsvermögen, Intuition, Karma, Abgrenzung, Lymphe)
- Schwierige Winkel zwischen Uranus und Neptun (auch Halbsextil) (Nerven, Lymphe, Unfallneigung)
- Transit von Neptun über Saturn (Lymphstau, Fehlbehandlung, Fehldiagnose, Empfindlichkeit, Strukturverlust)
- Schwierige Winkel zwischen Uranus und Neptun (Fehler durch Eile, Stimmungsschwankungen)
- IC/MC-Achse (wo komm' ich her, wo geh' ich hin, Beruf und Heim harmonisieren)
- Sonnenprägung von Haus 3 (die helle Birne, Kommunikation, Vishuddi-Chakra)

Besonderheiten:

- In Frankreich viel genutzt, bei uns nicht im Handel, vergessenes Heilmittel

Legende:

- Einer Bäuerin, die unter schrecklichem Herzklopfen, einer scheußlichen Bindehautentzündung und unter nervlich bedingter Schlaflosigkeit litt, empfahl der französische Arzt Leclerc einen Sud aus Steinklee auf die Augen zu legen. Die Bäuerin tat wie befohlen, doch sie verwechselte den Steinklee mit dem Hornklee. Ein Glück, denn dadurch wurde sie von ihrer Schlaflosigkeit geheilt, die Nerven waren wieder stark und Leclerc auf die wundersamen Eigenschaften des Hornklees aufmerksam geworden.

Brauchtum/Magie:

- Traditionell im Sonnwendbuschn
- hervorragende Futterpflanze, gute Wirksamkeit gegen Blähungen und Magen-Darmparasiten

Honigklee

Melilotus officinalis (gelbe)

Namen: Steinklee, Wetterkraut (riecht bei trübem Wetter besonders stark), Liebfrauenschühlein, Siebengezeit, Bärklee, Güldenklee, Honigkraut, Mariabettstroh, Mottenklee, Muttergotteskrönchen, Schabenkraut

Astrologische Zuordnung: Sonne, Mond, etwas Merkur

Signatur:

Sonne:

- Gelbe Blüte
- Standort: Sonne
- Flavonoide

Mond:

- Duft verstärkt sich beim Welken

Merkur:

- Ruderalpflanze
- Luftige, filigrane Gestalt

Element: Luft

Verwendeter Pflanzenteil: blühendes Kraut

Wirkung:

Körper:

- Kinder- und Altersheilmittel
- Migräne, hämmernde Kopfschmerzen, Morbus Meniere
- Bei Ohrenschmerzen: den erwärmten Saft in die Ohren träufeln
- Schlaflosigkeit der Kinder und Alten in der Rekonvaleszenz
- Lymphe, besonders bei verhärteten Lymphknoten und Milchdrüsen
- Haut- und Wundmittel: Kosmetik
- Kräftigt und entspannt Gewebe und Blutgefäße
- Fördert die Eiterbildung
- Bindegewebsstärker
- Blutergüsse
- Venenentzündungen
- Stumpfe Verletzungen
- Menstruationsschmerzen
- Klimakterische Herzbeschwerden, Hitzewallungen

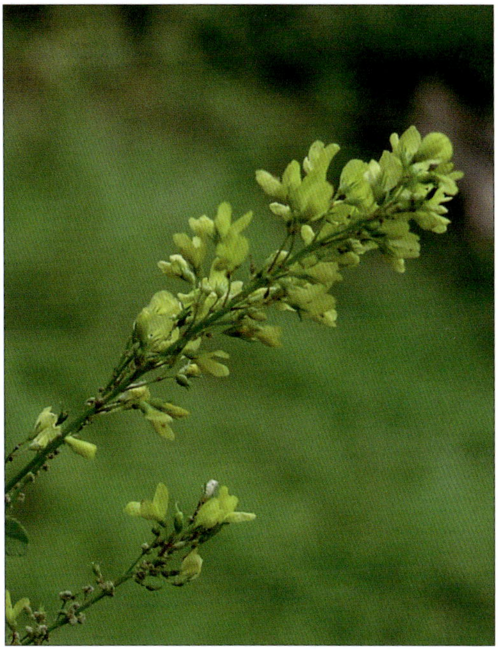

Honigklee

- Sonnenstich
- Suizidneigung
- Nerven, vegetative Dystonie
- Augen (Sonne)
- Entkrampfend, harntreibend, durchblutungsfördernd, antithrombotisch, entzündungswidrig

Seele:

- Im Honigklee schiebt Merkur die Sonnenkraft auf die Seele (Mond)
- Labsal für die Seele (gegen das „Wintergemüt")
- Melancholie
- Entspannend
- Wer sich ungerecht behandelt fühlt
- Hilft die Dinge leichter zu nehmen

Geist:

- Tabernaemontanus: „Es wird von den Alten aus Erfahrung gelobet zu Stärckung des Haupts und Hirn, auch der Gedächtnis..." (Sonne, Mond, Merkur)

- Zur besseren Verarbeitung von optischen Reizen
- Legasthenie

Wirkung im Horoskop:

- Stärkt die obere Horoskophälfte (nach außen gehen, Auftreten, Energie)
- Stärkt den 4. Quadrant (Altersheilmittel, Karma)
- Achse 2/8 (Haben/Sein, Physik/Metaphysik, Selbstwert/Idealvorstellung)
- IC/MC-Achse (wo komm' ich her, wo geh' ich hin, Beruf, Heim)
- Stärkt Haus 2 (Selbstwert, gesunder Menschenverstand)
- Stärkt Haus 8 (Macht/Ohnmacht, Erreichen der Idealvorstellungen, Begreifen von „Stirb und Werde")
- Stärkt Haus 11 (Verpflichtung, Gemeinschaft)
- Wohltäter für das Sternzeichen Jungfrau (für Planung, Sorgfalt, Verdauungsorgane, Element Erde)
- Sonnenprägung von Haus 3 (Kommunikation, die helle Birne, Vishuddi-Chakra)
- Schwierige Stellung von Uranus (Nerven, Unfallneigung, Unruhe, vorschnelles Handeln)
- Stärkt schwierige Winkel zwischen Saturn und Merkur (Negativdenken, Denkblockade, Stoffwechsel, Lunge)
- Schwierige Saturn-Mond-Verbindungen (Depression, die Panzerseele, Neubildungen)

Besonderheiten:

- Verbessert die Kalziumaufnahme
- Nicht in der Schwangerschaft und Stillzeit
- Nicht zusätzlich bei Einnahme blutverdünnender Mittel
- Gelber und weißer Honigklee kreuzen sich gerne. Sie wirken ähnlich.

Brauchtum/Magie:

- Pflanze der weiblichen Schönheit und Reinheit
- Pflanze der neun Musen (die Töchter Jupiters) und der Ostara (Frühlings- und Fruchtbarkeitsgöttin)
- Keltische, heilige Futterpflanze. Symbol der Lebenskraft. Sie durfte nur bei abnehmendem Mond und wenn kein Ostwind wehte gesät werden. Besonders gute Ernte beim Pflanzen während dem Krebsmond.
- Reiseschutz (in die Schuhe gelegt).
- Hilft, dass die Geschäfte besser laufen
- In Kleider eingenäht macht er den Träger sympathisch.
- Als Wundkraut von vielen alten Heilern geschätzt (Melilotenpflaster).
- Traditionelles Mottenmittel
- Erhöht die Blutungsgefahr der Kühe, Pferde und Schafe

Huflattich

Tussilago farfara

Namen: Tussilago: „Ich vertreibe den Husten." Sommertürlein, Zeitrösel, Filius ante patrem („Der Sohn, der vor dem Vater kommt", blüht bevor die Blätter kommen), Brandlattich, Rosshuf, Bachblümli, Hustenkraut, Quirinskraut, Fohlenfuß, Tabakkraut, Sandblümel, Eselschrut, Brustlattich

Astrologische Zuordnung: Sonne, Mond, Merkur, die Blätter auch Saturn

Element: Wasser

Verwendeter Pflanzenteil: Blüte, Blätter

Signatur:

Sonne:

- Standort: Sonne
- Gelbe Sonnenblüte
- Ätherische Öle

Mond:

- Weiß behaarte Blattunterseite und Stängel (Kieselsäure, Saturn)
- Bei schlechtem Wetter schließen sich die Blüten (Schutz vor Außeneinflüssen)
- Blüte welkt schnell
- Braucht feuchten Boden
- Können Feuchtigkeit mit ihren Härchen lange halten (Mond, Saturn)

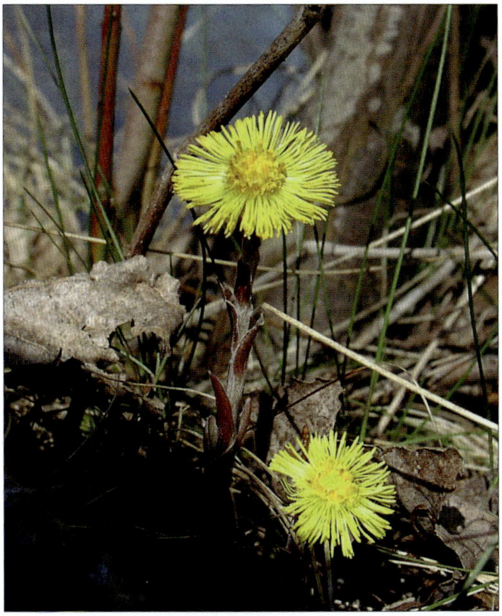

Huflattich

Merkur:

- Lungensignatur: die großen Blätter, Blattadern erinnern an Bronchialäste
- Pusteblume

Wirkung:

Körper:

- Schleimhautmittel
  Haut: fettig, übermäßige Talgproduktion
- Bronchien, Lunge, Asthma, Tuberkulose, Keuchhusten, Lungenemphysem
- Fördert die Wiederherstellung von krankem Gewebe
- Blutreiniger
- Lymphatismus, besonders Fußödem
- TCM: Dickdarm-Lunge

Seele:

- Schützt vor Fremdbestimmung
- Vermittelt Leichtigkeit und Klarheit
- Schenkt langen Atem
- Stimmungsaufhellend

Geist:

- Weitsicht, Hellsicht
- Optimismus
- Fördert die Selbstsicherheit und den Umgang mit Eigeninteressen
- Verbessert die Inkarnationstiefe und steigert so die Vitalität

Wirkung im Horoskop:

- Stärkt 1. Quadrant (Kindheit, Durchsetzung)
- Stärkt 4. Quadrant (Altersheilmittel, Karma)
- Harmonisiert Achse 3/9 (verbindet das Gelernte mit der eigenen Meinung, die vertraute Umgebung/Ferne)
- Stärkt Haus 2 (Selbstwert, Hals)
- Planetenballung im Sternzeichen Jungfrau (zu ernst, Perfektionswahn, fehlendes Gefühl, Verdauungsorgane)
- Stärkt Haus 6 (Beruf, Krankheitshaus, das Dienen)
- Stärkt die Sonne auf der Du-Seite (Du-ler, für Ich-Stärke, Durchsetzung, Abgrenzung, Herz)
- Stärkt das Sternzeichen Zwillinge (Flexibilität, Anpassung, Geist-anregend, Kommunikation, Lunge)
- Merkur im Sternzeichen Zwillinge/Haus 3 (fördert die Kommunikation, Flexibilität, Vishuddi-Chakra, Lunge)
- Merkur im Sternzeichen Waage (Entscheidungshilfe, Niere, Sinn für das Schöne)
- Stärkt Merkur im Sternzeichen Löwe/Haus 5 (Herzrhythmus, Verdauung, Nerven, Kommunikation, die helle Birne)
- Pluto im Sternzeichen Jungfrau/Haus 6 (Perfektionswahn, Besserwisser)
- Harmonisiert Plutoprägung am AC/Haus 1 (Macht/Ohnmacht)
- Plutoprägung am DC/Haus 7 (Druck auf/vom Du, Transformation durch Partnerschaft)
- Schwierige Stellung von Jupiter (Leichtsinn, Übertreibungen, fehlende Struktur)
- Schwierige Winkel zwischen Jupiter und Pluto (Überehrgeiz, Übertreibungen)
- IC/MC-Achse (wo komm' ich her, wo geh' ich hin, Beruf, Heim)
- Mondprägung von Haus 3 (Kommunikation, Vishuddi-Chakra)
- Sonnenprägung von Haus 3 (Kommunikation, Vishuddi-Chakra, Lunge)

- Saturnprägung von Haus 3 (Kommunikation erschwert, Sprachfehler, Lungenschwäche)

Besonderheiten:

- Reich an Kalium, nimmt leicht Zink (Uranus) auf, verbessert die Magnesiumaufnahme (Sonne)
- Stressheilmittel

Legende:

- Der Huflattich ist in den blutigen Fußabdrücken der Zentauren (halb Mensch, halb Pferd), die im Kampf mit den Menschen entstanden sind, gewachsen.
- Bei den Kelten den Pferdegöttinen geweiht. Wo sie ihren Fuß hinsetzten spross der Huflattich.

Brauchtum/Magie:

- Als Hustenmittel geraucht (Kelten)
- Bei abnehmenden Mond an einem Donnerstag (Jupiter) geerntet (Kelten)
- Bock: Auflage bei der hitzigen Leber
- Hildegard: gegen geschwollene Drüsen
- Kneipp: offene Beine
- Pferden unter das Futter gemischt, um sie vor Schadenszauber zu schützen. Pferdehändler steigerten mit Huflattich vor dem Verkauf die Vitalität ihrer Rosse

Diptam

Dictamnus albus

Namen: Eschenwurz, Aschwurz, Pfefferkraut, Spechtwurz, Feuerpflanze, Flammender Busch

Astrologische Zuordnung: Sonne, Mond, Jupiter

Signatur:

Sonne:

- Standort: sonnig
- Ätherische Öle (riechen nach Zimt, Zitrone), entzünden sich bei großer Hitze
- Flavonoide
- Antibiotisch (Bakterien mögen keine Sonne)

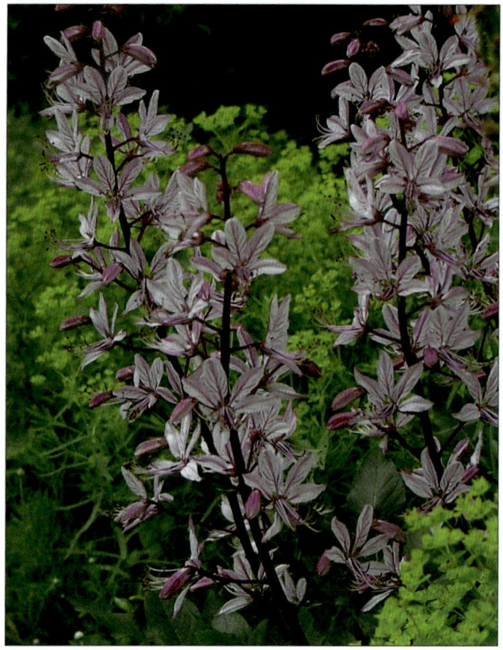

Diptam

Mond:

- Weiße Wurzel: wer sie unachtsam erntet bekommt Ärger mit den Naturwesen

Jupiter:

- Majestätische Gestalt

Element: Quintessenz (Schönheit der Pflanze)

Verwendeter Pflanzenteil: Wurzel, oberer Trieb

Wirkung:

Körper:

- Regt Periodenblutung an, fördert Östrogene über die Anregung der Hypophyse
- Stoffwechsel
- Rheuma
- Wurmbefall, Krämpfe
- Gefäße
- Steinleiden
- Herz
- Epilepsie (Blüten wie durchstochen: Nervensignatur, macht hieb- und stichfest)
- Antibiotisch, harntreibend

Seele:
- Depression, Schutz (Gegenzauber)
- Schizophrenie
- Fördert das Tramubewusstsein

Geist:
- Für esoterisch „Versponnene"
- Fördert den Erwerb von magischem Wissen, stärkt das Urteilsvermögen in metaphysischen Angelegenheiten, macht hellsichtig
- Für ungewöhnliche geistige Leistungen, damit der Groschen fällt
- Verbindet die beiden Gehirnhälften: Verstand und Gefühl
- Aurastärkung
- Verstärkt Wunschenergie
- Selbstsicherheit
- Für Neurasthenie, falls überhaupt Hilfe möglich ist (harmonisiert die 3 Lichter)
- Wenn sich von zwei Möglichkeiten immer die schlechtere durchsetzt (Goldmarie und Pechmarie)

Wirkung im Horoskop:
- Stärkt die Persönlichkeit, also das ganze Horoskop
- Überbetonung der rechten Horoskophälfte (Du-ler, Abgrenzung, Allergieneigung)
- 3. Quadrant (Ernte, Lehren, Vorstellungskraft)
- Sonne isoliert (Ich hat keine Bedeutung, Herz, Allergie)
- Stärkt die Sonne im Widder (Durchsetzung, Ich-Stärke, Abwehr)
- Stärkt Haus 12 (geheime Feinde, Mobbing, Geheimnisse, Einsamkeit, Zurückgezogenheit, Sucht, Lymphe)
- Harmonisiert Achse 6/12 (Häuser der Krankheiten, Gesundheit, Hippie/Streber)
- Stärkt Haus 8 (Macht/Ohnmacht, Erreichen der Idealvorstellungen, Begreifen von „Stirb und Werde")
- Stärkt Haus 10 (Alter, Berufung, der eigene Weg)
- Neptun im Sternzeichen Schütze/Haus 9 (eigene Meinung, Religiosität, Philosophie, Leber)
- Mond in Konjunktion mit der Sonne (Neumondgeburten) (Verstand/Gefühl, Mutter überschattet das Ich)
- Schwierige Winkel zwischen Sonne und Neptun (Überempfindlichkeit, Ich-Schwäche, Lymphe, Herz)
- Plutospannungen (zwanghaftes Verhalten, Sucht, Krampfneigung, Macht/Ohnmacht, Neubildungen)
- Isolierte Sonne (Ich-Stärke, alle anderen sind immer wichtiger wie das Ich, Herz, Rücken, Stoffwechsel)
- Stärkt die Sonne im Sternzeichen Widder (Kampfgeist, Durchsetzung, Kopf, Abwehr, Entgiftung)
- Mondprägung von AC/Haus 1 (zu fürsorglich, Mama/Kind in der Partnerschaft, stärkt die Intuition)
- IC/MC-Achse (wo komm' ich her, wo geh' ich hin, Beruf, Heim)
- Mondprägung von Haus 9 (Fernweh, der Auswanderer, das Adoptivkind aus der Ferne, Leber)
- Sonnenprägung von Haus 9 (Ausland, Fortbildung, Wärmebedürfnis, eigene Meinung, Leber)

Besonderheiten:
- Steht streng unter Naturschutz
- Blüht oft erst nach 3 bis 4 Jahren (saturnal)
- Bei Windstille an heißen Tagen: kleine blaue Flämmchen (ätherisches Öl)
- Samen: platzen mit einem Knall und schleudern bis 5m weit (uranisch)
- Leicht giftig, nicht in der Schwangerschaft und bei Überempfindlichkeit gegen Sonne
- Gut in Mischung mit Johanniskraut, Rose und Gauchheil

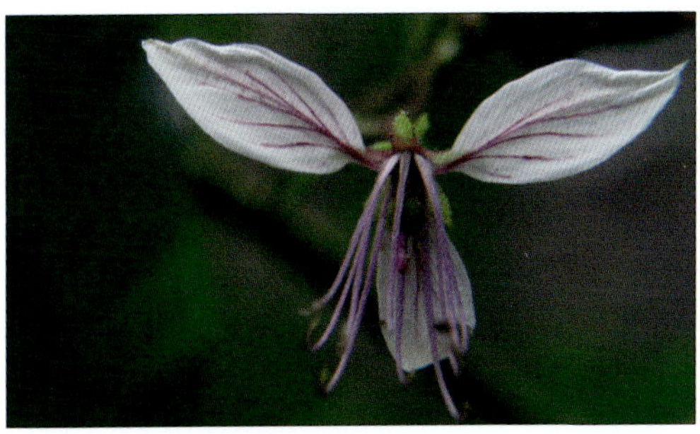

Diptam

Legende:

- Ein Wanderer, so erzählt eine Legende aus Sangerhausen, fand einst eine Blume, die so wunderschön war, dass er sie unbedingt in seinem Garten anpflanzen wollte. Er grub sie also aus und steckte sie in seinen Rucksack. An seinem Ziel, einer alten Burg angekommen, tauchte ein eisernes Tor auf und beendete seinen Weg. Mutlos setzte er sich erst einmal hin, verspeiste seine Brotzeit und betrachtete die prachtvolle Blume. Doch plötzlich öffnete sich das Tor und vor ihm lag ein Raum gefüllt mit Gold und Silber. Der Wandersmann handelte blitzschnell, stürmte hinein und stopfte sich gierig seine Taschen voll, nahm soviel er tragen konnte. Dann verliess er eilig die Burg. Die Stimme, die ihm noch zurief: „Vergiss das Beste nicht", hörte er nicht mehr. Erst als die schwere Eisentür hinter ihm ins Schloss fiel, wurde er abrupt gestoppt. Sein Fuß war eingeklemmt und seine Ferse heilte nie wieder, so heißt es, und das war das viele Gold nicht wert. Die hilfreiche Wunderblume hat er nie wieder gefunden.
- Wer das Geheimnis um die Springwurz lösen will, braucht die Hilfe des Spechts. Ist dieser nämlich ausgeflogen, vernagelt man ganz schnell sein Loch. Nur mit der Springwurz kann der Specht dieses wieder öffnen und nur er weiß, wo diese wächst (ausspechten). Kommt er dann mit dem „Schlüssel" zurück, muss man ihn erschrecken, damit er die Pflanze fallen lässt.
- Gold und Silber kann man mit dieser Wurzel finden, also Sonne und Mond, Gefühl und Verstand.

Brauchtum/Magie:

- An Orten wo der Diptam wächst, finden wir Elfen, Kobolde und andere Naturwesen.
- Wahrscheinlich der „brennende Busch" aus der Bibel
- Räucherungen zum Schutz vor Unglück und Krankheit
- Hilfe bei Astralreisen
- Altes Abtreibungsmittel, half auch die tote Geburt auszutreiben
- Hildegard: Stein- und Herzleiden
- Altes Pestmittel

Aloe

Aloe vera

Namen: Wüstenlilie, „Quelle der Jugend" (Maya), „Sabila Sagrada" die Heilige Wissende (Kolumbien), „Elixir zum langen Leben" (Paracelsus)

Astrologische Zuordnung: Mond, Sonne, etwas Mars

Signatur:

Sonne:

- Ätherische Öle
- Kann starke Hitze und Strahlung ertragen
- Saft färbt sich an der Sonne gelb
- Gelbe, orange Blüte

Mond:

- Kann viel Wasser speichern
- Standort: Halbschatten
- Fleischige Blätter

Mars:

- Spitze, dornige Blätter

Element: Wasser (Wüstenpflanze, kann Wasser speichern)

Verwendeter Pflanzenteil: Blätter

Wirkung:

Körper:

- Tonikum
- Die Aloe wirkt im unteren Menschen (Mond, Mulhadarachakra)
- Prostata, Uterus, Blase
- Lunge-Dickdarm
- Schlechte Verdauung als Folge von sitzender Tätigkeit, erweicht harten Stuhl, leicht abführend, unterstützend bei Gallensteinen, wirkt auf Dickdarm, Magen und Leber
- Vergiftungskopfschmerz
- TCM: kühlt (Mond) die Hitze (Sonne) der Leber
- Reiniger: „zur Wiederherstellung des physischen Gleichgewichts nach arzneilichen

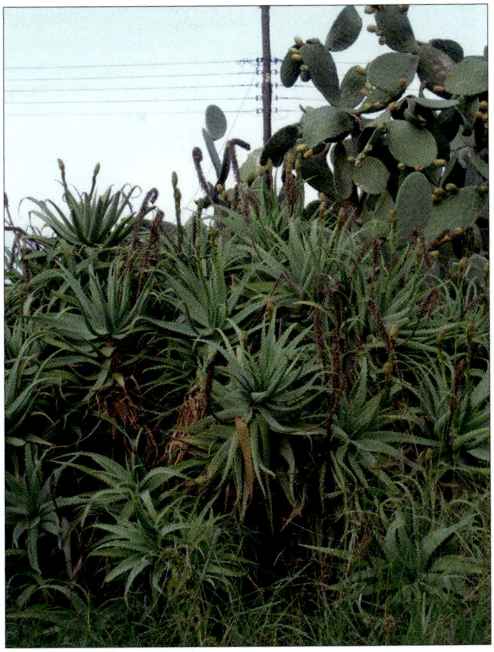

Aloe

Übertreibungen" (Börrike) ab D6

- Wunden/Kosmetik (verjüngende Art vom Mond), Verbrennungen, trockene Haut (auch Schleimhäute)
- Asystolie (Aussetzen des Herzschlags)
- Zellregeneration strahlengeschädigter Zellen
- antimykotisch, entzündungswidrig, blutstillend

Seele:

- Kühler von Leib und Seele
- Beruhigend
- Mittel für den Hypochonder
- Für die, die leicht erschrecken und das Leben als Last empfinden

Geist:

- Harmonisierung von Verstand und Gefühl
- Bei Unlust zu geistiger Arbeit (Zwangskur für Beamte ist empfehlenswert)

Wirkung im Horoskop:

- In der Aloe wirkt der Mond günstig auf die heißen Planeten: Sonne, Uranus, Mars
- Zuviel Feuer, zuwenig Wasser (Aggression, hitzig, unverbindlich, entzündlich, akut)
- Stärkt Mond in einem Feuerzeichen mit Winkeln zur Sonne (Gereiztheit, Rheuma, Schlafprobleme)
- Stärkt Mond im Sternzeichen Widder/AC, Haus 1 (kühlend, gegen Gereiztheit, Rheuma, seelische Herzleiden, Schlafprobleme)
- Stärkt die Sonne im Sternzeichen Widder (Kampfgeist, Durchsetzung, Kopf, Abwehr, Entgiftung)
- Harmonisiert schwierige Winkel von Mars (gereizte Psyche, Schwäche, Macht/Ohnmacht, hitzige Leiden, Entgiftung)
- Verbessert problematische Winkel von Uranus (Unruhe, Nerven)
- Mondprägung AC/Haus 1 (zu fürsorglich, Mama/Kind in der Partnerschaft, stärkt die Intuition)
- Mondprägung von Haus 8 (vorgeburtliches Trauma, Eifersucht, Verlassensangst, Unterleib)
- Schwierige Winkel zu Uranus
- Harmonisiert IC/MC-Achse (wo komm' ich her, wo geh' ich hin, eigenen Weg finden, Berufung, Alter)
- Marsprägung von Haus 3 (Streithammel, Lunge, Kommunikation,Vishuddi-Chakra)
- Mond im Sternzeichen Zwillinge (bildliche Vorstellungsgabe, der Träumer, Klassenmama, die einfühlsame Kommunikation, Lunge)

Besonderheiten:

- Die Aloe sieht mondig aus, nicht sonnig, wirkt aber stark auf die Sonne
- Kann zackige Erstverschlimmerungen machen, stark allergen
- Nicht in der Schwangerschaft
- Enthält 13 Vitamine, 13 Mineralstoffe, 27 Aminosäuren, Enzyme, Salizylsäure

Legende:

- Alexander der Große war wieder einmal auf einem seiner Feldzüge, als er von einem Pfeil getroffen wurde. Die Wunde entzündete sich und seine Ärzte waren ziemlich ratlos. Ein Priester erinnerte sich an die Aloe Vera und behandelte die Verletzung damit. Schon wenige Tage später war Alexander der Große geheilt. Überzeugt von der Heilkraft dieser Pflanze nahm Alexander von nun an immer einen Wagen mit Aloepflanzen mit in den Krieg, damit für ihn und seine Soldaten genügend „Wundmaterial" vorhanden war. Den Nachschub sicherte er sich auf Anraten von Aristoteles durch die Eroberung der Insel Socotra, die mit Aloe nahezu überwuchert war.

- Eine Legende der Mayas berichtet von einer Krankheit (Sonnenmaßkrankheit), die man sich durch den Anblick einer Eidechse zuzieht. Die Seele der Eidechse kriecht dabei in den Kopf des Betrachters und beißt sich in den Stirnhöhlen fest. Mit Hilfe der Aloe kann man die Eidechsenseele befreien und aus dem menschlichen Körper ziehen.

Brauchtum/Magie:

- Die ältesten Schriften über Aloe sind 6000 Jahre alt
- Priester der Pharaonen: „Pflanze der Unsterblichkeit"
- Kleopatra und Nofretete nutzten das „Blut" der Aloe um Schönheit, Gesundheit und Unvergänglichkeit zu erhalten.
- Zum Einbalsamieren der Toten verwendet
- Hildegard: „Wer Gelbsucht hat, lege Aloe in kaltes Wasser, und morgens und abends trinke er es, und dies tue drei oder vier Mal und er wird geheilt sein."
- In vielen Lebenselixiren enthalten

Mauerpfeffer

Sedum acre

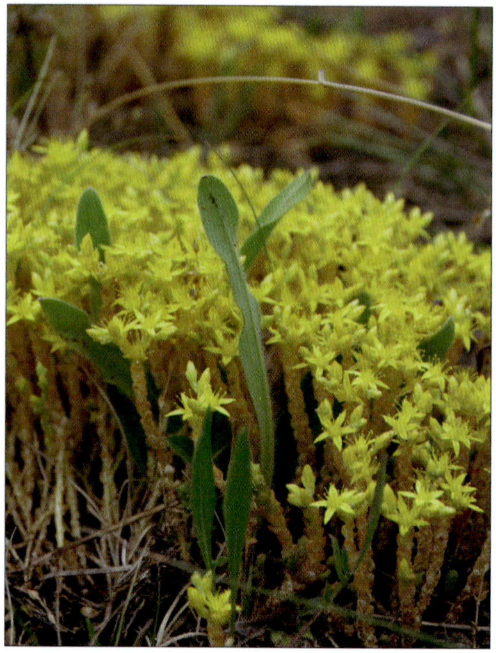

Mauerpfeffer

Namen: Scharfe Fetthenne, „Unser Herrn Nägelein (nagelförmige Blütenknospen), „Christusschweiß" (wasserhaltige Blätter.), Steinkraut, Katzenträublein, Freikraut, Schatzkraut

Astrologische Zuordnung: Mond, Mars, etwas Sonne

Mars:

- Giftig
- Scharfer Geschmack

Mond:

- Die Früchte öffnen sich bei Nässe (Regentropfen schleudern die Samen heraus, die dann als Regenschwemmlinge weiter ausgebreitet werden).
- Fleischige Blätter

Sonne:

- Goldgelbe Blüten
- Sonniger Standort

Element: Wasser, etwas Mars

Verwendeter Pflanzenteil: Blätter

Wirkung:

Körper:

- Mittel gegen Schwellungen und Entzündungen
- Emmenagogum
- Epilepsie
- Diphterie
- Hämorrhoiden, Anusrisse
- Krampfartige Schmerzen im Mastdarm, Af-

terbrennen und -jucken, Prolapsus ani sowie bei Ulzera.
- Arteriosklerose
- Hypertonie
- Sterilität
- Saft bei Hautkrebs, Kopfgrind
- Hypertonie

Seele: Stimmungsaufheller, Eifersucht, für die schüchternen Mauerblümchen, die graue Maus

Geist: Kommunikation, Nervenstärker, Hilft nein sagen zu lernen

Wirkung im Horoskop
- Stärkt das veränderliche Kreuz (Nerven, verhindert den ständigen Wechsel der Symptome nach Ort und Art)
- Merkur im Stier/Haus 2 (Vishuddi-Chakra, die liebevolle Kommunikation, Selbstwert, Hals, Stoffwechsel)
- Venus im Sternzeichen Löwe/Haus 5 (bei Arroganz, Eitelkeit, Oberflächlichkeit)
- Stärkt Mondprägung von Haus 8 (vorgeburtliches Trauma, Eifersucht, Unterleib)

Besonderheiten:
- Heute oft rasenbildende Zierpflanze
- Gut in Kombination mit Dachwurz

Brauchtum/Magie:
- In Schweden heißt das Kraut Liebeskraut.
- In geringen Mengen als Gewürz
- Für die Fronleichnamsprozession „Antlasskranzeln“ (Antlass = Fronleichnam). Diese sollten allerlei Unheil abwehren.
- Der an der Stubendecke aufgehängte Mauerpfeffer verkündet durch sein Weiterblühen, dass der Kranke genesen wird; wird aber die Pflanze dürr, so stirbt er.
- In Siebenbürgen bindet man einige Büschel Mauerpfeffer zusammen und hängt sie zwischen Weihnacht und Dreikönig an einem Nagel am Querbalken der Stube auf. Bleibt die Pflanze frisch, so geht der dabei gedachte Wunsch in Erfüllung.
- Beim Flachsbrechen stecken die heiratslustigen Mädchen das „Freikraut“ oder „Schatzkraut“ (der weiße Mauerpfeffer) in den Ärmel, oder in die Schuhe; der erste ungebundene Mann, der ihnen dann naht, ist der Zukünftige.
- Unter das Kopfkissen gelegt, vertreibt der Mauerpfeffer die Schlaflosigkeit und am Johannistag (24. Juni) gesammelt und an einem Faden zwischen den Schultern getragen, die „Goldene Ader“ (Hämorrhoiden).
- Bereits 300 v. Chr. als Heilmittel genutzt.
- Dioscurides, Lonicerus, Matthiolus: kühlendes und schmerzstillendes Wundmittel.
- Gegen Warzen, Flechten
- In Skandiniavien wurde die getrocknete Pflanze gegen Skorbut gegessen.
- Gegen die Sterilität der Tiere: 10 Blättchen werden täglich drei bis sechs Tage lang den Tieren mit Brot gegeben.
- Kühe, die nicht „stieren“
- Wenn die Kühe die Milch anhalten.

Narzisse

Narcissus poeticus

Namen: aus dem griechischen: narkein: „betäuben“ (Narkose), Stern-Narzisse

Astrologische Zuordnung: Sonne, Mond

Signatur:

Sonne:
- Gelb in der Blüte
- Ätherisches Öl

Mond:
- Samenreich
- Weiße Blüte
- Betäubender Geruch
- Zwiebel

Element: Quintessenzähnlich

Verwendeter Pflanzenteil: Zwiebel

Wirkung:

Körper:
- Hauterkrankungen
- Allergisch bedingter Fließschnupfen

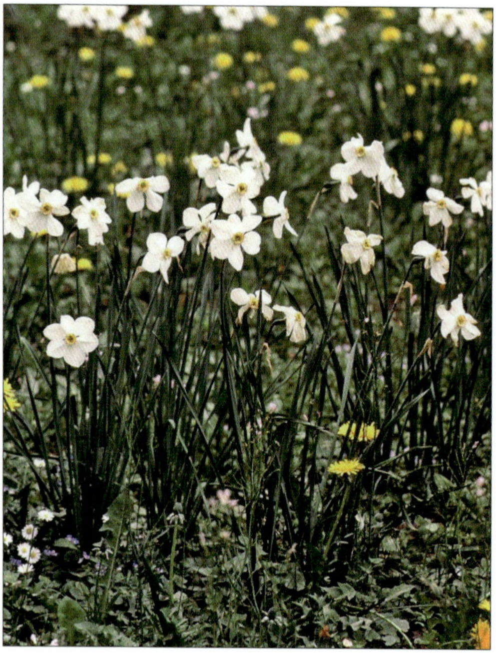

Narzisse

- Erkältungskrankheiten, Keuchhusten
- Herzbeschwerden (Herzleid)
- Gastroenteritis
- Ohnmachtsartige Schwäche
- Schlaflosigkeit
- Energiespender, krebsfeindlich, lebensverlängernd (hohler Stängel)

Seele:

- Wenn man sich selbst wieder finden muss
- Liebessehnsucht
- Harte Schale, weicher Kern
- Balsam für die Seele
- Fördert die Nächstenliebe

Geist:

- Fördert den Kontakt mit Naturwesen

Wirkung im Horoskop:

- Yin-Yang-Verbinder (weibliche und männliche Energien, aktiv/passiv)
- Harmonisiert Venus im Sternzeichen Löwe (bei Arroganz, Eitelkeit, Oberflächlichkeit)
- Venus am AC/Haus 1 (Selbstliebe/Selbstaufgabe)
- Stärkt Saturn im Haus 7 (erschwerter Zugang zum Du)
- Schwierige Winkel zwischen Saturn und Venus (schwer Gefühle zu zeigen)
- Rückläufige Venus (Gefühlswelt ist eingeengt)

Besonderheiten:

- Leicht giftig (Alkaloide)
- Mehr Mond wie Sonne
- Saft der Pflanze kann zu Hautreizungen führen (Kontaktdermatitis, „Narzissenkrankheit" der Gärtner)
- Geschützt!

Legende:

- Narziss ein griechischer Held war so schön, dass sich alle Nymphen in ihn verliebten. Er aber hatte nur Augen für sich und bemerkte das Werben der Nymphen nicht. Die Götter bestraften ihn für seine Eigenliebe. Als Narziss wieder einmal sein Spiegelbild in einem Fluss bewunderte, war er so verzückt von seiner Schönheit, dass er sich selbst umarmen wollte. Er fiel ins Wasser und ertrank. Als man den toten Narziss verbrennen wollte. wichen die Flammen von seinem Leichnam zurück und eine Blume erblühte, die Narzisse.
- Mohammed: „Wer zwei Brote hat, verkaufe eines und kaufe sich Narzissenblüten dafür; denn Brot ist nur dem Körper Nahrung, die Narzisse aber nährt die Seele." (zit. n. Krausch, 2003, S. 305)
- Persephone wurde von Hades geraubt, als sie Narzissen pflücken wollte und durch deren Schönheit abgelenkt war.

Brauchtum:

- Symbol für Sterben und Wiedergeburt
- Traditionell bei Hauterkrankungen
- Narzissen sind giftig für Pferde, Schweine, Hunde, Katzen, Nager, Vögel.

Kamille

Matricaria chamomilla

Namen: Mutterkraut, Kummerblume, Kindbettblume, Herrmännle, Mutterchruet, Kraut der Demut, Apfelkraut, Apfelblümlein, Hermelin, Herminzel, Kamelle, Kammerblume, Laugenblume, Mägdeblume, Mariamagdalenakraut

Astrologische Zuordnung: Sonne, Mond

Signatur:

Sonne:

- Pflanze des Sonnengottes Baldur
- Standort: volle Sonne
- Gelb in der Blüte
- Lichtkeimerin

Mond:

- Mutterkraut
- Weiße Blüte
- Geruch
- Blüte: Gebärmuttersignatur (hohler Blütenkopf)
- Name: Matrix (Gebärmutter)

Element: Feuer

Verwendeter Pflanzenteil: blühendes Kraut

Wirkung:

Körper:

- Alle HNO-Leiden
- Entzündungen
- Wundheilung, Haut, Schleimhaut, Akne, Eiter
- Pilze
- Regelschmerzen
- Magen
- Entzündungen im Genitalbereich
- Krämpfe
- Empfindlichkeit gegen Kälte und Zugluft
- Allergien
- Diabetes
- Erschwerte Zahnung und deren böse Folgen
- Entgiftung (Ruderalpflanze, Bodenreiniger)
- Antibiotisch, antiviral, antimykotisch, auch gegen Streptokokken und Staphylokokken

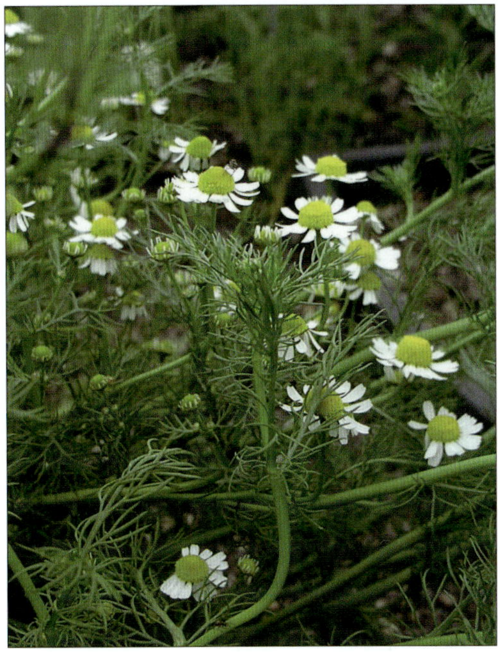

Kamille

Seele:

- Nervinum (azurblaues ätherisches Öl)
- Schutz vor Außenreizen
- Wutanfälle, Reizbarkeit, Unruhe (Brüllkinder, wollen alles und nichts, aber getragen werden)

Geist:

- Keine Reserven mehr
- Alle nervösen Leiden

Wirkung im Horoskop:

- Stärkt Mond im Sternzeichen Stier/Haus 2 (Ansammlungen, Phlegma, Hals)
- Stärkt Mond im Sternzeichen Krebs/Haus 4 (wenn schlecht aspektiert) (Infektionen, Psychosomatik, Neubildungen)
- Stärkt das Sternzeichen Krebs (Heim, Fürsorge, Magen, weibliche Fortpflanzungsorgane)
- Stärkt Jupiter im Sternzeichen Waage (Sinn für das Schöne, Charisma, Niere)

Besonderheiten:

- Verbessert die Magnesiumaufnahme

- Samen können bis zu 100 Jahre überleben bevor sie keimen.
- Karl-Heinz Waggerl: „Die Kraft, das Weh im Leib zu stillen, verlieh der Schöpfer den Kamillen. Sie blüh'n und warten unverzagt auf jemand, den das Bauchweh plagt."

Legende:

- Sage: Die Kamille versinnbildlicht die verwunschenen Soldaten.

Brauchtum/Magie:

- Pflanze des Sonnengottes Baldur
- Ägypter weihten die Kamille der Sonne
- Um die magischen Kräfte der Jungfrauen, die die Priesterinnen für ihre rituellen Handlungen benötigten, zu stärken, wurden die unberührten jungen Mädchen in Quellwasser gebadet, das mit Kamillenblüten getränkt war.
- Kamillenblüten sollen vor Johanni (24. Juni) gepflückt werden, weil danach der „böse Krebs" über die Felder flog.
- In die erste Garbe Heu wurde oft Kamille und Johanniskraut eingemischt, um das Ungeziefer fernzuhalten.
- Sinnbild der Kraft und Bescheidenheit.
- Zum Schutz gegen allerlei Unheil, Kamillenblüten ums Haus streuen.
- Im Sterbezimmer geräuchert, um dem Scheidenden den Abschied zu erleichtern und ihm und seinen Liebsten die Angst vor dem Loslassen zu nehmen.
- Liebeszauber: Gesicht und Haare mit dem Saft der Kamille einreiben und man wird unwiderstehlich.
- Geldzauber: Hände mit Kamillentee waschen.
- Junge Mädchen sollten nicht an ihr vorübergehen, ohne sich vor ihr zu verbeugen.
- Vor Schönheitsbehandlungen wurde Kamillentee serviert.
- Wiegenkraut
- Schlecht gewordenes Fleisch wurde mit Kamille abgewaschen, um Bakterien und Pilze zu vertreiben.
- Dioskurides: Wasseransammlungen, anregen der Monatsblutung, Geburterleichterung.
- Plinius: zum Ausleiten einer Totgeburt und von Steinen.
- Galen: „Hilft bei allen Übeln, die durch Niedergeschlagenheit und Schwermut verursacht worden sind."
- Hahnemann: homöopathisch unter anderem bei Epilepsie der Heranwachsenden.
- Pfarrer Künzle: „...ihre unbestrittene Wirkung...ist ein Alltagsbeweis für die Weisheit und Güte des Schöpfers, der in dieses bescheidene Pflänzchen eine ganze Apotheke hineingelegt hat."

Einhorn, falsches

Helonias dioica

Namen: griechisch „helos" = Sumpf, Teufelsbiss

Astrologische Zuordnung: Sonne, Mond, Saturn

Signatur:

Sonne:

- Gelbe Blüte (männliche)

Mond:

- Weiße Blüte (weibliche)
- Braucht feuchten Standort

Saturn:

- Wurzel

Element: Erde

Verwendeter Pflanzenteil: Wurzel

Wirkung:

Körper:

- Herpes genitalis
- Scheidenpilz
- Endometritis
- Zyste
- Gebärmuttervorfall
- Kräftigt den Beckenboden
- Periodenschmerz mit Rückenleiden
- Die Regel ist eher zu stark (D6), bei jungen blutarmen Mädchen auch fehlend (D2), dafür schmerzt das Kreuz, das Blut ist dunkel
- Östrogenartig
- Entzündung der Schamlippen

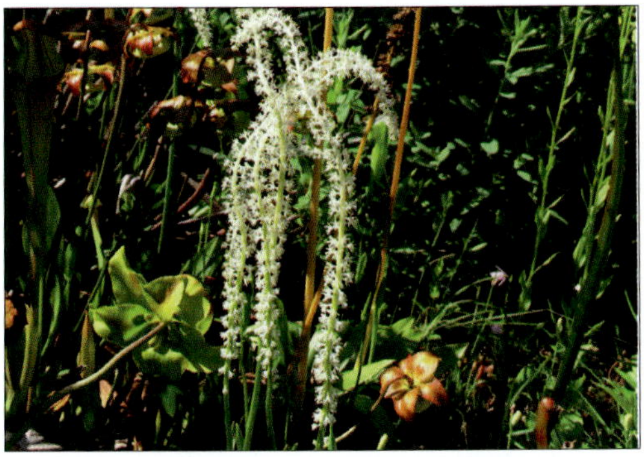

Falsches Einhorn (männliche Blüte)

- Diabetes
- Niere, Blase
- Bindegewebsschwäche

Seele:

- Für die „geschundene" Frau, die vom vielen Schleppen das Kreuz spürt.
- Mittel der Nächstenliebe

Geist:

- Extreme Müdigkeit, Schwäche- und Erschöpfungszustände

Wirkung im Horoskop:

- Schwierige Uranusstellungen (Unruhe, Nerven, Unfallrisiko)
- Jupiter, Saturn im Sternzeichen Skorpion (Schwäche im Unterleib, Gefahr der Neubildung)
- Wohltäter für das Sternzeichen Jungfrau (Verdauungsorgane, Planung)
- Gespannte Winkel zwischen Saturn und Jupiter (Bindegewebe, Gelenke, das kontrollierte Vergnügen)
- Transit von Saturn und Neptun über Mars (Müdigkeit, schwache Abwehr)

Besonderheiten:

- Nicht in der Schwangerschaft

Brauchtum/Magie:

- Traditionelles Indianermittel bei Frauenleiden
- Henri Voisin zit. nach Julius Mezger: „Wir kennen alle diese übermüdeten und niedergeschlagenen Frauen, die Anfälle von akutem Hausputzfieber bekommen und das Bedürfnis, ihr Parkett zu scheuern oder große Wäsche zu halten - ausgerechnet dann, wenn sie besonders abgehetzt sind. Und das Tollste ist, dass sie morgens zwar über ihre Erschöpfung lamentieren, dann aber so lange nichts mehr davon spüren, als sie putzen, bohnern und schuften - auf die Gefahr hin, abends völlig ermattet und kreuzlahm zu sein. Das ist Helonias."

3.5.2 Die drei Lichter: Sonne, Mond, Saturn

Wir kommen jetzt zu einem der wichtigsten hermetischen Lehrsätze, der viel zuwenig bekannt ist, der Lehre von den drei Lichtern. Diese Lehre sagt, dass am Himmel nicht zwei Lichter stehen (Sonne und Mond) sondern drei: Sonne, Mond und die dunkle Sonne Saturn. Die dunkle Sonne Saturn, kalt und trocken, herrscht über den Winter. Haben lichte Stoffe einen Saturnaspekt, so ist das eher gut für ihre Wirksamkeit, sie wirken dann antipathisch und sympathisch zugleich.

Die drei Lichter am Himmel sind von ungeheurer Bedeutung, wobei die Sonne traditionell als Wohltäter gilt, Mond als schwankend und eher passiver Empfänger und Saturn als Übeltäter. Dies ist jedoch lediglich der Anfang zum Verstehen der Himmelskräfte, die die Lichter symbolisieren. Stehen die Lichter in einer Beziehung zueinander werden ihre Kräfte noch stärker. Der Einfluss der Lichter findet auf verschiedenen Ebenen statt, dadurch kann er gleichzeitig ausgesprochen gut und schlecht nebeneinander sein, je nach Art der Betrachtung. Saturn, der Erzieher, zeigt dies am Stärksten. Die Sonne ist das Licht des Tages, des Bewusstseins, der Außenwelt. Mond ist das Licht der Nacht, des Unbewussten, der Innenwelt. Beide sollen in größtmögliche Harmonie gebracht werden. Saturn ist, wie so oft in der Wirklichkeit, ein Drittes. Dieses wird gern übersehen; die Darstellung des Saturns als (vergeistigte) Oktave des Mondes wird damit verständlicher. Wir müssen uns mit allen drei Lichtern so gut wie möglich einrichten. Helfer sind unter anderem die von der Natur geschaffenen Mittel mit Mond, Sonne und Saturn. Auch die Mittel die nur zwei der drei

Lichter enthalten (Sonne/Mond, Sonne/Saturn, Mond/Saturn). Alle diese Mittel gehören zu den ganz großen Ausgleichern bei körperlichen, seelischen und schicksalhaften Fällen starken Ungleichgewichts. Fälle dieser Art sind in unserer Klientel bei Krankheiten und Beratungsgesprächen statistisch stark angereichert.

Die Wirkungsart und -stärke der drei Lichter sind stark von ihrer Stellung in Zeichen und Häusern abhängig. Dies bezieht sich auf die Art der Wirkung und günstigen oder weniger günstigen Einfluss.

Die Sonne ist immer Wohltäter und Lebensspender. Die Stärke der Wirkung ist verschieden nach Zeichen und noch stärker durch ihre Stellung in Häusern. Eine ungünstige Wirkung hat die Sonne hauptsächlich nur durch schwierige Winkel mit Übeltätern. Leben wir die Sonne harmonisch ist uns Selbstbewusstsein, gutes Auftreten, klarer Verstand und Frohmut sicher.

Der Mond ist kein Wohltäter; er kann die verschiedensten Wirkungen erzeugen. Keineswegs ist er passiv, im Gegenteil. Die Qualität der Wirkung ist stark von den Zeichen abhängig; etwas weniger von den Häusern. Die Prägung der Wirkung ist von den Winkeln zu anderen Planeten abhängig, wobei Winkelart und Qualität des Partnerplaneten wesentlich sind. Stark machen sich Winkel des Mondes zu den Mondknoten und zu Lilith bemerkbar, wobei letztere grundsätzlich dringend behandlungsbedürftig sind. Mondkräfte, die in Harmonie gebracht werden oder durch Stellung und Winkel positiv wirken, schenken Intuition, praktische Vernunft und eine einfühlsame Beziehung zu Anderen und ihren Problemen.

Saturn, der Herr der Hindernisse und Prüfungen macht sich im Schicksal je nach Häuserstellung stark bemerkbar. Seine Rolle als Übeltäter ist stark zeichen- und winkelabhängig. Er zeigt die eigentliche Schwachstelle an. Steht er in Häusern und Zeichen mehr oder weniger günstig und hat er noch günstige Winkel, so kann er ungewöhnliche Gaben spenden, z.B. großen Erfolg, besonders bei geistigen Leistungen und auch das lange Leben kommt von Saturn. Der Weg mit Saturn ist immer langwierig und mühsam. Belohnt werden wir durch harmonisch gelebte Saturneigenschaften mit der Kunst des abstrakten Denkens und der Möglichkeit, schwierige und zeitaufwendige Projekte und Leistungen ohne den Beistand anderer zu schaffen.

Die Arzneien mit zwei, oder drei Lichtern gehören zu den interessantesten überhaupt.

Guajak

Guajacum officinale

Namen: Pockholz, Franzosenholz, Heiligenholz, Schlangenholz

Astrologische Zuordnung: Sonne, Mond, Saturn

Signatur:

Sonne:

- Gelb-orange Blüten und Früchte
- Harz
- Ätherisches Öl

Mond:

- Empfindlichkeit bei der Standortwahl
- Tropischer Baum

Saturn:

- Ausgesprochen hartes und schweres Holz (geht im Wasser unter)
- Immergrün
- Harz

Element: Feuer

Verwendeter Pflanzenteil: Holz, Harz

Wirkung:

Körper:

- Rheuma (Gelenk und Muskel), Fibromyalgie
- Gicht, Harnsäure
- Lunge-Dickdarm
- Erkältungskrankheiten
- Ekzeme, Hautentzündungen
- Geschwollene Gelenke im Schulterbereich, Schmerzen im Nacken
- Mandel- und Rachenentzündungen
- entzündungshemmend, schmerzstillend, fiebersenkend, schweiß-wassertreibend, antiviral

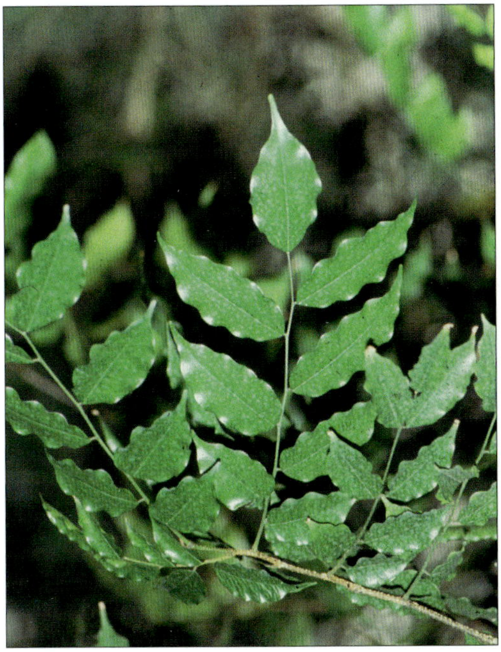

Guajak

- Wie alle Harze Wirkung an den Grenzflächen (Saturn)
- Bei allen merkwürdigen Fällen mit komischen Symptomen.

Seele:

- Luesinische Diathese: harte Schale, weicher Kern.

Geist:

- Legasthenie
- Vergesslichkeit
- Gedankenlosigkeit
- Langsames Begriffsvermögen
- Verbindet Verstand und Gefühl, rechte und linke Gehirnhälfte
- Hilft bei kritischen Betrachtungen (einerseits-andererseits, lässt den dritten Weg finden)

Wirkung im Horoskop:

- Ausgleich oben/unten (wo komm' ich her, wo geh' ich hin, Tag/Nacht, bewusst/unbewusst)
- Yin-Yang-Verbinder (weibliche und männliche Energien, aktiv/passiv)
- Harmonisiert die IC/MC-Achse (wo komm' ich her, wo geh' ich hin)
- Achse 3/9 (verbindet das Gelernte mit der eigenen Meinung, die vertraute Umgebung/Ferne)
- Stärkt das Haus 3 (Kommunikation, Lernen)
- Stärkt das Sternzeichen Zwillinge (Flexibilität, Anpassung, Geist-anregend, Kommunikation, Lunge)
- Stärkt das Sternzeichen Steinbock (Geduld, Disziplin, Berufung, Ausdauer, Knochen, Knie, Struktur)
- Stärkt Saturn im Sternzeichen Widder (fördert den Kampfgeist, Mut, Wille, Abwehr, bei Schwachstelle Kopf)
- Stärkt Saturn im Sternzeichen Löwe (Ich-Stärker, Durchsetzung, Auftreten, Herz, Rücken)
- Stärkt Pluto im Zwilling (üble Nachrede, nachtragend, Schuldruck, Sarkasmus, Verkaufstalent, Sprachstörungen, Lungenleiden, positiver Einfluss)
- Stärkt die Sonne im Sternzeichen Steinbock/Haus 10
- Stärkt Pluto im Steinbock/Haus 10 (Zähigkeit, Steh-auf-Manderl, Geduld, Krämpfe) (Geduld, Ausdauer, Sorgfalt, gegen zu großen Ernst)
- Stärkt Pluto im Schützen/Haus 9 (Überehrgeiz, hohe Ziele, die eigene Meinung bilden, Fortbildung, zwanghaftes Verhalten, Leber)
- Schwierige Winkel zwischen Pluto und Uranus: D6 und höher (zwanghaftes Verhalten, vorschnelles Handeln, die Dinge erzwingen wollen, Nerven)
- Schwierige Merkur-Saturnwinkel (Negativ-Denken, fördert das analytische Denken, Stoffwechsel, Lunge)
- Winkel zwischen Pluto und Mond (vorgeburtlicher Schock, Eifersucht, Verlassensangst, Neubildungen)
- Kritische Saturntransite (Prüfungen, Einengung, Steine im Weg, Müdigkeit, Ausmisten)

Besonderheiten:

- Eines der Mittel, das viel zu wenig verschrieben wird.

- Sehr hartes Holz, das ua. zu Herstellung von Kegelkugeln verwendet wird
- Dient zum Nachweis von okkultem Blut in Stuhl, Urin
- Im Guajak wirken die 3 Lichter Sonne, Mond und Saturn: Mond für akute, die Sonne für subakute und Saturn für chronische Leiden.

Legende:

- Als die Welt erschaffen wurde, thronte sie auf vier riesigen Guajakbäumen. Kein Erdbeben oder sonst eine Naturgewalt konnten die Erde gefährden, denn die Bäume hielten sie mit ihren harten und kräftigen Ästen ganz fest. Erst als einem Gott, der Mist gebaut hatte, die Strafe auferlegt wurde, einen der vier Bäume zu ersetzen und statt ihm die Erde zu tragen, bemerken die Menschen hin und wieder ein Rumpeln und Beben auf der Welt.

Brauchtum/Magie:

- Indianische Heilpflanze (Rheuma, Syphilis, Höhenkrankheit, Erschöpfung)
- Aphrodisiakum
- Syphilismittel (Franzosenholz)
- Paracelsus bezeichnete es als wirkungslos, verdarb dadurch die Geschäfte von Anton Fugger, der einen schwungvollen Handel mit dem Holz betrieb. Paracelsus wurde schließlich aus Nürnberg verwiesen.
- Kann Pferde heilen, die sich überhitzt haben.

Jasmin, gelber

Gelsemium sempervivens

Namen: Giftjasmin, Falscher Jasmin

Astrologische Zuordnung: Sonne, Mond, Saturn, (als Schling- und Kletterpflanze auch etwas Merkur)

Signatur:

Sonne:

- Gelbe Blüte
- Ätherisches Öl

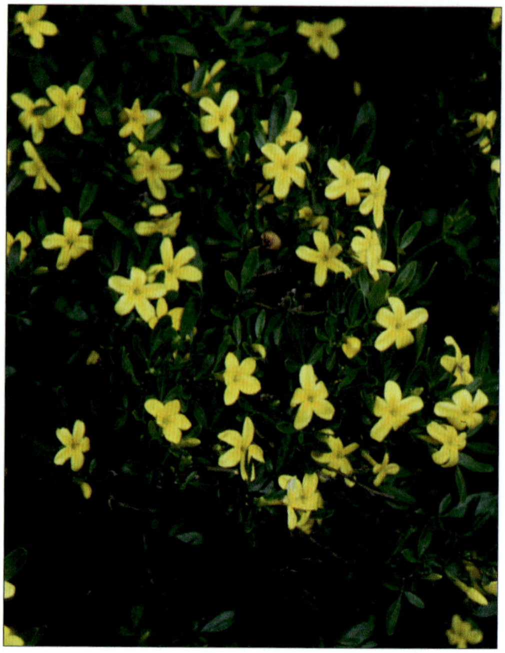

Gelber Jasmin

Mond:

- Standort: gerne feucht, Flussufer
- Milchsaft

Saturn:

- Heilmittel: Wurzel
- Immergrün
- Verholzend

Element: Feuer, Luft

Verwendeter Pflanzenteil: Wurzel

Wirkung:

Körper:

- Fieber, Grippe
- Kopfschmerz, Migräne rechts
- Zahnweh, Neuralgien
- Homöopathisches Kindermittel
- Herzrhythmusstörungen, psychosomatische Herzbeschwerden, Herzleiden durch Toxine
- Krämpfe, Tetanus
- Hypertonie
- Ermüdung nach der geringsten Anstrengung

- Beckenbereich der Frau
- gefäßerweiternd, bronchienerweiternd

Seele:

- Angst, speziell Erwartungsangst, Lampenfieber, Prüfungsangst
- Nervinum
- Emotionaler Durchfall: der Schiss
- Nervös, erregt, reizbar

Geist:

- Verbindet rechte und linke Gehirnhälfte, Verstand und Gefühl
- Lampenfieber, Prüfungsangst
- Lustlosigkeit
- Ich-Schwäche

Wirkung im Horoskop:

- 4/10-Achse (wo komm' ich her, wo geh' ich hin, Vergangenheit/Zukunft, Karma)
- IC/MC (Pubertät, Alter, Karma, Berufung)
- Schwierige Winkel zwischen Uranus und Neptun (auch Halbsextil) (Nerven, Lymphe, Unfallneigung)
- Schwierige Winkel von Planeten zu den Mondknoten (Karmahürden)
- Neptun im Quadrat zu den Mondknoten (Karma)
- Venusprägung vom AC/Haus1

Besonderheiten:

- Die Sonne wirkt auf Mond und Saturn, die sich ungünstig zeigen (Viruswirkung)
- Giftig, nur homöopathisch ab D4

Legende:

- Die Götter hatten wieder einmal gesprochen. Ein von ihnen verurteilter Mann sollte sein Leben lassen. Es wurde ein Trank aus dem gelben Jasmin gebraut, der Bebo-sito. Kaum hatte der Verurteilte den ersten Schluck genommen, erstarrte er mit offenen Augen. Er war im „gläsernen Sarg" gefangen und konnte sich nicht mehr rühren. Das Bewusstsein war jedoch vollständig erhalten, so konnte er auf dem Weg in die Anderswelt seine Sünden nochmals sehen und bereuen. Diejenigen aber, die diesen Gifttrank überlebten, galten als von den Göttern persönlich begnadet.

Brauchtum/Magie:

- Wurde von den Ureinwohnern Amerikas wegen der lähmenden Wirkung ähnlich dem Curaregift zum Fischfang verwendet.
- für Giftmorde genutzt, oft auch als Schmerzmittel

Kampfer

Cinnamomum champhora

Namen: Kampferbaum

Astrologische Zuordnung: Sonne/Mond, etwas Saturn

Signatur:

Sonne:

- Ätherisches Öl

Mond:

- Braucht tropisches bis subtropisches Klima
- Weiße Blüten

Saturn:

- Immergrün
- Schwarze Früchte
- Kann bis zu 2000 Jahre alt werden, erst mit etwa 40 Jahren ist die ätherische Ölgewinnung möglich

Element: Luft

Verwendeter Pflanzenteil: Rinde, Holz

Wirkung:

Körper:

- Hypotonie
- Herz
- Lunge, beginnende Erkältung, entkrampft die Bronchien
- Rheuma
- Krampflösend, schleimlösend, schmerzstillend

Seele:

- Gegen die innere Verkrampfung
- Zum Verstehen der Weiblichkeit

Geist:

- Verbessert die Konzentration

Wirkung im Horoskop:

- Überbetonung der linken Horoskophälfte (Ich-ler, öffnet den Zugang zum Du)
- Wohltäter für das Sternzeichen Löwe/Haus 5 (Auftreten, Ich-Stärker, Verantwortungsgefühl, Lebensfreude, Herz, Rücken)
- Planetenballung im Sternzeichen Löwe (Energieausgleich, harmonisierend, Ich/Du)
- Isolierte Sonne (Ich-Stärke, alle anderen sind immer wichtiger wie das Ich, Herz, Rücken, Stoffwechsel)
- Wohltäter für Saturn im Sternzeichen Stier/Haus 2 (fördert Genussfähigkeit, Selbstwert, Naturliebe, Hals)
- Pluto am MC/Haus 10 (Steh-auf-Manderl, Geduld, Krämpfe, Ausdauer, Sorgfalt, gegen zu großen Ernst)
- Pluto im Haus 5 (zwanghafte Vergnügen, Verlust von Kindern, Fehlgeburt, triebhafter, leidenschaftlicher Sex)
- Stärkt Pluto im Sternzeichen Schütze/Haus 9 (Überehrgeiz, hohe Ziele, die eigene Meinung bilden, Fortbildung, zwanghaftes Verhalten, Leber)
- Stärkt das Sternzeichen Steinbock (Geduld, Disziplin, Berufung, Ausdauer, Knochen, Knie, Struktur)
- Stärkt Pluto im Sternzeichen Steinbock/Haus 10 (Steh-auf-Manderl, Geduld, Krämpfe, Ausdauer, Sorgfalt, gegen zu großen Ernst)
- Stärkt Mond im Sternzeichen Steinbock/Haus 10 (Depression, die gepanzerte Seele, Neubildungen, Intuition, manipulative Mutter)
- Stärkt Mond im Sternzeichen Schütze/Haus 9 (bei Gereiztheit, Rheuma, Schlafproblemen, Infektionen der Leber, Leberkarzinom)
- Stärkt Mond im Sternzeichen Zwillinge/Haus 3 (bei Unverbindlichkeit, für liebevolle Kommunikation, Lunge, Schultergelenk)
- Stärkt Neptun im Sternzeichen Fische/Haus 12 (Einfühlungsvermögen, Intuition, Karma, Abgrenzung, Lymphe
- Stärkt MC (Berufung, Altersheilmittel)
- Harmonisiert die IC/MC-Achse (wo komm' ich her, wo geh' ich hin, den eigenen Weg finden)

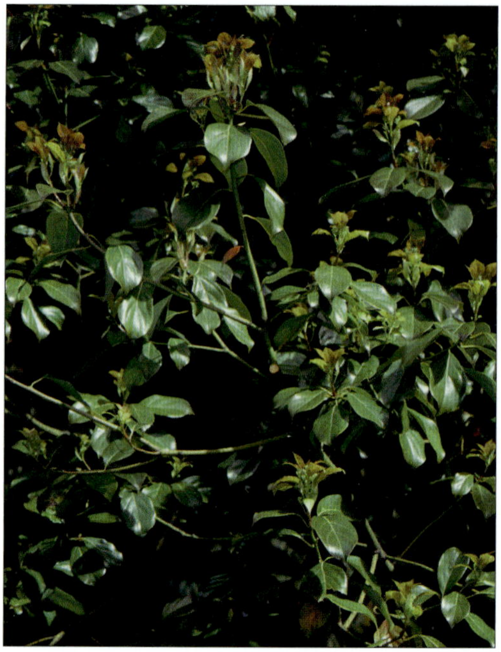

Kampfer

- Schwierige Winkel Sonne-Neptun (bei Überempfindlichkeit, Schwäche an Körper, Geist, Seele, Kreislauf)
- Neptun Transit über Übeltäter (Lymphstau, Fehlbehandlung, Täuschung, Empfindlichkeit, Strukturverlust)

Besonderheiten:

- Nicht für Kleinkinder geeignet
- Verhindert als ätherisches Öl das Wachstum von Pilzen selbst in hoher Verdünnung
- Bei Überdosis droht Impotenz

Brauchtum/Magie:

- War den arabischen Händlern so viel wert wie Gold
- Im Koran als „Eiswürfel“ für die Getränke der Seligen bekannt
- In Indien Shiva geweiht
- Indischer Wunschzauber: Halbierte Kokosnuss in der ein Stück Kampfer verbrannt wird in den Händen halten und seinen

Wunsch visualisieren. Ist die Flamme erloschen, die Nuss kräftig zu Boden werfen, damit sie zerbricht.
- In China zum Einbalsamieren der Toten
- Französische Zauberer zerstören mit Kampfer negative Energien und werden durch ihn hellsichtig
- Holz dient traditionell als Insektenschutz
- Bestandteil vieler Lebenselixiere
- Hildegard, gegen Fieber: „stärkt den Kranken auf wundersame Weise und nimmt ihm jede Schwachheit, so wie die Sonne den trüben Tag erleuchtet…“
- Avicenna: Augenleiden, Durchfall, Nasenbluten
- Altes Mittel der TCM für Niere, Lunge, Herz, bewegt das Qi, bei Herzschwäche, Infektionen, Blasenentzündung, Ohnmachtsneigung
- Im Ayurveda benutzt man Kampfer zur Beruhigung bei Hysterie und Nervosität
- Verstauchungen bei Tieren

3.5.3 Sonne-Merkurmittel

Heilmittel, die von Sonne und Merkur geprägt sind, harmonisieren Missverhältnisse zwischen Körper, Seele und Geist. Merkur als Handlanger und Läufer der Sonne stellt also Harmonie im weitesten Sinn wieder her und knackt chronische Prozesse auf, indem Merkur die wärmende Sonne auf Leib, Seele und Geist gleichmäßig verteilt. Er macht sozusagen festgefahrenen Zuständen Feuer unter dem Arsch.

Bei allen schwankenden Erscheinungen im Guten wie im Bösen zeigt sich Merkur „beweglich wie der Mond“ (Keppler). Sonne-Merkurmittel wirken auf den Mond viel besser, als Heilmittel, die nur Sonne, oder Merkur unterstellt sind. Alles, was im Rhythmus bleiben soll, wenn die Peristaltik „spinnt“ erfordert Sonne-Merkurmittel. Sie verleihen die Fähigkeit zur Selbsthilfe und fördern die Initiative sehr.

Für den klaren und hellen Verstand, auch für das Nervensystem und den Stoffwechsel sind diese Arzneien unerlässlich.

Goldrute

Solidago virgaurea

Namen: „solidum“ und „agere“ bedeuten gesundmachen, heilen, „Virga aurea“ ist die goldene Rute, Heidnisch Wundkraut, Unsegenkraut, Fuchsschwanz, Goldwundkraut, Edelwundkraut, Schoßkraut, Goldene Jungfrau, Machtheilkraut, Bettstroh, Laurenzilorbeer

Astrologische Zuordnung: Sonne, Merkur, Venus

Signatur:

Sonne:
- Gelbe Blüte
- Flavonoide (Strahlenschäden)
- Ätherische Öle
- Standort: Sonne
- Antibiotisch (Bakterien mögen die Sonne nicht)

Merkur:
- Aufrechte Gestalt
- Elliptisch, lanzettlich, schmale Blätter
- Windsamer
- Ruderalpflanze: Entgifter von Schwermetallen, Blutreiniger

Venus:
- Nierenheilmittel

Element: Luft, Wasser (für Leiden, die in der Nässe entstehen und sich durch Feuchtigkeit verschlimmern)

Verwendeter Pflanzenteil: Blühende Pflanze

Wirkung:

Körper:
- Universalheilmittel für die Niere, entgiftend, harntreibend (quantitativ und qualitativ)
- Blase, Prostata, Ödeme
- Oxalat-Phosphatsteine
- Rheuma
- Leberentlastend (Neutralfett, Cholesterin), entstaut die Pfortader
- Chronische Ekzeme
- Gute Wirkung bei Heuschnupfen
- Schultergelenk, verspannter Nacken

- Candida (entzieht dem Pilz die notwendige Feuchtigkeit), Colibakterien
- entzündungswidrig, schleimlösend, wassertreibend, antibiotisch

Seele:

- Schocklöser (allgemeine Wirkung auf Mond- und Venusprobleme)
- Schenkt seelische Durchhaltekraft
- Hilft bei Angst vor enger Bindung
- Stimmungsaufhellend
- Wirkung auf das Unbewusste
- Beruhigend (umhüllt mit der rosa Decke)
- Ich-liebe-mich-Mittel

Geist:

- Bei Unsicherheit, wenn man den Glauben an sich selber verloren hat (Anahatachakra)
- Alle anderen können alles besser

Wirkung im Horoskop:

- Die milde Sonne
- Die scheinbare Mondwirkung ist der wohlwollende Einfluss von Merkur und Venus auf den Mond.
- Harmonisiert Yin/Yang
- Überbetonung der rechten Horoskophälfte (Ich-Stärker für den Du-ler)
- Stärkt den 1. Quadrant (Kindheit)
- Harmonisiert AC/DC (Ich-Du, Abgrenzung)
- Harmonisiert Achse 6/12, (Häuser der Krankheiten und Feinde, Streber/Hippie)
- Stärkt Haus 2 (Selbstwert)
- Stärkt Haus 6 (Beruf, Krankheitshaus, das Dienen)
- Stärkt Haus 7 (verbessert die Beziehung zum Du)
- Stärkt Haus 12 (geheime Feinde, Mobbing, Geheimnisse, Einsamkeit, Zurückgezogenheit, Sucht, Lymphe)
- Stärkt das Sternzeichen Krebs (Fürsorge, Heim, Magen)
- Stärkt das Sternzeichen Skorpion (befreit aus Abhängigkeiten, entkrampft, Unterleib, Macht/Ohnmacht)
- Stärkt das Sternzeichen Zwillinge (Flexibilität, Anpassung, Geist-anregend, Kommunikation, Lunge)

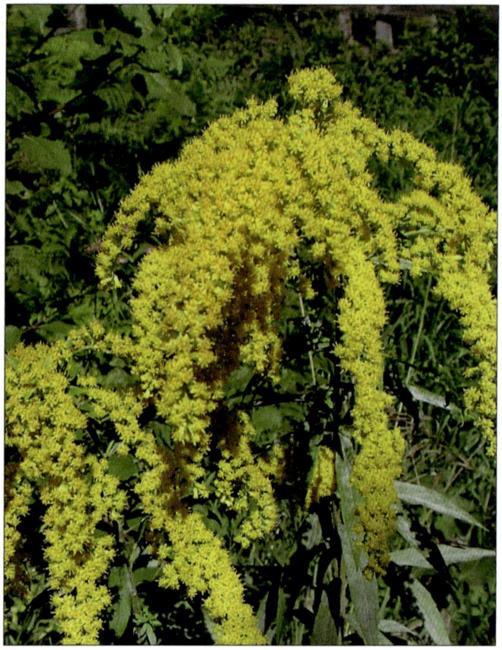

Goldrute

- Wohltäter für das Sternzeichen Jungfrau (für Planung, Sorgfalt, Verdauungsorgane, Element Erde)
- Stärkt Saturn im Sternzeichen Fische (erschwerter Zugang zur Gefühlswelt, Lymphe, Sucht, kalte Füße)
- Stärkt den Mond im Sternzeichen Skorpion/Haus 8 (vorgeburtlicher Schock, Eifersucht, Neubildungen, Unterleib)
- Stärkt Mond im Sternzeichen Widder (kühlend, gegen Gereiztheit, Rheuma, seelische Herzleiden, Schlafprobleme)
- Stärkt die Sonne im Sternzeichen Waage (Entscheidungsstärke, Stabilität, Haut-Nierenleiden)
- Stärkt Neptun im Sternzeichen Waage (Lymphe, Schwäche der Harnorgane, Entscheidungsschwäche, Feinsinn)
- Stärkt die Sonne im Sternzeichen Schütze (macht optimistisch, weltoffen, lernlustig, humorvoll, Leberheilmittel)

- Stärkt den Mond im Sternzeichen Schütze (bei Gereiztheit, Rheuma, Schlafproblemen, Infektionen der Leber)
- Venus rückläufig (immer Pech mit der Liebe, schwer Gefühle zu zeigen, Karma)
- Merkurprägung von Haus 2 (Selbstwert, Stoffwechsel, Hals, Schilddrüse)
- Sonnenprägung von Haus 2 (Selbstwert, Stoffwechsel, Hals)
- Venusprägung von Haus 3 (Kommunikation, Vishuddi-Chakra, Lunge)
- Mondprägung von Haus 3 (Kommunikation, Lunge, Vishuddi-Chakra)
- Sonnenprägung von Haus 3 (Kommunikation, Lunge, Vishuddi-Chakra)

Besonderheiten:

- Verbessert die Aufnahme von Natrium
- TCM: Krampflösend im unteren Erwärmer

Legende:

- Die Bewahrer der irdischen Schätze sind Naturwesen wie Zwerge, Gnome und Kobolde. Sie haben die Aufgabe, darauf zu achten, dass diese nicht in falsche Hände geraten. Wer es aber versteht, mit entsprechenden Gebeten und verschiedenen Ritualen die „Goldene Jungfrau“ zur Wünschelrute zu machen, kann mit ihr die verborgenen Schätze finden.
- Ein Märchen aus Estland erzählt: Es war einmal ein Holzfäller, der in den Wald ging, um Holz zu machen. Der Winter nahte und das Holz ging langsam aus. Zuerst wählte er eine Birke aus, die jedoch sprach: „Lass mich am Leben, ich habe noch so viele Jahre vor mir.“ Der Holzfäller brachte es nicht übers Herz, dem Baum Leid anzutun. Also zog er weiter zur Eiche, dann zur Esche, zum Ahorn, dann zur Erle, über die Espe zur Vogelkirsche, schließlich zur Eberesche, zur Fichte, Kiefer und letztendlich probierte er sein Glück beim Wacholder. Jeder Baum wusste einen für ihn triftigen Grund, warum er ihn verschonen musste. Ohne Holz konnte er nicht heimkommen, sein Weib ließ das nicht zu, wurde dem Holzfäller langsam bange. Für seinen Job war es sehr hinderlich, die Sprache der Bäume zu verstehen, wurde ihm schmerzhaft klar. Da trat aus dem Dickicht ein alter Mann mit langem, grauem Bart, einem Hemd aus Birkenrinde und einem Wams aus Fichtenborke hervor und fragte den Holzfäller: „Warum bist du so betrübt, Brüderchen? Hat dir jemand etwas getan?“ Der Holzfäller erzählte dem Männchen seine Geschichte und in welcher Zwickmühle er saß, nur weil er die Bäume sprechen hörte. Der Alte aber sah ihn lächelnd an und sagte: „Hab Dank, guter Mann, dass du ein Ohr für die Bitten meiner Kinder hattest.“ Das Männlein überreichte dem Holzfäller eine Goldrute, die ihm künftig alle Wünsche erfüllen sollte. Nur übertreiben dürfe er nicht und auch weiterhin die Natur achten, warnte ihn das Hutzelmännchen noch. Als der Holzfäller nach Hause kam, ließ er erstmal die Rute über den Hintern seiner zankenden Frau tanzen, die schon bald viel freundlicher war. Bis ans Ende seiner Tage lebten der Holzfäller und seine Frau glücklich und zufrieden. Nie hat er einen Wunsch ausgesprochen, der unverschämt war und als er starb, übergab er die Goldrute seinen Kindern, die sie, wie vom Vater gelernt, hoch in Ehren hielten.

Brauchtum/Magie:

- Traditionell als Wundheilkraut genutzt
- Abwehrzauber gegen finstere Mächte (Unsegenkraut)
- Eine der Lieblingspflanzen von Martin Luther

Gamander

Teucrium chamaedrys

Namen: Chamaedrys bedeutet „Bodeneiche“, Edelgamander, Heidegamander, Schafkraut, Gamanderlein, Frauenbiss, Bathengel

Astrologische Zuordnung: Sonne, Merkur, etwas Venus

Signatur:

Sonne:

- Standort: Sonne

- Ätherisches Öl
- Flavonoide

Merkur:

- Kerzenförmiger Wuchs

Venus:

- Rosa Blüte
- Liebt kalkreichen Boden, deshalb auch ein gewisser saturnaler Effekt.

Element: Feuer (sulfurisch bitter: Herzchakra), Erde

Verwendeter Pflanzenteil: blühendes Kraut

Wirkung:

- Die Seelenkräfte wirken auf den Geist fördernd ein. Moralfördernd im edlen Sinn, damit ein Mittel zur Entwicklung angemessener Selbstliebe. Interessant ist, die gute Wirkung auf den scheinbar von der Psyche unabhängigen Stoffwechsel im günstigen Sinn, besonders auf die Leber („Mind over Matter")
- Bewusst wirkt auf unbewusst

Körper:

- Bei allen, besonders chronischen stark verschleppten Leiden
- Altersheilmittel
- Gicht, Neutralfett erhöht
- Rheuma
- Lungenleiden (behaart, Kieselsäure)
- Leber, Leberdepression mit gleichzeitiger Herzschwäche
- Galle, Milz
- Schwächezustände
- Schleimlösend, galletreibend, verdauungsfördernd, leicht abführend, wundheilend, fiebersenkend, entzündungshemmend, wehenanregend, blutreinigend, antiviral

Seele:

- Kontaktfördernd
- Einsam, weil zu schüchtern
- Mittel für die Opferlämmer
- Schocklöser
- Altersdepression, stimmungsaufhellend
- Seelische Verletzung des Herzens mit Trauer
- Modeheinis

Geist:

- Entschluss- und Handlungsschwäche
- Initiativförderer
- Nervinum
- Ich-Schwäche
- Fördert Denkprozess

Wirkung im Horoskop:

- Allgemein günstige Wirkung auf Donald Duck (Mond rückläufig)
- Schnelllaufende Planeten in der unteren Horoskophälfte, die transsaturnalen in der oberen (Tag/Nacht, bewusst/unbewusst, Hemmnisse)
- Überbetonung der rechten Horoskophälfte (Du-Abhängigkeit, Abgrenzung, Allergieneigung, auch Herz durch Fremdbestimmung)
- Stärkt das Sternzeichen Stier (Genussfähigkeit, Selbstwert, Hals, Element Erde)
- Harmonisiert Planetenballung im Sternzeichen Stier (bei Phlegma, Spießertum, Hals)
- Stärkt Neptun im Sternzeiche Löwe (Selbstachtung, Rückenschwäche, Ich-Schwäche, Kreislauf, Trendriecher, Gestaltung)
- Wohltäter für das Sternzeichen Jungfrau (für Planung, Sorgfalt, Verdauungsorgane, Element Erde)
- Stärkt das Sternzeichen Jungfrau, besonders Sonne in der Jungfrau/Haus 6 (für Planung, Sorgfalt, Verdauungsorgane, Element Erde)
- Stärkt das Sternzeichen Wassermann (Nerven, Gemeinschaftssinn, Freunde, soziale Verpflichtung, Planung, Venenleiden)
- Stärkt Jupiter im Sternzeichen Wassermann/Haus 11 (das Glück aus dem Freundeskreis, leberbedingte Venenschwäche)
- Leiden aus festen Zeichen (bei chronischen, hartnäckigen Leiden)
- Merkur und Sonne wirken sanft (Venus) auf den Mond ein (Seelenfrieden, Seelenreinigung, Regeneration)
- Schwierige Saturnstellungen, auch Transite (Hemmnisse, Prüfungen, Vaterprobleme)
- Winkel zwischen Sonne und Saturn (Ich-Schwäche, man steht sich selbst im Weg, Enge)

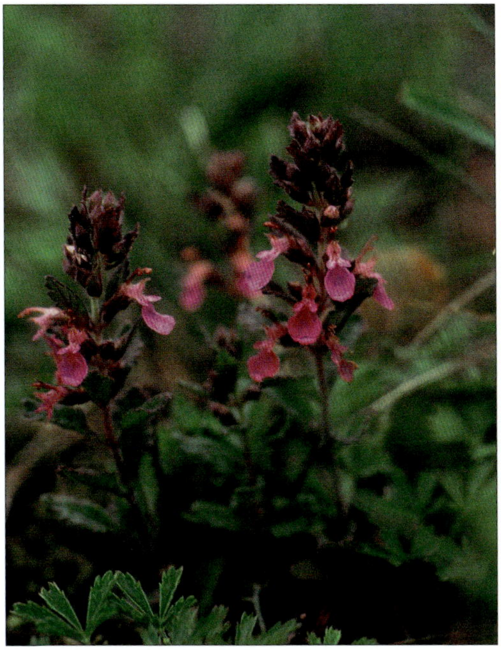

Gamander

- Gespannte Winkel zwischen Saturn und Venus (zu enge Vaterbindung, schwer Gefühle zu zeigen, Nierensteine)
- Stärkt schwierige Winkel zwischen Saturn und Merkur (Negativdenken, Denkblockade, Stoffwechsel, Lunge)
- Rückläufiger Pluto (Macht/Ohnmacht, Druck, Karma)
- Stärkt das Haus 3 (Kommunikation, Lernen)
- Stärkt Haus 12 (geheime Feinde, Mobbing, Geheimnisse, Einsamkeit, Zurückgezogenheit, Sucht, Lymphe)
- Pluto im Steinbock/Haus 10 (Zähigkeit, Stehauf-Manderl, Geduld, Krämpfe)
- Gegen schwierige Winkel zwischen Pluto und Uranus D6 und höher (zwanghaftes Verhalten, vorschnelles Handeln, die Dinge erzwingen wollen, Nerven)
- Harmonisiert die AC/DC-Achse, Haus 1/7 (Ich/Du)
- Harmonisiert die IC/MC-Achse (wo komm' ich her, wo geh' ich hin, Heim/Beruf, den eigenen Weg finden)
- Mondknotenachse (Karma)
- Merkurprägung in Haus 2 (Selbstwert, Hals, Haben, Stoffwechsel)
- Sonnenprägung von Haus 2 (Selbstwert, Hals, Haben, Stoffwechsel)
- Venusprägung von Haus 3 (die liebevolle Kommunikation, Vishuddi-Chakra, Lunge, Arme, Schulter)
- Sonnenprägung von Haus 3 (Kommunikation, die helle Birne, Vishuddi-Chakra, Lunge, Arme, Schulter)

Besonderheiten:

- Das edelste aller Bittermittel, als Zutat für einen wirklich guten Bitterlikör ein Muss.

Legende:

- Ein wunderschönes Mädchen saß auf der Bank vor ihrem Elternhaus und weinte bitterlich. Ihr Vater war schwer krank und keiner wusste Hilfe. Da erschien der Teufel persönlich. Viel hatte er schon über das allerliebste Mägdlein gehört, jeder Jüngling des Landes begehrte sie. Auch er wollte das Mädchen haben und sie versprach: „Schenke meinem Vater ein gesundes Leben, dann gehöre ich dir – in drei Tagen.“ Im Laufe der Nacht erholte sich der Vater von seinen Leiden, doch nun war die Sorge um die hübsche Tochter groß. Da wusste die Großmama Rat: „Hier nimm Gamander und Ehrenpreis, denn diese machen dem Teufel die Ohren heiß, und hab sie immer bei dir.“ Als der Teufel zur vereinbarten Zeit erschien, um seine Braut zu holen, hielt ihm diese ihr schützendes Sträußlein entgegen. Der Teufel floh schreiend und schimpfend und ward nimmermehr in diesem Städtchen gesehen.
- Kaiser Karl V. wurde angeblich durch eine Kur mit Gamander von seiner Gicht befreit.

Brauchtum/Magie:

- Historisch sehr hoch geschätzt („Gamanderlein“)
- Bestandteil der mittelalterlichen Lebenselixiere

- Culpeper: gut gegen Beschwerden des Gehirns, wie bei ausdauerndem Kopfschmerz, Fallsucht, Melancholie, Schläfrigkeit, Trägheit des Geistes, Krämpfen und Lähmungen.
- „Gamander und Ehrenpreis, machen dem Teufel die Ohren heiß"
- Vertreibt Hexen und Teufel
- In Tirol zum Schutz gegen Blitzeinschlag ins Fenster gehängt
- TCM: bitter-süß, Milz, Pankreas, bei Harmoniebedürfnis aller Art

Wegrauke

Sisymbrium officinale

Namen: Raukensenf, Wegsenf, Sängerkraut, gelbes Eisenkraut

Astrologische Zuordnung: Sonne, Merkur

Signatur:

Sonne:

- Gelbe Blüte
- Ätherisches Öl
- Lichte Gestalt
- Vitamin A
- Antibiotisch (Bakterien mögen die Sonne nicht)

Merkur:

- Wirkung auf Vishuddi-Chakra
- Blätter
- Aufrechte, filigrane Gestalt
- Ruderalpflanze

Element: Feuer, alchimistischer Sulfur von seiner besten Seite

Verwendeter Pflanzenteil: blühendes Kraut, unreife Schoten

Wirkung:

Körper:

- Heiserkeit (Sängerkraut)
- Alle Leiden beginnen im Hals, besonders Angina in der Pubertät
- Entgiftung, Blutreinigung

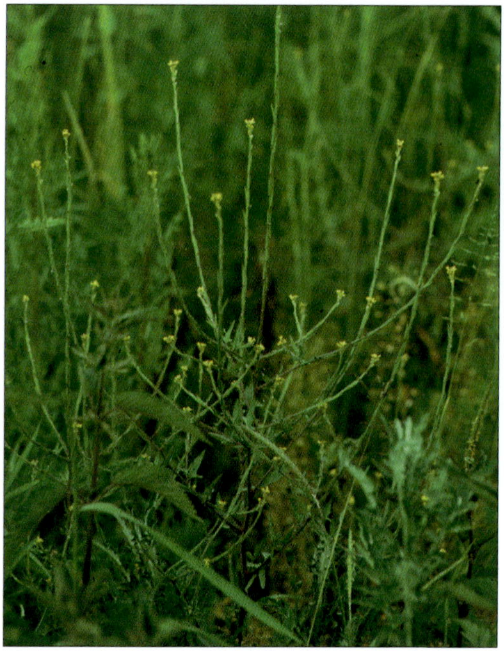

Wegrauke

- Vitalitätsspender (Ruderalpflanze, Unkraut, Senfglykoside)
- Antibiotisch

Seele:

- Wenn der Ärger im Hals stecken bleibt

Geist:

- Fördert die Kommunikation (Vishuddi-Chakra)
- Mittel des Auftretens
- Indigokinder (90-er Jahrgänge)

Wirkung im Horoskop:

- Stärkt 1. Quadrant (Kindheit, Durchsetzung)
- Stärkt Haus 1 (Durchsetzung, Ich-Stärke)
- Stärkt Haus 2 (Selbstwert, Hals)
- Stärkt Haus 3, besonders wenn von Sonne geprägt (Kommunikation, Lernen)
- Stärkt Haus 7 (verbessert die Beziehung zum Du)
- Stärkt Haus 9 (eigene Meinung, Reiselust, Leiden auf Reisen, Leber, Philosophie/Religion, Optimismus)
- Harmonisiert AC/DC, Haus 1/Haus 7 (Ich/Du)

- Harmonisert Haus 3/9 (Befreiung von eingetrichterten Zwängen, Lunge, Stoffwechsel)
- Planetenballung wo Uranus und Neptun beteiligt sind (Einfühlsamkeit, Kreativität, Spiritualität)
- Neptun in Haus 7 (Idealisierung des Partners, Verschmelzung mit dem Du, immer der falsche Partner)
- Schwierige Winkel zwischen Neptun und Merkur (Verstand/Gefühl, Stoffwechsel, Hormone, Lunge)
- Merkur isoliert (kopflastig, Kommunikation, Stoffwechsel, Atemorgane, Schulter, Arme, Manipulation)
- Winkel Merkur/Mond (Kommunikation über Gefühle, die einfühlsame Sprache, das Bauchdenken)

Besonderheiten:

- Das beste Mittel für Sänger und Redner
- Viel Vitamin A, C
- Bei Überdosierung aber Herzrhythmusstörungen

Brauchtum/Magie:

- Die abgestorbenen Pflanzen wurden als Besen genutzt
- Im alten Rom als Nahrungsmittel und Aphrodisiakum verwendet
- Die Wegrauke ist seit dem Mittelalter als das Kraut der Sänger bekannt

Bibernelle

Pimpinella major (große),
Pimpinella saxifragia (kleine)

Namen: Bockwurz, Steinbrechwurz, Pfefferwurz, Roßkim, Teriakwurzel

Astrologische Zuordnung: Sonne, Merkur

Signatur:

Sonne:

- Standort Sonne
- Ätherische Öle

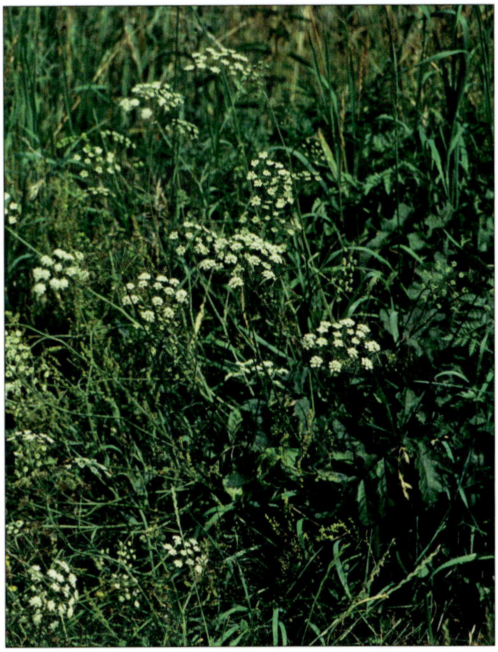

Bibernelle

Merkur:

- Doldengewächs
- Luftige Gestalt

Element: Luft, Feuer, Erde

Verwendeter Pflanzenteil: junge Blätter im Frühjahr, Wurzel im Herbst

Wirkung:

Körper:

- Altersheilmittel (Pflanze wird recht alt)
- Lungenleiden, besonders im Alter
- Kehlkopf, Hals
- Nieren-Blasenstein, Gicht, harntreibend
- Darm (Wurzel: Darmsignatur: Mittel für infektiösen Durchfall), verdauungsfördernd
- Ausleitung von Amalgam und sonstigen Giften
- Wundheilmittel, Fisteln, Eiter
- Resolvens (Auflöser)
- Schleimlösend, auswurffördernd

Seele:
- Gegen die innere Verkrampfung
- Stimmungsaufhellend
- Bei Unruhe und gleichzeitiger Melancholie

Geist:
- Diplomatie
- Regt den Geist an
- Durchsetzungskraft
- Ausdauer
- Inkarnationsschwäche

Wirkung im Horoskop:
- Harmonisiert Yin/Yang (vereint Gegensätze)
- Stärkt den 3. Quadrant (Ernte, Lehren, Vorstellungskraft)
- Stärkt das kardinale Kreuz (Eckhäuser: Ich/Du, Vergangenheit/Zukunft, bei akuten Leiden)
- Stärkt die Sonne im Sternzeichen Stier/Haus 2 (Genussfähigkeit, Selbstwert, Hals, Element Erde)
- Wohltäter für das Sternzeichen Wassermann (Nerven, Gemeinschaftssinn, Freunde, soziale Verpflichtung, Planung, Venenleiden)
- Wohltäter für das Sternzeichen Löwe (Auftreten, Ich-Stärker, Verantwortungsgefühl, Herz, Rücken)
- Stärkt Merkur im Sternzeichen Löwe/Haus 5 (Herzrhythmus, Verdauung, Nerven, Kommunikation, die helle Birne)
- Stärkt die Sonnenprägung von Haus 3 (Kommunikation, Lunge, die helle Birne, Schulter, Arme, fördert das Lernen, Stoffwechsel)
- Allgemein günstige Wirkung (Stellungen, Aspekte) auf Merkur, Mond, Jupiter, Saturn, Neptun (Kommunikation, Gefühl, Glück, Prüfungen, Spiritualität)
- Winkel (besonders Opposition, Konjunktion) zwischen Sonne und Saturn (Ich-Schwäche, man steht sich selbst im Weg, Enge)
- Saturntransite, besonders über die Sonne (lässt seine Prüfungen besser ertragen, Geduld)
- Schwierige Transite von Mars und/oder Pluto über Neptun, Mond, Merkur (Müdigkeit, Schwäche, Reizbarkeit, Depression)
- Rückläufiger Jupiter (für den Pechvogel, Karma)
- Rückläufiger Saturn (Hindernisse, Geduldsprüfungen, Karma)
- Rückläufiger Neptun (fördert die metaphysische Gabe, stärkt das Einfühlungsvermögen, Karma)
- Rückläufiger Pluto (Macht/Ohnmacht, Druck, Karma)

Besonderheiten:
- Zum Auflösen gutes Ergänzungsmittel zu Conium.

Legende:
- Die Pest wütete wieder einmal und raffte einen nach dem anderen dahin. Die Vögel aber flogen von Fenster zu Fenster, sie suchten nach Überlebenden. Hatten sie welche gefunden, pickten sie an die Scheibe und zwitscherten den Menschen ihr Geheimnis zu: „Iss Ehrenpreis und Bibernell, dann stirbst du nit so schnell."

Brauchtum/Magie:
- Alte Pestpflanze
- Bestandteil von mittelalterlichen Lebenselixieren
- Hildegard: „...ist für Gesunde und Kranke nützlich zu essen. Wer einen traurigen Sinn hat, den macht es froh, und es heilt die Augen des Menschen und macht sie klar."
- Brunfels: „Bibernell treibt das pestilenzische gyfft von dem Hertzen"
- Traditionell bei Gicht, Malaria, Syphilis
- TCM: bringt Qi in die unteren Organe, wandelt Feuchtigkeit und Schleim um
- Für Rösser, die dampfig werden

Berg- / Bohnenkraut

Satureja montana/hortensis

Namen: Gökerleskraut, Arme-Leute-Kraut, Wurstkraut, Pfefferkraut

Astrologische Zuordnung:
- Bergbohnenkraut: Sonne, Merkur, Saturn
- Bohnenkraut: Sonne, Merkur, Mond

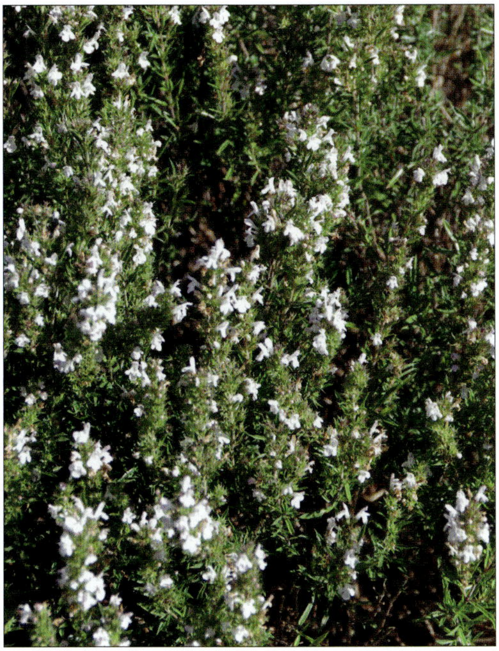

Berg- / Bohnenkraut

Signatur:

Sonne:

- Standort: Sonne
- Geschmack: aromatisch, warm
- Ätherisches Öl
- Antibiotisch (Bakterien mögen keine Sonne)

Merkur:

- Blätter schmal, spitz, länglich
- Mond (nur hortensis): leidet sehr unter Trockenheit, kurzlebig
- Saturn (nur montana): Mittel für chronische Leiden, resistente Keime
- Wächst im Gebirge

Element: Feuer, Erde

Verwendeter Pflanzenteil: Kraut

Wirkung:

- Für die phlegmatische Konstitution, fördert die sanguinische Konstitution, das heißt: Bohnenkraut ist ein Verjüngungsmittel

Körper:

- Gegen Parasiten aller Art, auch den Nichtmenschlichen
- Energiemittel
- Altersheilmittel
- Verdauung, Darmparasiten, Magen
- Adipositas
- Sexuelle Schwäche (Blüte: Genitalsignatur, Ausfluss, fruchtbarkeitssteigernd, mild aphrodisierend)
- Nebennierenrinden
- Bauchspeicheldrüse
- Rheuma, Gicht
- Ohnmachtsneigung, Schwäche nach Fieber
- Presssaft der Blätter als Ohrentropfen gegen Ohrenschmerzen
- Keimtötend (gastrointestinal, bsp.: Helicobacter, urogenital)
- Ernste neurologische Erkrankungen z.B.: Parkinson
- Immunstimulierend, herzstärkend, entkrampfend, fungizid, antibiotisch (eine der Besten)

Seele:

- Stimmungsaufhellend
- Bringt Hilfe aus dem Unbewussten

Geist:

- Entscheidungshelfer
- Geistige Schwäche
- Mangelnde Durchsetzung, Ausdauer
- Stärkt schöpferische Kräfte, bei fehlenden Ideen
- Macht „bockig“ und hellsichtig

Wirkung im Horoskop:

- Stärkt den 2. Quadrant (Reife, Lernen, Du-Zuwendung, Rushhour)
- Stärkt Haus 2 (Selbstwert, Hals)
- Stärkt Haus 4 (Heim, Karma)
- Stärkt Haus 7 (verbessert die Beziehung zum Du)
- Sonne im Sternzeichen Wassermann/Prägung in Haus 11 (Nervenstärker, für Stabilität, Geduld, Planung, Venenleiden)
- Stärkt Merkur im Sternzeichen Fische/Haus 12 (Vorstellungsvermögen, Phantasie, Gefühl/Verstand, Einfühlungsvermögen)

- Stärkt Merkur im Sternzeichen Waage (Entscheidungshilfe, Niere, Sinn für das Schöne)
- Schwache Stellungen von Saturn, Venus, Merkur (Einschränkungen, Weiblichkeit, Liebe, Kommunikation)
- Stärkt Mond im Sternzeichen Steinbock/ Haus 10 (Depression, die gepanzerte Seele, Neubildungen)
- Isolierter Mond (Gefühl als Kind: Mutter nicht da, unerwünscht, schwerer Zugang zur Seele, Verlustangst)
- Rückläufige Venus (Karma, Liebesprobleme, Schwierigkeit das Schöne anzunehmen, Ärger mit Frauen)
- Stärkt Venus im Sternzeichen Fische/Haus 12 mit schwierigen Winkeln zu Übeltätern (bei Überempfindlichkeit, Opferhaltung, stärkt die Nächstenliebe)
- Stärkt Venus im Sternzeichen Waage mit schwierigen Winkeln zu anderen Planeten (Ich-Nächstenliebe, stärkt den Sinn für das Schöne, Nieren, Regeneration, Venen, Entscheidungsfreude)
- Stärkt Venus im Sternzeichen Steinbock/Haus 10 (schwer Gefühle zu zeigen, Treue, Zuverlässigkeit, zu lieb um sich durchzusetzen)
- Sonnenprägung von Haus 3 (helle Birne, Lernen, Lunge, Stoffwechsel, Arme, Schultern, Kommunikation, Vishuddi-Chakra)
- Stärkt Mond in Haus 10 (Intuition, den eigenen Weg finden, Neubildung, Depression)
- Stärkt Venus am AC/Haus 1 (zu lieb für die böse Welt, liebt nur sich selbst)
- Jupiterprägung am AC/Haus 1 (Persönlichkeitsentfaltung, Ich-Stärke, Glückspilz, Faulheit)
- Fördert Trigon, Sextil von Venus und Saturn (Treue, Verlässlichkeit)
- Planetenballung im Sternzeichen Zwillinge (Unzuverlässig, kopflastig, Nerven)
- Planetenballung im Sternzeichen Schütze (Leichtsinn, Arroganz, zu hohe Erwartungen, Leber)
- Transit Saturn über die Venus (Eigenliebe, Selbstwert, Nierensteine, Nierenschwäche)

Besonderheiten:

- Satureja hortensis ist die erotischere Schwester von Satureja montana. Echtes Bohnenkraut (hortensis) schmeckt besser, das Bergbohnenkraut ist als Heilmittel wirkungsvoller.
- Die beiden in Mischung verbinden die 3 Lichter Sonne, Mond, Saturn.

Legende:

- Satyrn, die Namensgeber dieser Pflanze, sind übermütige, lustvolle Gesellen aus der griechischen Mythologie. Es sind kräftige Waldgeister mit strubbeligen Haaren, und der typischen Knollennase. Charakteristisch sind auch die zugespitzten Ohren, ein Ziegenschwänzchen oder ein kleiner Pferdeschweif. Als Gespielen des Dionysos lieben sie Mann, Weib und Wein. Am liebsten aber stellen sie den Nymphen mit wollüstigen Blicken nach. Ein Satyr zeichnet sich durch seine animalische Leidenschaft aus, er liebt das Leben.

Brauchtum/Magie:

- Bestandteil von Lebenselixieren
- Traditionelles Aphrodisiakum, Bestandteil von Liebestränken, der Anbau und der Verzehr von Bohnenkraut war Mönchen verboten
- Blätterauflagen bei Insektenstichen
- Hildegard, Albertus Magnus: gegen die Gicht, Lähmungen, Durchfall, Amenorrhoe
- Gewürz für die Wurstherstellung

Dill

Anethum graveolens

Namen: Gurkenkraut, Blähekraut

Astrologische Zuordnung: Sonne, Merkur

Signatur:

Sonne:

- Standort: volle Sonne
- Ätherisches Öl, fettes Öl
- Gelbe Blüte

Merkur:
- Doldenblütler
- Filigrane Blätter

Element: Luft, Feuer

Verwendeter Pflanzenteil: Kraut, Samen

Wirkung:
- Die Psyche, die Krankheiten erzeugt und die Krankheit, die auf die Psyche geht.

Körper:
- Krämpfe
- Schlafstörungen, Alpträume
- Fördert Milchproduktion
- Adipositas
- Schleimlösend auf die Bronchien, akute Bronchtis, nervöse Verdauung, Mundgeruch, Sodbrennen, Schluckauf, Brechreiz
- Entlastet Herz und Kreislauf
- Antibakteriell, harntreibend

Seele:
- Lockermacher, gegen die innere Verkrampfung
- Einsam, weil zu schüchtern
- Depression

Geist:
- Ausdauermittel
- Geistanreger
- Nervinum, anregend und entspannend
- Wohlstands- und Erfolgsmagie
- Macht geistig beweglicher

Wirkung im Horoskop:
- Harmonisiert Yin und Yang (verbindet Gegensätze)
- Stärkt die obere Horoskophälfte (nach außen gehen, Auftreten, Energie)
- Stärkt den 3. Quadrant (Ernte, Lehren, Vorstellungskraft)
- Stärkt das Sternzeichen Skorpion (befreit aus Abhängigkeiten, entkrampft, Unterleib, Macht/Ohnmacht)
- Stärkt das Sternzeichen Steinbock (erleichtert, Geduld, Disziplin, Berufung, Ausdauer, Knochen, Knie, Struktur)
- Stärkt das Sternzeichen Jungfrau (für Planung, Sorgfalt, Verdauungsorgane, Element Erde)

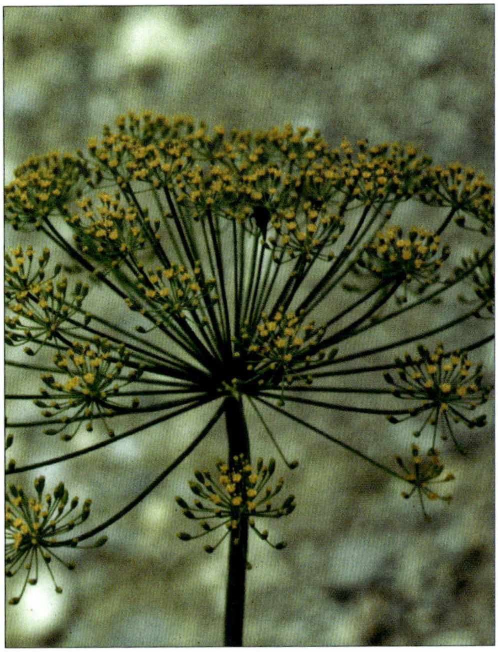

Dill

- Planetenballung im Sternzeichen Jungfrau (zu ernst, Hypochonder, Verdauungsorgane, kopflastig)
- Stärkt das Sternzeichen Steinbock (Geduld, Disziplin, Berufung, Ausdauer, Knochen, Knie, Struktur)
- Stärkt Haus 6 (Beruf, Krankheitshaus, das Dienen)
- Stärkt Merkur, isoliert (kopflastig, Kommunikation, Stoffwechsel, Atemorgane, Schulter, Arme, Manipulation)
- Stärkt Merkur im Stier/Haus 2 (Vishuddi-Chakra, die liebevolle Kommunikation, Selbstwert, Hals, Stoffwechsel)
- Stärkt Merkur im Sternzeichen Jungfrau/Haus 6 (Geist-anregend, analytischer Verstand, Verdauung)
- Stärkt Merkur im Sternzeichen Fische/Haus 12 (Vorstellungsvermögen, Phantasie, Gefühl/Verstand, Einfühlungsvermögen)

- Stärkt Merkur im Sternzeichen Waage (Entscheidungshilfe, Niere, Sinn für das Schöne)
- Merkurprägung von Haus 1/AC (Intelligenzbestie, Kommunikation)
- Merkurprägung von Haus 7/DC (Versorgung über Partner, Kommunikation für Partnerschaft ist sehr wichtig)
- Stärkt Haus 10 (Auftreten, soziale Stellung, Berufung)
- Stärkt Mars im Sternzeichen Löwe/Haus 5 (Durchsetzung, Verantwortungsgefühle, Anerkennung, Erfolg, Ich-Stärke, Auftreten, Persönlichkeit, Herz, Rücken)
- Plutogeprägter Mond/gespannte Winkel zwischen Pluto und Mond (vorgeburtliches Trauma, Gefühl des Unerwünschtseins)
- Sonnenprägung von Haus 3 (Kommunikation, die helle Birne, Vishuddi-Chakra, Lunge, Arme, Schulter)
- Achse 4/10 (wo komm' ich her, wo geh' ich hin, Berufung, Karma)
- Achse 6/12 (Häuser der Krankheiten und Feinde, Hippie/Streber)
- Winkel zwischen Pluto und Mond (vorgeburtlicher Schock, Eifersucht, Verlassensangst, Neubildungen)
- Schwierige Winkel zwischen Pluto und Uranus D6 und höher (zwanghaftes Verhalten, vorschnelles Handeln, die Dinge erzwingen wollen, Nerven)
- Uranus rückläufig (Schicksalsschläge, Probleme mit Veränderungen, Unruhe, Nerven)
- Rückläufiger Pluto (Macht/Ohnmacht, Druck, Karma)
- Rückläufige Venus (Karma, Liebesprobleme, Schwierigkeit das Schöne anzunehmen, Ärger mit Frauen)
- Plutotransite (Druck, Transformation, Krampfneigung, Blutdruck)

Besonderheiten:

- Mittel der weißen Magie
- Macht beweglich und lässt durchhalten
- Luftelement bringt Wärme ins Wasser (Gurkenkraut), Element Luft ist der Quintessenz am nächsten

Legende:

- Die Tochter des Dorflehrers vermutete schon lange, dass die Nachbarin ihren Gemüsegarten verhexte. Als die Hexe wieder einmal unter einem Vorwand ihren Garten betrat schreckte sie plötzlich zurück: „Dillen und Dust, dat hew ick nich ewußt" schrie sie und flüchtete. Die Lehrertochter hatte nämlich zum Schutz ihrer Pflanzen ein Kreuz aus Dill und Dost ausgesät.

Brauchtum/Magie:

- „Baldrian, Dost und Dill, da kann die Hex nit wie sie will."
- Römische Gladiatoren taten viel Dill ins Essen und rieben sich mit Dillöl ein, bevor sie in den Kampf zogen.
- Als Zeichen für lange Regentschaft bekränzten sich die römischen Feldherren mit einem Kranz aus Dill.
- Im alten Griechenland waren Dillsamen ein übliches Zahlungsmittel.
- Als Badezusatz macht Dill unwiderstehlich. Tat die Braut später Pimpernelle, Salz und Dill in den Schuh und hielt diesen während der Trauung über den ihres künftigen Mannes hatte sie in der Ehe das Sagen. Dafür sprach sie ganz leise: „Ich trete auf Pimpernelle, Salz und Dill; wenn ich rede, bist du still." Auch mit Senf hat es geklappt. „Ich habe Senf und Dill, mein Mann muss tun, was ich will."
- Dill in Wein potenzfördernd.
- Abwehrzauber: Sträußchen über der Tür kann all das Böse, dass eine junge Familie bedrohen könnte, abfangen.
- Zur Geburt legte man der werdenden Mutter einen Silberdukaten und Dill ins Bett. Sie dachte dann bei sich: „Ich liege auf Silber und Dill, mein Kind soll so sein wie ich will."
- In die Schuhe gelegt: „Vor Haberstroh und Dille, da schweigen die Gerichtsherren stille!"
- Tabernaemontanus: „Denjenigen so dess Nachts mit schrecklichen Träumen geplagt werden, unrüwig schlaffen, viel im Schlaff schnarcheln und bissweilen aufwischen

und auss dem Beth springen, denen sol man frisch Dillkraut under den Kopff legen."

- Hildegard von Bingen: Gicht
- TCM: Magen, Niere (stärkt Nierenenergie).
- Um auf dem Viehmarkt das richtige Tier zu finden, steckt man traditionell mancherorts Salz und Dill in die Tasche.
- Kommt das Tier dann zum erstenmal in den Stall und im Frühjahr auf die Weide, wird es mit Dill und Salz (alchimistisch Merkur, Sal) bestreut, um es vor dem Einfluss des Bösen zu schützen.

Esche

Fraxinus excelsior

Namen: germanisch „ask": Speer (Lanzen, Spieße und Speere wurden aus dem harten Holz der Esche hergestellt, da es besonders biegsam ist, nicht bricht und splittert). Der Speer Chirons und des Achilles waren angeblich aus Eschenholz. Geisbaum, Wundholz.

- Der Name Fraxinus kommt von griechisch: phrasso, umzäunen (wurden gerne als Zaunpfähle genutzt).

Astrologische Zuordnung: Sonne, Merkur, etwas Mond

Signatur:

Sonne:

- Ölbaumgewächs
- Lichtbaum
- Blätter drehen sich mit der Sonne
- Flavonoide
- Ätherische Öle
- Das Holz verbrennt sehr heiß

Merkur:

- Gehört mit 40m Höhe zu den höchsten Laubbäumen der heimischen Flora (zeigt auch den Jupiteraspekt)
- Gefiederte, bis zu 40 cm lange Blätter
- Windbestäuber (Schraubenflieger die bis über 100m weit fliegen)

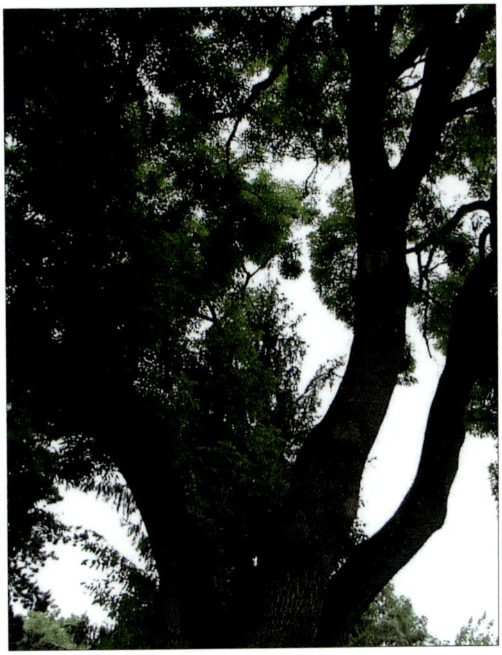

Esche

- Geflügelte Früchte

Mond:

- Wächst schnell hoch (braucht viel Licht, Sonne)
- Steht gerne feucht

Element: Luft, kühlend

Verwendeter Pflanzenteil: Blätter, Rinde, Samen

Wirkung:

Körper:

- Altersheilmittel (kann bis zu 300 Jahre alt werden), ganz junge Blätter und die schwarzen Früchte
- Vorzeitiges Altern
- Unreife Samen als Aphrodisiakum
- Festgefahrener Zustand muss beseitigt werden, Reaktionsmittel
- Stoffwechsel: Sklerose, Gicht, Diabetes, Blasenstein, Neutralfett erhöht.
- Wächst im Feuchten und heilt entsprechend Leiden, die aus dem Feuchten kommen oder sich durch Nässe verschlimmern wie Fieber,

Rheuma, Erkältung.
- Suchtmittel, bei Süchten aller Art (um die Realität besser zu ertragen)
- Wundheilmittel 1. Güte
- Abwehrschwäche, Entgifter, Kraftmittel
- Psoriasis
- Antibakteriell, antiviral, wundheilend, blutstillend, blutreinigend, wassertreibend, stopfend

Seele:
- Verbessert die Beziehung zur Astralwelt
- Für verbitterte, verhärtete Menschen
- Bringt Verborgenes hoch

Geist:
- Charismamittel
- Auftreten
- Wer trotz rückläufigen Merkurs einen Vertrag unterschreiben muss (Durchblick)
- Glücksbringer für Pechvögel (Amulett aus Holz)
- Entwicklungsverzögerung
- Wer sich Zurechtfinden muss

Wirkung im Horoskop:
- Sonne und Merkur wirken therapeutisch auf den Mond (Seelenwärme, Seelenreinigung)
- Harmonisiert Yin und Yang (verbindet Gegensätze)
- Überbetonung untere Horoskophälfte (nach außen gehen, Auftreten, Energie, gegen das Grübeln)
- Überbetonung der rechten Horoskophälfte (Du-Abhängigkeit, Abgrenzung, Allergieneigung)
- Zusammenspiel von Sonne und Mond, Feuer und Wasser (Gegensätze verbinden, Merkur, Gefühl/Verstand)
- Gute Wirkung bei allen Quadranten im Horoskop (Herausforderungen)
- Stärkt 4. Quadrant (Altersheilmittel, Karma)
- Planetenballung im Sternzeichen Stier (bei Phlegma, Spießertum, Hals)
- Merkur im Sternzeichen Widder (der Streithammel, fördert die verbale Durchsetzung)
- Rückläufiger Merkur (Probleme im Beruf, Geist, Kommunikation, Nerven, Stoffwechsel, Lunge, Karma)
- Stärkt die Sonne im Sternzeichen Stier/Haus 2 (Genussfähigkeit, Selbstwert, Hals, Element Erde)
- Stärkt das Sternzeichen Zwillinge (Flexibilität, Anpassung, Geist-anregend, Kommunikation, Lunge)
- Stärkt das Sternzeichen Schütze (Freund Jupiter, Optimismus, Humor, Weltoffenheit, Leber)
- Stärkt das Sternzeichen Jungfrau (für Planung, Sorgfalt, Verdauungsorgane, Element Erde)
- Stärkt die Sonne im Sternzeichen Fische/Haus 12 (Einfühlungsvermögen, Intuition, Abgrenzung, Lymphe)
- Verstärkt eine Sonnenprägung am AC/Sonne in Haus 1 (Ich-Stärke, Erfolg, Durchsetzung)
- Stärkt MC/Haus 10 (Auftreten, soziale Stellung, Berufung)
- AC/DC-Achse, Haus 1/7 (Ich-Du)
- Achse 4/10 (wo komm' ich her, wo geh' ich hin, Berufung, Karma)
- Stärkt Haus 6 (Beruf, Krankheitshaus, das Dienen)
- Stärkt Haus 12 (geheime Feinde, Mobbing, Geheimnisse, Einsamkeit, Zurückgezogenheit, Sucht, Lymphe)
- Achse 6/12 (Häuser der Krankheiten und Feinde)
- Stärkt die Sonne in der unteren Horoskophälfte (nach außen gehen, Auftreten, Energie)
- Stärkt das veränderliche Kreuz (Nerven, verhindert den ständigen Wechsel der Symptome nach Ort und Art)
- Stärkt das feste Kreuz (chronische, hartnäckige Leiden)
- Neptun am MC (die ewige Suche nach der Berufung, fördert die Spiritualität)
- Neptun am DC (Partner wird idealisiert, Verschmelzen mit Du)
- Neptun in Haus 6 (Fehldiagnosen, Einfühlungsvermögen, Gespür)
- Quadrat/Opposition zwischen Neptun und Saturn (bei Kraftlosigkeit, Abwehrschwäche,

Lymphe)
- Trigon und Sextil zwischen Neptun und Saturn werden in ihrer Wirkung zum Guten verstärkt (Träume verwirklichen)
- Schwächt die Wirkung der „Übeltäter“ auf den Mond ab (Seelenheil, Infektionen)
- Rückläufiger Neptun (fördert die metaphysische Gabe, stärkt das Einfühlungsvermögen, Karma)
- Rückläufiger Merkur (Probleme im Beruf, Geist, Kommunikation, Nerven, Stoffwechsel, Lunge, Karma)
- Neptun Transit
- Transit von Neptun über Saturn (Lymphstau, Fehlbehandlung, Fehldiagnose, Empfindlichkeit, Strukturverlust)
- Saturn im Sternzeichen Löwe/Haus 5 (Ich-Stärker, Durchsetzung, Auftreten, Lebensfreude, Herz, Rücken)
- Sonnenprägung von Haus 3 (Kommunikation, die helle Birne, Vishuddi-Chakra, Lunge, Arme, Schulter)

Besonderheiten:
- Für verwaschene Fälle
- Schutz vor Fehldiagnosen (eigentlich müsste es der Therapeut einnehmen)
- Durch Bakterien und Pilze kann der Baum vom Eschenkrebs befallen werden (seit 1990 Eschensterben von Polen ausgehend)
- Sehr elastisches, hartes aber biegsames Holz: Herstellung von Werkzeug, Schlittenkufen, Tennisschlägern, Skiern

Legende:
- Die Esche soll aus dem Blut von Uranus entstanden sein.
- Als Odin, Hönir und Ludur einst zwei angeschwemmte Holzstämme fanden, begannen sie daraus zwei Menschen zu formen. Aus Ask, der Esche wurde der Mann und aus Embla, der Ulme (oder der Erle) entstand die erste Frau. Odin hauchte den Menschen die Seele ein, von Hönir bekamen sie die Lebenswärme und Lodur war für ihr Aussehen zuständig.

Brauchtum/Magie:
- Fruchtbarkeit (Samen können in der Erde bis zu 6 Jahre warten, bevor sie keimen)
- Eschenzweig zum Schutz für das Eheglück über das Bett hängen.
- Im alten Rom Symbol einer glücklichen Ehe und anhaltender Lust.
- Als Schutz vor Schlangen wurde das Laub ums Haus gestreut. Schlangen fliehen lieber ins Feuer, als ins Eschenlaub.
- Schutzbaum gegen Unwetter und Donner (der Blitz schlägt gerne in die Esche ein, weil sie oft auf Wasseradern steht, sie regeneriert aber dann außergewöhnlich gut).
- Eschenblätter in die Schuhe legen, um Blasen vorzubeugen.
- Die Esche gehört zum keltischen Baumalphabet.
- Die Esche hat Macht über das Wasser.
- Von Druiden wurde das Holz für Regenzauber (und Zauberstäbe) gebraucht und um die zerstörerische Kraft des Wassers zu bannen.
- Etwas im Boot muss aus Eschenholz sein, damit es nicht kentert.
- Die Esche war den Menschen in Nordeuropa heilig und streng geschützt. Für das Fällen galt die Todesstrafe.
- Herstellung von Waffen, Wagenrädern, Deichseln und Leitern.
- Für Fälschung von Schwarztee missbraucht.
- Holzpflöcke, die man einem Vampir ins Herz stechen muss, um ihn zu töten sind aus Eschenholz.
- Eschenwasser gegen Wanzen
- Bestandteil von Lebenselixieren (Frenette). Ursprünglich seit 1700 in ganz Europa bekannt, jetzt nur mehr in Frankreich gebräuchlich. Weinauszug aus: Eschenblättern, auch Rinde, Samen.
- Hippokrates: Rheuma, Gicht
- Hildegard von Bingen: harntreibend, Gicht
- Hieronymus Bock: Rinde bei Gelbsucht und Steinen, Früchte als Diuretikum
- Rinde zur Behandlung von Knochenbrüchen
- Samen für Niere, Leber, Liebeslust
- Ersatz für Chinarinde als fiebersenkendes Mittel bei Malaria

- Schlangenbiss
- In den Alpen werden geschwächte Tiere immer noch mit den Blättern gefüttert.
- Essig und verriebene Eschenblätter vermischen und als Pflaster bei Räude, Krätze und Wunden
- Schneiteln: frische junge Zweige als kraftspendendes Viehfutter, vor allem für Ziegen, Kühe und Schafe, das sie das ganze Jahr vor Krankheiten schützte.
- Milchkühe geben dann besonders gute Milch.

Fenchel

Foeniculum vulgare

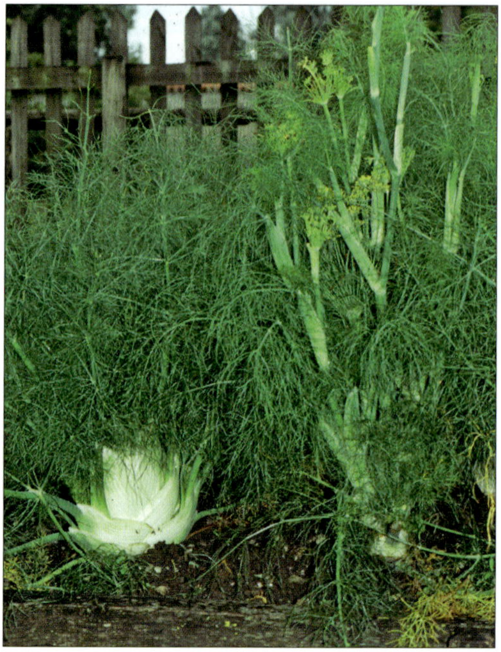

Fenchel

Namen: foenum: lateinisch Heu, Langer Kümmel, Fenikel, Kinderfenkel, Frauenfenchel, Brotsamen, Brotwürzkörner, Finchel oder Brotanis

Astrologische Zuordnung: Sonne, Merkur

Signatur:

Sonne:

- Ätherische Öle, fette Öle
- Flavonoide
- Standort: Sonne
- Aromatischer, warmer Geschmack

Merkur:

- Doldenblütler
- Feingliedrige Blätter

Element: mildes Feuer, Luft

Verwendeter Pflanzenteil: Kraut, Früchte

Wirkung:

Körper:

- Energetikum 1. Güte
- Schlafstörungen (weil man nicht loslassen kann)
- Nerven
- Sehschwäche, Makuladegeneration, Nachtblindheit
- Fördert die Milchbildung, Brustentzündung
- Regelstörungen, östrogenartig
- Verdauung, Krämpfe, gestörte Darmflora, steigert Sekretion der Verdauungssäfte, Fettsucht (Schutzpanzer)
- Infekte, Erschöpfung
- Lunge, besonders Lunge/Dickdarm, Asthma
- Gute Wirkung auf alle Schleimhäute
- Die zu alt wirkenden Kinder
- Schäden, die aus der Kindheit kommen
- Magen-, Lungen- und Prostatakrebs
- Niere- und Blasensteine, Gicht, Urämie, Chlorid erhöht
- Apoplex
- schleim- und krampflösend, harntreibend, antibakteriell

Seele:

- Gegen die innere Verkrampfung, einsam weil schüchtern
- Altersdepression, macht warm ums Herz, tröstet
- Hilft Schicksal annehmen zu können, während schwieriger Lebensumständen
- Abhängigkeit

- Karmische Probleme
- Verlassene Kinder

Geist:

- Macht mutig
- Regt Gedächtnis und Konzentrationsfähigkeit an
- Wenn Greise kindisch werden

Wirkung im Horoskop:

- Im Sternzeichen Fische
- Neptun am AC
- Pluto am AC
- Schwierig stehender Jupiter
- Günstige Wirkung auf Lilith (besonders Quadrat zu Mondknoten)
- Sonne im Quadrat zu Mond im letzten Viertel

Besonderheiten:

- Reich an Vitamin C (Knolle)
- Bringt ein Stück heile Kindheit, wenn diese nicht schön war

Legende:

- Zeus wollte keineswegs, dass die Menschen das Feuer bekämen, das sollte den Göttern vorbehalten bleiben. Prometheus aber stahl aus der Schmiede von Hephaistos, dem Gatten der Aphrodite, ein wenig Glut und transportierte diese in einem Stängel des Riesenfenchels auf die Erde. Aus Rache sandte Zeus daraufhin Pandora, die erste Frau zu Prometheus Bruder. Pandora brachte ihm die Büchse mit, die alles Übel enthielt. Neugierig öffnete der Bruder Prometheus die Büchse und Seuchen, Hass und Neid kamen heraus. Prometheus selbst wurde an einen Felsen gekettet und jeden Tag riss ihm ein Adler ein Stück aus der Leber. Nachts wuchs die Leber dann wieder nach. Herakles erschoss schließlich den Adler und Chiron übernahm die Qualen von Prometheus.

Brauchtum/Magie:

- Römer würzten Wein und Brot mit Fenchel
- Im Kamasutra, mit Lakritze, Honig, Zucker und Milch zur Stärkung der Manneskraft
- Aphrodisiakum
- Schwangere, die Lust auf Fenchel haben, bekommen einen Buben
- Um Milchproduktion anzuregen
- Dem jungen Paar wurden traditionell Fenchelsamen auf den Weg ins Eheglück gestreut
- Neugeborenen wurde ein Fenchelstrauß zum Schutz gegen Fliegen und vor allerlei bösen Mächten über die Wiege gehängt.
- Zur Mittsommernacht einen Strauß an Tür und Fenster hängen, verhindert das Eindringen böser Geister. Fenchelsamen in die Türschlösser gestopft, können finstere Mächte bannen.
- Ein Stück Fenchel in den linken Schuh gelegt, schützt vor Zeckenbissen
- Bestandteil von Lebenselixieren
- Blasen- und Nierenleiden, Lungenerkrankungen
- Gegen die Bisse toller Hunde
- Bei Alterssehschwäche äußerlich als Augenwasser aufgelegt
- Magen, römische Damen nutzen ihn als Schlankmacher
- Brotgewürz (war allgemein üblich)
- Tabernaemontanus: „Fenchelkraut.... bringet den säugenden Weibern viel Milch..."
- Plinius: „Fördert Begierde zum Essen, stärcket die leiblichen Geister und mehret den natürlichen Samen"... „er richtet die hangenden Mannsruten wieder auf."
- TCM: süß, warm: Magen (vertreibt die Magenkälte), stärkt Nierenenergie, Bauchspeicheldrüse, Erde, Metall, Wasser (Energielieferant)
- Gutes Mittel für Paarhufer und Pferde

Gauchheil

Anagallis

Namen: Anagallomai: „ich prahle nicht", aná = wieder, agállein = schmücken (blüht oft nochmals im Herbst), Gauch = Tor, Narr, Gespenst; Vernunftkraut, Sperlingskraut, Faule Liesl, Faulenzerle, Schönwetterblümchen, Weinbergstern, Wetterblume, Wuthkraut, Narrheil, Geckenheil, Hühnertritt,

Mäusedarm, Nebelpflanze, Neuneblümle, „Cure all“, „Poor man’s weatherglass“

Astrologische Zuordnung: Sonne, Merkur, etwas Mars

Signatur:

Sonne:

- Blüten öffnen sich nur bei schönem Wetter und nur von neun Uhr morgens, bis nachmittags um 3
- Ätherisches Öl

Merkur:

- Zarte merkurielle Gestalt

Mars:

- Orangerote Blüte
- Geschmack bitter, scharf
- Leicht giftig

Element: Erde, etwas quintessentieller Effekt

Verwendeter Pflanzenteil: blühendes Kraut

Wirkung:

Körper:

- Wirkt auf der Ebene Geistseele
- Nervinum, Melancholie, Verwirrtheit, Epilepsie
- Altersheilmittel
- Nervöse Herzleiden, Herzschmerz aus Kummer
- Wasserscheu
- Wundheilmittel, Hautausschläge zwischen den Fingern (Neurodermitis, Psoriasis), zieht Splitter und Dornen raus
- Stärkung des venösen Kreislaufs

Seele:

- Warnung durch den Instinkt
- Stimmungsaufhellend
- Wer sich gegen Außeneinflüsse nicht wehren kann
- Schutz vor magischen Angriffen (vierkantiger Stängel, Blüte schließt sich bei schlechtem Wetter)
- Gegen üble Nachreden
- Aura zu dünn
- Schutz gegen Ausbeutung
- Verbessert die Beziehung zum Du
- Stärkt das Auftreten

Geist:

- Mittel für Opferlämmer

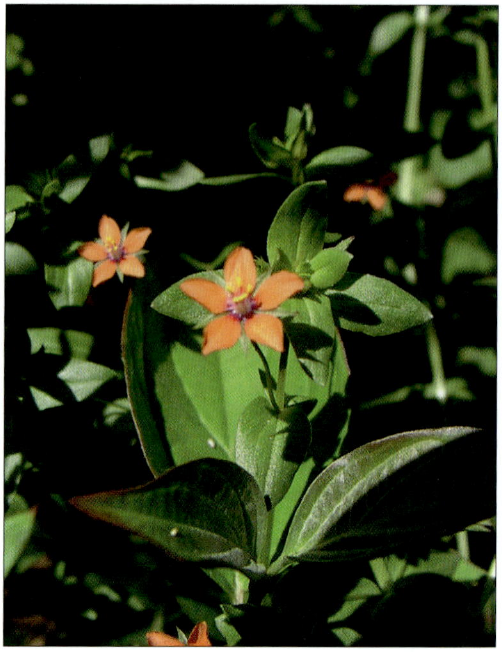

Gauchheil

- Gemeinheiten durch Bürokraten
- Diplomatie
- Für die gezielten Schritte
- Ich-Stärker
- Selbstvertrauen zu gering
- Blick für Realitäten ist getrübt
- Wer trotz rückläufigem Merkur einen Vertrag unterschreiben muss
- Gegen feindselige Untergrundstörungen
- Gibt Einfälle
- Gerichts- und Mobbingmittel

Wirkung im Horoskop:

- Stärkt 1. Quadrant (Kindheit)
- Stärkt 4. Quadrant (Alter, Karma)
- Stärkt das Sternzeichen Zwillinge (Flexibilität, Anpassung, Geist-anregend, Kommunikation, Lunge)
- Stärkt Merkur im Sternzeichen Löwe/Haus 5 (Herzrhythmus, Verdauung, Nerven, Kommunikation, die helle Birne)
- Harmonisiert Merkur im Sternzeichen Skor-

pion/Haus 8 (Überehrgeiz, Motivation, Manipulation, verbale Verletzung, Hormone)
- Sonnenprägung von Haus 3 (Lerneifer, Kommunikation, Lunge, Arme, Schulter)
- Achse 6/12 (Häuser der Krankheiten und Feinde)
- Stärkt IC/Haus 4 (Heim, Karma)
- Stärkt MC/Haus 10 (Berufung, eigenen Weg finden, Alter)
- IC/MC-Achse (wo komm' ich her, wo geh' ich hin, Heim und Beruf vereinen)
- Günstige Wirkung auf Neptun (öffnet den Zugang zum Unbewussten, Lymphe)
- Sonnenprägung in Haus 8 (Macht/Ohnmacht, Erreichen der Idealvorstellungen, Begreifen von „Stirb und Werde")
- Stärkt Haus 8 (Idealvorstellung, Transformation)
- Harmonisiert Mars in den Zwillingen/Haus 3 (Streit, verbale Durchsetzung, Lunge, Arme, Schulter)
- Mondprägung von AC/Haus 1 (zu fürsorglich, Mama/Kind in der Partnerschaft, stärkt die Intuition)
- Harmonisiert Plutoprägung am AC/Haus 1 (Macht/Ohnmacht)
- Saturnprägung am IC (das strenge/arme Elternhaus, der Nesthocker, Karma)
- Saturnprägung am MC (Geduld, der übermächtige Vater)
- Hilfe für Saturn im Sternzeichen Löwe (Ich-Stärker, Durchsetzung, Auftreten, Herz, Rücken)
- Stärkt Saturn in ungünstigen Winkeln (Opposition, Konjunktion, Quadrat) zu den Übeltätern (Mars, Uranus, Neptun) (kraftlos, Unfallneigung, Lymphe, Schwäche)
- Winkel zwischen Mondknoten und Sonne (Karmahürden)
- Merkur rückläufig (Donald Duck-Mittel) (Probleme im Beruf, Geist, Kommunikation, Nerven, Stoffwechsel, Lunge, Karma)
- Uranus rückläufig (Schicksalsschläge, Probleme mit Veränderungen, Unruhe, Nerven)
- Neptun Transit in der Konjunktion auf Sonne (Überempfindlich, vernebelt, Augenschwäche, Täuschung, Kreislauf)
- Neptun Transit in der Konjunktion auf Venus (Überempfindlich, Niere)
- Neptun Transit in der Konjunktion auf Mars (Schwäche, der „Schlag ins Wasser", Abwehrschwäche)

Besonderheiten:
- Eines der ältesten „Psychopharmaka"
- Gut in der Kombination mit dem Guckgauchklee (Nelkengewächs, Kuckuckslichtnelke).
- Leicht giftig, Pferde und Hunde bekommen durch größere Mengen Durchfall und Zittern, für Hühner ist der Samen toxisch.

Brauchtum/Magie:
- Im Stall und Haus aufgehängt, oder geräuchert, vertreibt Gauchheil Gespenster und Gauche.
- Gegen Nasenbluten wurde er ins Amulettsäckchen gesteckt (blutstillend).
- Besessenheit (Gauchheil), Schwermut
- schlecht heilende Wunden, Geschwüre
- Leber, Niere
- Gedächtnisschwäche
- Gegen Bisse, Tollwut
- Gegen Wasserscheu

Muskatnuss

Myristica fragrans

Namen: Tibet: „König des Weihrauchs", Gold Ostindiens, Lateinisch „nux moschata": „moschusduftende Nuss", griechisch myristikos: „wohlriechend"

Astrologische Zuordnung: Sonne, Merkur

Signatur:

Sonne:
- Ätherisches Öl, fette Öle
- Zunächst rote, später orange Nusshülle
- Gelbe Blüte, gelbe Fruchtschale, orange Frucht
- Harze
- Standort Sonne
- Antibiotisch (Bakterien mögen keine Sonne)

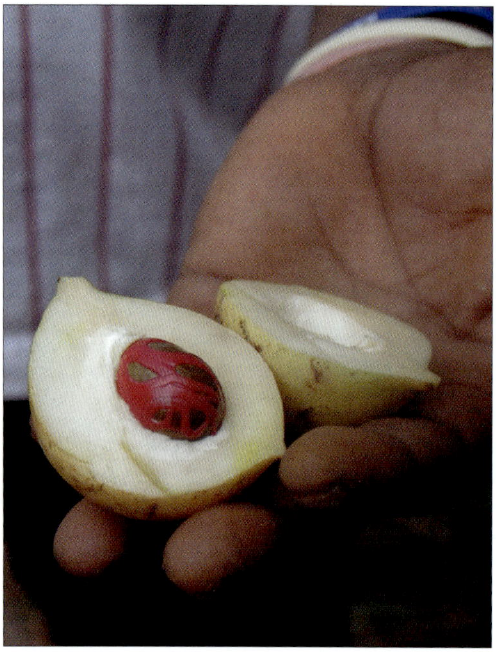

Muskatnuss

Merkur:
- Lanzettliche Blätter

Element: mildes Feuer, Luft, edler Sulfur.

Verwendeter Pflanzenteil: Blüte, Nuss

Wirkung:

Körper:
- Körperliche, geistige und sexuelle Schwäche
- Wirkt auf die Ebene des Seelenleibes
- Manipura Chakra
- Das Würzen als solches ist bereits Therapie für psychogene Oberbauchbeschwerden aller Art
- Stimulans für Kreislauf, Gehirn
- Verdauung: Krämpfe, regt Verdauungssäfte an, Blähungen, Durchfall
- Magenkrebs, Helicobacter pylori, Gastritis, Mundgeruch
- Nervinum, Unruhe
- Chronische Erschöpfung mit Schlaflosigkeit
- Zu schwache Periode
- schmerzlindernd, stark antibiotisch

Seele:
- Gegen die innere Verkrampfung
- Stimmungsausgleichend
- Vorstufe von Extasy (leichte Bewusstseinsveränderungen bis hin zu intensiven Halluzinationen), berauschende, anregende Wirkung
- Emotionale Überempfindlichkeit, für Weich- und Tränentiere, wenn seelische Verletzungen und Ärger auf den Stoffwechsel schlagen

Geist:
- Schärft die Sinne
- Hilft den richtigen Weg einzuschlagen
- Schärft den Blick für das Wesentliche
- Konzentration
- Wer das Leben zu schwer nimmt
- Zur Gewinnung von Souveränität

Wirkung im Horoskop:
- 4. Quadrant (Alter, Karma)
- Wohltäter für das Haus 6 (Beruf, Krankheitshaus, der Streber)
- Wohltäter für das Haus 12 (Geheimnisse, Karma, geheime Feinde, Krankheitshaus)
- Achse 6/12 (Hippie/Streber, die Achse der Krankheiten)
- Mondknotenachse (Karma, (wo komm' ich her, wo geh' ich hin)
- Wohltäter für das Sternzeichen Jungfrau (für Planung, Sorgfalt, Verdauungsorgane, Element Erde)
- Stärkt das Sternzeichen Schütze (Optimismus, weltoffen, lernlustig, humorvoll, Leberheilmittel)
- Stärkt die Sonne in der unteren Horoskophälfte (bei Grübeln, Nachtmenschen, zu großer Schwere, Abwehr, Stimmung)
- Überbetonung untere Horoskophälfte (nach außen gehen, Auftreten, Energie, gegen das Grübeln)
- Mars im Krebs (Abwehr, Entgiftung, Blutbildung, Harmoniesucht, der „Sorgenschlucker", Magen)
- Stärkt Merkur im Sternzeichen Löwe/Haus

5 (Herzrhythmus, Verdauung, Nerven, Kommunikation, die helle Birne)
- Stärkt die Sonne im Sternzeichen Waage (Entscheidungsstärke, Stabilität, Haut-Nierenleiden)
- Stärkt die Sonne im Sternzeichen Widder (Durchsetzung, Ich-Stärker, Kopfbereich)
- Stärkt Jupiter im Sternzeichen Steinbock/Haus 10 (große und kleine Ordnung, der Weg zum Erfolg, Gelenke)
- Marsprägung von Haus 4 (das strenge Heim, der Streit im Heim)
- Sonnenprägung von Haus 3 (Lernen, Kommunikation, Vishuddi-Chakra, Lunge, Arme, Schultern)
- Günstige Wirkung auf Jupiter (Glück, Entfaltung, Struktur, Leber)
- Jupiter rückläufig (Donald Duck-Mittel) (für den Pechvogel, fehlende Struktur, Karma)
- Saturn rückläufig (Hindernisse, Geduld, Schicksal, Struktur)
- Schwierige Winkel zwischen Jupiter und Saturn, besonders wenn Saturn rückläufig ist (schwierige Vaterbeziehung, fehlende Struktur, Grenze, Leber)

Besonderheiten:
- Nicht in der Schwangerschaft
- MAO Hemmer

Legende:
- Um kaum ein Gewürz gab es soviel Kampf, wie um die Muskatnuss. Briten, Spanier, Portugiesen und Niederländer bekriegten sich wegen dieser Frucht. 1667 tauschten die Briten die kleine Insel Run, auf der es die reichste Nussernte gab, gegen „Manna-hatta“, dem heutigen Manhattan ein.

Brauchtum/Magie:
- Bestandteil von Lebenselixieren (kann bis zu 100 Jahre alt werden, immergrün)
- Traditionell bei Magenschmerzen, Krämpfen, Rheuma, Nervosität, Schlafstörungen und zur Beruhigung verwendet.
- Altes Pestmittel
- Altes Abtreibungsmittel
- Während Ritualen geräuchert, um Visionen zu bekommen
- Liebeszauber, Aphrodisiakum
- Eine Muskatnuss, die man ganz verschlucken kann, sodass sie auch ganz (im Stuhl) wiederkommt, zu Pulver zerreiben und unter das Essen mischen ergibt ein vortreffliches Liebeselixier.
- Die umgehängte Muskatnuss soll die männliche Potenz stärken.
- Grabbeigabe
- Ayurveda: Flechten und Ekzeme (Salbe), Inkontinenz, vorzeitiger Samenerguss

Gewürznelke

Eugenia caryophyllata

Namen: Nägelchen, Nägele

Astrologische Zuordnung: Sonne, Merkur, etwas Venus

Signatur:

Sonne:
- Flavonoide
- Aromatischer, warmer Geschmack
- Standort: Sonne
- Ätherisches Öl (Zahnweh)
- Gelbe Blüte
- Antibiotisch (Bakterien mögen keine Sonne)

Merkur:
- Schmale, längliche Blätter
- Form der Früchte

Venus:
- Duft und Schönheit der Blüte

Element: Feuer

Verwendeter Pflanzenteil: getrocknete Blütenknospen

Wirkung:

Körper:
- Vadistana Chakra, Manipura Chakra, Ajna Chakra, daher hormonelle Wirkung
- Wirkung auf Seelenleib
- Wirkung auf Sal und damit auf chronische Prozesse (täuscht die Saturn-Zuordnung vor)
- Erschöpfung an Körper, Seele und Geist

- Nerven
- Wassersucht
- Antiseptisch besonders bei Darminfektionen, Zähne, Krätze
- Vorbeugung bei ansteckenden Leiden
- Herpes
- Schmerzlindernde Gebärmutterarznei
- Esszenz für die Heilung der Nabelschnur
- Bei ausbleibender Periode (nicht in der Schwangerschaft)
- Natürliches Oxidans gegen freie Radikale
- Eisenüberschuss
- Insulinähnlich
- Krebsfeindlich

Seele:

- Schocklöser
- Meditation

Geist:

- Fördert Intuition und Ideenfluss
- Gedächtnis

Wirkung im Horoskop:

- Überbetonung der rechten Horoskopseite (Du-ler, Abgrenzung, Allergie)
- Stärkt Haus 4 (Heim, Karma)
- Wohltäter für Haus 5 (Lebensfreude)
- Achse 5/11 (Lebensfreude/Pflicht, Individuum und Gemeinschaft)
- Stärkende Wirkung im Sternzeichen Löwe (Auftreten, Ich-Stärker, Verantwortungsgefühl, Herz, Rücken)
- Stärkt das Sternzeichen Wassermann/Haus 11 (Nerven, Gemeinschaftssinn, Freunde, soziale Verpflichtung, Planung, Venenleiden)
- Die Sonne wirkt günstig auf Uranus (Nerven, Ideenförderer)
- Die Sonne wirkt günstig auf den Mond (Seelenwärmer, Infektionen)
- Stärkt Sonne im Sternzeichen Krebs/Haus 4 (Fürsorge, Heim, Magen)
- Stärkt Saturn im Sternzeichen Stier/Haus 2 (fördert die Genussfähigkeit, Selbstwert, Naturliebe, Hals)
- Stärkt Saturn im Sternzeichen Waage/Haus 7 (Minimalismus, Mangel an Sinn für das Schöne, Diplomatie, Niere, Haut)

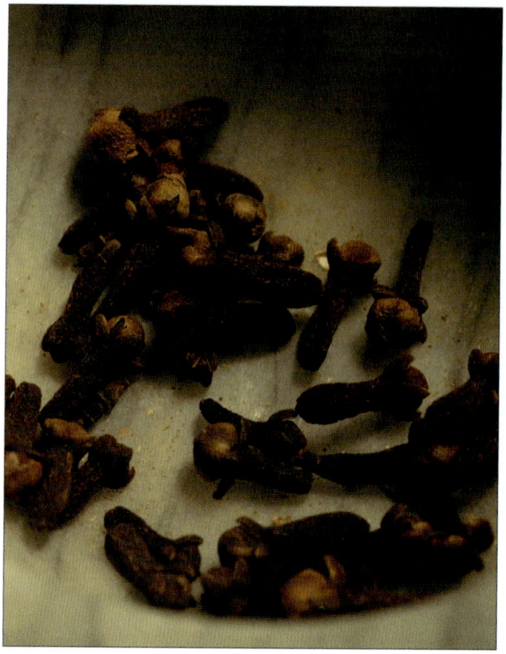

Gewürznelke

- Stärkt Saturn im Sternzeichen Wassermann/Haus 11 (Gemeinschaftssinn, Flexibilität, Persönlichkeit, Venenleiden, Nerven)
- Harmonisiert Winkel zwischen Sonne und Saturn (Ich-Schwäche, man steht sich selbst im Weg, Enge)
- Planetenballung im Sternzeichen Schütze (Leichtsinn, Arroganz, zu hohe Erwartungen, Leber)
- Stärkt Jupiter im Sternzeichen Zwillinge/Haus 3 (Geistanreger, Kommunikation, Lungenleiden, Schultergelenk)
- Stärkt Neptun im Sternzeichen Wassermann/Haus 11 (die falschen Freunde, dicke Beine, Fehler durch Eile, blitzartige Einfälle)
- Stärkt Merkur im Sternzeichen Fische/Haus 12 (Vorstellungsvermögen, Phantasie, Gefühl/Verstand, Einfühlungsvermögen)
- Sonnenprägung von Haus 4 (Haustyrann,

Entfaltung im Heim, Frostbeule, Nachtmensch, introvertiert)
- Merkurprägung von Haus 2 (Selbstwert, Hals, Hormone)
- Venusprägung von Haus 3 (Kommunikation, Lunge, Arme, Schulter)
- Sonnenprägung von Haus 3 (Kommunikation, Lerneifer, Lunge, Arme, Schulter)

Besonderheiten:
- Bringt Sonnenkraft in ein Rezept

Legende:
- Einst zerstörten die Holländer auf den Molukken alle Gewürznelkenbäume. Viele unbekannte Epidemien zogen wie zur Strafe daraufhin durch das Land und kosteten unzählige Menschenleben.

Brauchtum/Magie:
- Bestandteil von Lebenselixieren
- Altes Pestmittel
- Seit mehr als 2500 Jahren bei den Chinesen bekannt
- Nägelchen mit dem aromatischen Duft wurden mit Gold aufgewogen, der Handel schwer überwacht. Wer Samen oder Pflanzenhandel betrieb, bezahlte dafür mit dem Leben
- Wer damals zum Kaiser wollte, musste erst eine Gewürznelke kauen, um vorgelassen zu werden (vertreibt üblen Mundgeruch und tötet gefährliche Keime).
- Symbol der Kreuzigung Christi
- Nelken als Symbol für alles Beständige im Nikolaussäckchen.
- Lonitzer: „Nägelein dienen dem Magen und der Leber, stärcken das Herz (...) und machen wohl dauen."
- Parfüm, Kosmetik
- Kräuterliköre, Magenbitter
- Nelkenzigaretten
- Zitronenscheibe mit Nelken gespickt, um lästige Mücken zu vertreiben.
- Lebkuchengewürz

Anis / Sternanis

Pimpinella anisum/Anisum stellatum

Namen: süßer Kümmel

Astrologische Zuordnung: Merkur, Sonne, Jupiter, (beim Sternanis überwiegt jedoch Jupiter)

Signatur:

Sonne:
- Standort: braucht Licht und Sonne
- Ölgewinnung möglich
- Antibiotisch (Bakterien mögen die Sonne nicht)

Jupiter:
- Geschmack: warm, aromatisch

Merkur:
- Gestalt: luftig

Element: Feuer, Luft

Verwendeter Pflanzenteil: Früchte

Wirkung:

Körper:
- Regt die Bildung von Säften des Magens, Darms und der Galle an
- Blähungen aufgrund Schwäche der Galle
- Leber-Lunge
- Milchbildung
- Schleimlösend

Seele:
- Nervenstärker (hilft alles ein wenig leichter zu nehmen)
- Hilfsmittel für unglückliche Kinder (Sternanis)
- Ritalinkinder

Geist:
- Hilfe aus dem Unbewussten
- Mittel der praktischen Vernunft
- Bringt Harmonie zwischen Kopf-, Herz- und Bauchdenken
- Gesunder Menschenverstand
- Aurastärkung

Wirkung im Horoskop:
- Stärkt die obere Horoskophälfte (nach außen gehen, Auftreten, Energie)

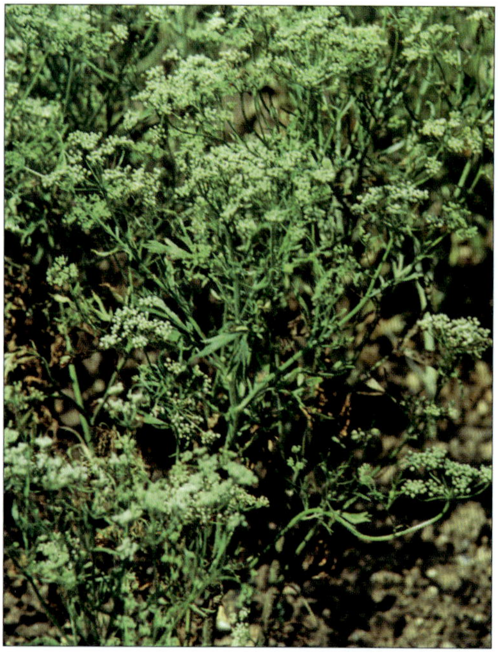

Anis

- Überbetonung der rechten Horoskophälfte (Du-ler, Ich-Stärkung, Durchsetzung, Abgrenzung)
- Stärkt das kardinale Kreuz (Eckhäuser: Ich/Du, Vergangenheit/Zukunft, bei akuten Leiden)
- Stärkt den 1. Quadrant (Kindheit, Frühling)
- Wohltäter für das Sternzeichen Wassermann/Haus 11 (Nerven, Gemeinschaftssinn, Freunde, soziale Verpflichtung, Planung, Venenleiden)
- Stärkt Venus im Sternzeichen Widder/Venusprägung Haus 1 (Amazone, sucht die Herausforderung in der Liebe, Durchsetzung, Abwehr)
- Stärkt das Sternzeichen Stier/Haus 2 (Genussfähigkeit, Selbstwert, Hals, Element Erde)
- Stärkt das Sternzeichen Zwillinge/Haus 3 (Flexibilität, Anpassung, Geist-anregend, Kommunikation, Lunge)
- Stärkt Jupiter im Sternzeichen Löwe/Haus 5 (Erfolg, Auftreten, Verantwortungsgefühl, Lebensfreude, Herz, Rücken)
- Stärkt das Sternzeichen Schütze/Haus 9 (Optimismus, weltoffen, lernlustig, humorvoll, Leberheilmittel)
- Stärkt Haus 7 (verbessert die Beziehung zum Du)
- Harmonisiert Achse 1/7 (Ich und Du)
- Harmonisiert Achse 3/9 (Alltag/Reise, angelernte/eigene Meinung)
- Uranusprägung AC/Haus 1 (Unruhe, Nerven, überstürztes Handeln, Unfallneigung)
- Jupiterprägung am AC/Haus 1 (Persönlichkeitsentfaltung, Ich-Stärke, Glückspilz)
- Sonnenprägung von Haus 9 (Fortbildung, die eigene Meinung, Reiselust, der Auswanderer)
- Merkurprägung von Haus 9 (Fortbildung, der ewige Student, Reiselust, die eigene Meinung)

Besonderheiten:

- Besonders der Sternanis ist ein ausgezeichnetes Heilmittel für die sogenannten Ritalinkinder

Brauchtum/Magie:

- Traditionelles Gewürz der Haremsdamen
- Anisgebäck zur Hochzeit, um dauerhafte Liebe zu sichern.
- Leonard Fuchs: „Dieser Same macht Lust zu essen und verhindert das Aufstoßen, er ist für guten Atem, gegen Wassersucht, gegen den Biss giftiger Tiere, er bringt den Weibern die Milch und macht Lust zur Unkeuschheit!“
- Gegen das „Blöde Haupt“

Meisterwurz

Peucedanum ostruthium

Namen: Wurz aller Wurzen, Beizenkraut, Bergwurz, Brustwurz, Durstwurz, Kaiserwurz, Rauschwurz, Magisterwurz, Wohlstandswurzel

Astrologische Zuordnung: Mars, Sonne, Merkur

Signatur:

Sonne:

- Gebirgspflanze (verträgt die Höhensonne)
- Ätherische Öle, fette Öle
- Antibiotisch (Bakterien mögen keine Sonne)
- Geruch: aromatisch

Mars:

- Leicht giftig
- Blätter am Rand gesägt
- Stängel: rötlich
- Geruch: pfefferartig
- Geschmack: bitter, scharf

Merkur:

- Doldenblütler

Element: Feuer, Luft

Verwendeter Pflanzenteil: Blätter, Wurzel

Wirkung:

Körper:

- Universalheilmittel
- Schlechter Energiestatus, führt Energie zu, aber bei großer Hitze kühlt er
- Entgiftung, Bergarbeitermittel zum Ausleiten der Schwermetalle
- Bluthochdruck
- Fieber aller Art
- Virushepatitis (dreigliedrige Blätter, Lebersignatur)
- Verdauung, besonders Lunge-Dickdarm (Element Metall der TCM), Magen, entartete Darmflora, Parasiten, Pilzbefall der Lunge und Darm
- Niere, Gicht
- Rheuma
- Heuschnupfen
- Vorbeugung und Nachsorge von Apoplex
- Zahnschmerz
- Epilepsie
- Ischias
- Grippale Infekte mit Nervenbeteiligung
- Psychische Veränderungen durch Arteriosklerose
- Delirium tremens
- Krebs (hohler Stängel)

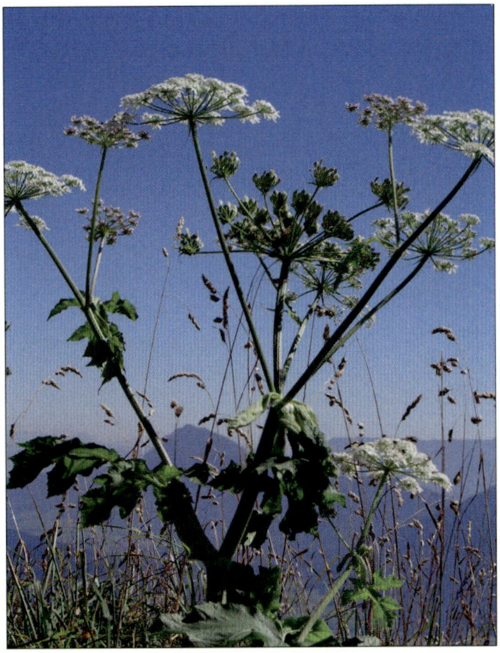

Meisterwurz

- Antiviral, antibakteriell, auch gegen Eitererreger

Seele:

- Seelenphlegma
- Gefühl der Traurigkeit (Sitz: Lunge)
- Befreit aus Enge und Zwang
- Computerkinder
- Stimmungsaufheller

Geist:

- Entscheidungshelfer
- Selbstbewusstsein

Wirkung im Horoskop:

- Mittel der Sonne, das aber eine weiße Blüte (Mond) hat, wirkt auf die 3 Lichter (Saturn, Sonne, Mond)
- Stärkt den 1. Quadrant (homöopathisches Kindermittel)
- Stärkt den 2. Quadrant (Rush-hour, Erfolg, Fruchtbarkeit, Loslösung vom Elternhaus)
- Stärkt das kardinale Kreuz (Eckhäuser: Ich/Du, Vergangenheit/Zukunft, bei akuten Leiden)

- Stärkt Haus 11 (Verpflichtung, Gemeinschaft, fördert Freundschaften)
- Wohltäter für das Sternzeichen Widder (Kampfgeist, Durchsetzung, Pionier, Kopf, Abwehr)
- Harmonisiert Planetenballung im Sternzeichen Widder (Energieausgleich, harmonisierend, Ich/Du)
- Harmonisiert Planetenballung im Sternzeichen Skorpion (verkrampft, Macht/Ohnmacht, Unterleib)
- Isolierter Mars (Durchsetzung, Wille verstärkt oder vermindert, mangelnde männliche Eigenschaften)
- Unterstützt den Uranus im Sternzeichen Jungfrau/Haus 6 (Nervenstärker, Ideen verwirklichen, nervöse Verdauung)
- Stärkt die Sonne im Sternzeichen Waage (Entscheidungsstärke, Stabilität, Haut-Nierenleiden)
- Wenn ein schwieriger Mond am Leiden beteiligt ist (Infektionen, Magen, Psychosomatik)
- Überbetonung der unteren/rechten Horoskophälfte (hilft nach außen zu gehen, Auftreten, Energie, Grübeln, Ich-Stärker)
- Mond in der oberen Horoskophälfte (Nachtmensch, stärkt die Intuition, hilft gegen die manipulative Mutter)
- Mond im Sternzeichen Steinbock/Haus 10 (Depression, die gepanzerte Seele, Magen, Neubildungen)
- Schwierige Winkel zwischen Mars und Mond (Gereiztheit, akute Infektionen, Schleimhaut, Magen)
- Mars im Sternzeichen Krebs, Waage (zu großes Harmoniebedürfnis, Abwehrschwäche, Allergie, Abgrenzung, Magen)
- Spannungen zwischen Merkur und Uranus (Nervenbelastung)
- Venus Quadrat Neptun (Überempfindlichkeit, Niere, Lymphe)
- Merkurprägung (Jungfrau) am AC/Haus 1 (Intelligenzbestie, zu ernst, geplant, trocken)
- Merkurprägung von Haus 8 (die verbale Verletzung, nachtragend, die verbale Durchsetzung, Macht der Worte, Motivation, positiver Einfluss)
- Saturnprägung am AC/Haus 1 (vermittelt Ich-Stärke, Mut, Durchsetzung, Ich-Bewusstsein)
- Marsprägung am DC/Haus 7 (Kampf gegen/um das Du, schenkt Ich-Stärke)
- Marsprägung von Haus 4 (das strenge Heim, der Streit im Heim)
- Stärkt Haus 10 (Berufung, Altersheilmittel)
- Sonnenprägung von Haus 8 (Macht/Ohnmacht, Transformation)
- Marsprägung von Haus 8 (Macht/Ohnmacht, Transformation, Autoaggression)
- Sonnenprägung von Haus 3 (Kommunikation, Vishuddi-Chakra, Lunge, Arme, Schultern)

Besonderheiten:

- Gleicht das alchimistische Sulfur, Sal, Merkur aus
- Mars überträgt hier der Sonne (der klare Verstand) und Merkur (Kommunikation, Vermittlung) seine Kraft, dadurch werden unklare Symptome erkennbarer gemacht.
- Wird gut ergänzt durch Kupfer, Engelwurz und Gänsefingerkraut
- Gute Ergänzung allgemein für Venusmittel

Brauchtum/Magie:

- Bestandteil von Hexensalben
- Räuchern gegen Hexen
- Gegen Husten: bei zunehmendem Mond gegrabene Wurzel auf den Rücken binden und diese bei Vollmond in einen Fluss werfen.
- Bei Epilepsie genauso, aber Wurzel auf Finger und Zehen binden.
- Amulett gegen Schlaganfall und Pest (Paracelsus hat angeblich immer ein Wurzelstück bei sich getragen)
- Würzkraut für Ziegenkäse
- Ginseng des Westens für die Manneskraft
- Beruhigt Kühe und Pferde (zusammen mit Salz und Knoblauch)
- Kuh bekam nach dem Kalben Brot mit Meisterwurz für eine schnellere Regeneration
- Traditionell wurde während Seuchenzeiten ein Korb voll Kraut in den Stall gestellt

Talgmuskatnussbaum

Myristica sebifera

Namen: Ucuúba-do-Cerrado, von griechisch „myron" = Myrrhe (Duft der Blüten), „sebiféra" vom lateinischen sebum = Talg
- Das homöopathische Messer

Astrologische Zuordnung: Sonne, Merkur, etwas Mars

Signatur:

Sonne:
- Gelbe Blüte
- Ölherstellung, gelbes Fett
- Merkur
- Schlanker Urwaldbaum
- Blütenstand: Rispe

Mars:
- Roter Saft

Element: Feuer

Verwendeter Pflanzenteil: der frische, rote Saft der Baumrinde ab D3

Wirkung:

Körper:
- Alles Eitrige wie: Abszesse, Mittelohrentzündung, Nagelbettentzündung, Furunkel, Analfistel, bakteriell-eitrige Mandelentzündung, eitrige Wunden
- Antiseptisch, antibakteriell

Seele:
- Apathie
- Opferlamm

Geist:
- Leicht halluzinogen

Wirkung im Horoskop:
- Stärkt Saturn im Sternzeichen Stier (Hals, Selbstwert)
- Stärkt einen schlechtstehenden (Stellung, Winkel) Mond (Infektionen, Psychosomatik)

Besonderheiten:
- Gut in Verbindung mit Lachesis

Brauchtum/Magie:
- Herstellung von Fetten, Kerzen und Seifen
- Von den Schamanen in Venezuela wird die Rinde traditionell bei Fieber geraucht oder gegessen, bei Hautleiden und auch zur Vertreibung böser Mächte verwendet.

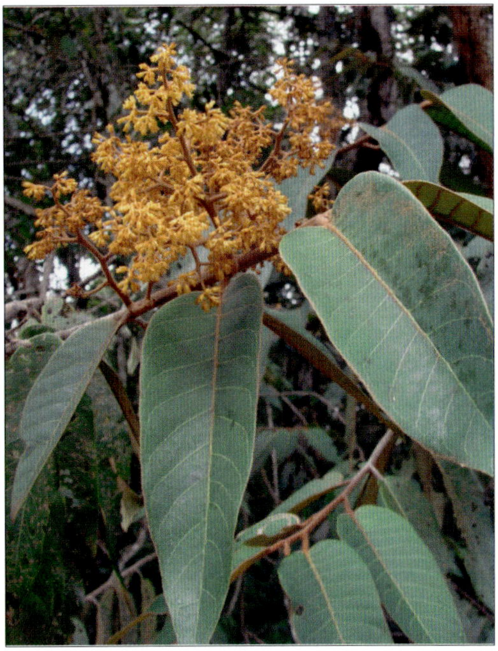

Talgmuskatnussbaum

Königskerze

Verbascum thapsiforme

Namen: Brennkraut, Wetterkerze, Donnerkerze, Himmelsbrand, Wollblume, Fackelkraut, Neunmannkraft, Frauenkerze, Hexenstöcke (Hexen verwendeten sie während ihrer Rituale als Fackeln)

Astrologische Zuordnung: Sonne, Merkur, Saturn, etwas Jupiter

Signatur:

Sonne:
- Gelbe Blüte
- Standort: volle Sonne

- Ätherisches Öl
- Flavonoide

Merkur:

- Ruderalpflanze
- Aufrechte Gestalt
- Saponine

Saturn:

- Kieselsäure (raue, filzige Blätter)
- Blätter: muschelform (Ohr)

Jupiter:

- Majestätische Gestalt

Element: Luft, etwas Wasser

Verwendeter Pflanzenteil: Blüten, Blätter, Öl

Wirkung:

Körper:

- Schutz vor Strahlenschäden
- Umweltgifte, Zivilisationserkrankungen
- Ohren (muschelförmige Blüte, Ohrsignatur)
- Lunge (auffällig große Blätter, Kieselsäure), besonders für chronische Leiden der Lunge, Emphysem, Asthma
- Erkältung
- Bindegewebsstärker
- Antibiotisch, auswurffördernd, entgiftend, blutreinigend

Seele:

- Durchsonnt und erwärmt die Seele
- Einsam
- Zu großer Ernst, wenn jeder Tag ein Scheißtag ist
- Inkarnationsschwäche, Karmahilfe

Geist:

- Stärkt das Auftreten
- Fördert die Imagination

Wirkung im Horoskop:

- Wirkung auf IC/Haus 4 (Heim, Vergangenheit, Karma, Pubertät)
- Stärkt Sternzeichen Waage (bei Entscheidungsschwäche, Du-Abhängigkeit, Nieren-Hautleiden)
- Schwierige Stellung von Venus (Probleme mit Zuneigungen, Weiblichkeit)
- Rückläufiger Merkur (Probleme im Beruf, Geist, Kommunikation, Nerven, Stoffwechsel, Lunge, Karma)

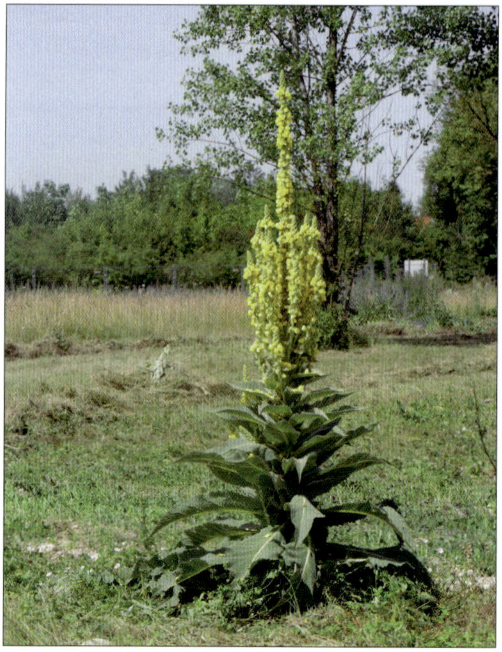

Königskerze

- Rückläufiger Saturn (Hindernisse, Geduldsprüfungen, Karma)
- Vermittelt Zwillingseigenschaften (Kommunikation, Leichtigkeit)
- Bei schwierigen Winkeln von Neptun die schwarze Königskerze verwenden, sie stärkt die Intuition und vermittelt die Stellung von Mond-Trigon-Neptun.
- Saturnprägung von Haus 3 (schwierige Kommunikation, Sprachfehler, Lunge, Vishuddi-Chakra, Schulter, Arme)
- Neptunprägung von Haus 3 (verträumt, Alltag, Kommunikation, Lunge, Arme, Schulter)
- Harmonisiert Achse der Häuser 6/12 (Häuser der Krankheiten)

Besonderheiten:

- Befeuchtet ohne zu erhitzen

Legende:

- Ein König besuchte einst mit seinem kleinen Sohn die Katakomben von Rom. Der Führer, der ihnen den Weg weisen sollte, bestahl den

König jedoch und ließ ihn und seinen Sohn in der Finsternis zurück. Voller Todesangst baten die Beiden die Götter um Hilfe. Kaum hatten sie ihr Gebet gesprochen begann die Blume, die der Sohn am Eingang gepflückt und mitgenommen hatte zu leuchten. Mit Hilfe der Königskerze konnten Vater und Sohn den Weg aus den dunklen Gängen finden.

Brauchtum/Magie:

- Für gewöhnlich kommt in die Mitte des Kräuterbuschen eine Königskerze.
- Wächst an Plätzen, wo die Naturwesen tanzen
- Wetterzauber gegen Blitz und Donner
- Fischer streuen am Tag vor dem Fischen einige Samen der Königskerze in das Gewässer, dann unterstützt Petrus den Fang.
- Gegen Unheil die Kerze in Weihwasser tauchen und Körper besprühen.
- Nachts sieht man die Elfen um die Königskerze tanzen.
- Marienpflanze
- Wetterorakel: neigt sich die Blüte nach Westen: Regen, nach Osten: Sonnenschein
- Hildegard: „Für das traurige Herz“

Wundklee

Anthyllis vulneraria

Namen: Apothekerklee, Bärenklee, Bärenpratzen, Frauenkapperl, Gichtbleaml, Goldknopf, Goldkopf, Hasenklee, Katzenklee, Katzenbratzerl, Kretzenkraut, Muttergottes-Schühlein, Schafszähn, Schöpfli, Schreiklee, Sommerklee, Traubenkröpferl, Wollklee, Wundkraut

- anthos = Blüte, ioulos = Bart und vulnus = Wunde

Astrologische Zuordnung: Merkur, Sonne

Signatur:

Merkur:

- Ruderal

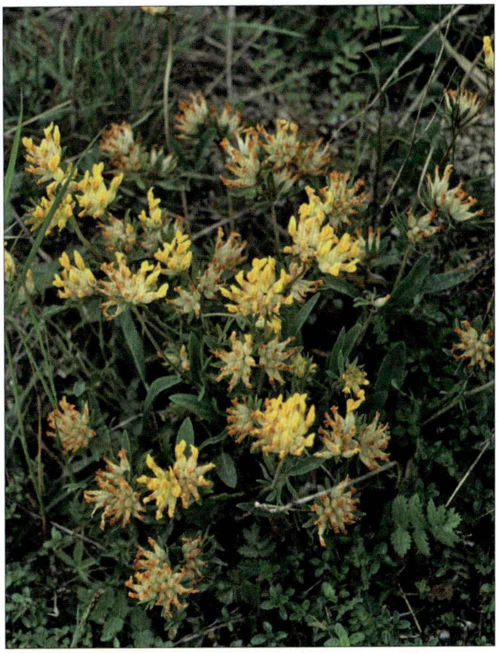

Wundklee

- Röhrenartige Blüten
- Aufrechte Gestalt

Sonne:

- Standort volle Sonne
- Gelbe Blüte

Element: Feuer

Verwendeter Pflanzenteil: blühendes Kraut

Wirkung:

Körper:

- Schlecht heilende Wunden
- Magen-Darm
- Lunge
- Stoffwechsel anregend
- antibakeriell, blutreinigend, blutstillend, harntreibend

Seele:

- Seelische Traumen

Geist:

- Die eigene Meinung finden
- Helle Birne

Wirkung im Horoskop:
- Haus 1/7 (Ich/Du)
- Stärkt Haus 9 (Fortbildung, eigene Meinung)
- Stärkt Steinbockmond (Sorgen und Enttäuschungen werden in die Seele einbetoniert, chronische Infektionen, Neubildungen)
- Verspannungen zwischen Neptun und Mars (schlechte Abwehr, Wundheilung, Lymphe)

Besonderheiten:
- Saponinhaltig, daher frisch verwenden
- Dünger
- Zur Bodenbefestigung nach Muren, Lawinen etc.

Brauchtum/Magie:
- Frische Blüten für Salat
- Beschreikraut gegen böse Einflüsse, Hexen, die 13. Fee und die bösen Wünsche.
- Der Wundklee wurde auch dem Tierfutter beigemischt, um die Tiere zu schützen.
- In die Wiege gelegt sollte er kleine Kinder vor dem „Verschreien“ (= Verhexen) beschützen (Schreiklee).

3.5.4 Sonne-Neptunmittel

Neptun, der Planet der Täuschungen und des Wahnsinns wird in seiner Wirkung von der Sonne überaus günstig beeinflusst. Sonne-Neptunmittel sind eindeutig Hilfsmittel für die weiße Magie, fördern das Gute und beschützen vor den Mächten der Finsternis. Wer sie nicht einnehmen, womöglich nicht einmal riechen kann, gehört zur Partei des Herrn, der gerne mit den Hörnern und Schwanz dargestellt wird.

Viele Benutzer berichten von ausgezeichneten Wirkungen auf Leib und Seele.

Talismane und Amulette haben immer einen Neptunaspekt, es sind Glücksbringer, die nicht unbedingt innerlich angewendet werden müssen (Engelwurz, Johanniskraut).

Alle Sonne-Neptunmittel haben antivirale Wirkung, viele wirken auf das Immunsystem, besonders die Lymphe. Die Vitalität ist schwach, die Seele empfindlich. Zur Therapie bei Sucht, Bewusstseinsstörungen, Augenleiden mit unklarer Ursache, schlechter Sehschärfe, Ödemen und Kreislaufstörungen haben sie große Bedeutung.

Sonne und Neptun stärken das Einfühlungsvermögen, die Sensibilität.

Allgemein helfen sie der isolierten Sonne, besonders im Fisch und/oder Haus 12.

Adonis

Adonis vernalis

Namen: „Vernalis“, „die ihm Frühling blüht“
- Adonis leitet sich vom semitischen »Adonai« (= Herr) ab. Ursprünglich nannte man so auch Jesus, und in der kabbalistischen Magie steht Adonai für den Geist der Sonne.
- Teufelsauge, „falsche Hellebore“

Astrologische Zuordnung: Sonne, Neptun, etwas Merkur

Signatur:

Sonne:
- Strahlende Blüte
- Schutzsignatur: schließt Blüte bei schlechtem Wetter und in der Nacht
- Dreht sich nach der Sonne

Neptun:
- Darf nicht zu trocken stehen, braucht viel Wasser, stirbt, wenn sie sich nicht mehr schließen kann.
- Giftpflanze (Geschmack warnt: bitter und scharf)
- Blassgelb

Element: Erde: bevorzugt lockeren, sandigen Boden, Luft: luftige, fiedrige Blätter

Verwendeter Pflanzenteil: blühendes Kraut

Wirkung:

Körper:
- Auf Geistseele
- Allgemein gegen Seuchen
- Chronische Leiden
- Altersheilmittel
- Schwäche aller Art, Frühjahrsmüdigkeit
- Lunge

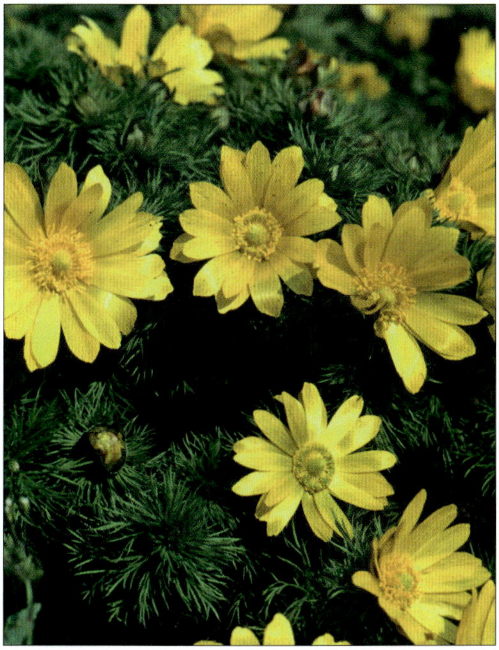

Adonis

- Verteilung der Körperflüssigkeiten, fördert die Ausscheidungsvorgänge
- Störungen des Herzrhythmus: wirkt wie Digitalis, nur schneller, dafür nicht so lange und nicht so stark.
- Herz, Altersherz, Herzleiden durch Stress, Angina pectoris, verschleppte Infektionen auf Herz, Herzklappen, Herzödem, erweitert die Herzkranzgefäße, durch Schilddrüsenanomalien geschädigtes Herz.
- Ausstrahlende Schmerzen
- Schwacher, unregelmäßiger Puls mit Schwindel (beim Aufstehen)
- Blutdruckanomalien
- Rücken
- Schlafstörungen, Alpträume
- Prostata
- Schulterschmerz, rechts
- Rheuma, Gicht
- Übergewicht durch mangelnde Bewegung
- Harntreibend, antiviral (vor allem Polioviren)

Seele:

- Gefühle kommen direkt aus dem Herzen
- Verleiht die himmlische Liebe
- Festigkeit, erleichtert das Leben
- Körper, Seele und Geist dünnhäutig und verletzlich, schenkt neuen Lebenswillen
- Hysterie und Angst mit rasendem Herzklopfen
- Furcht, die vom Magen aufsteigt
- Hilft sich selbst zu helfen (hilf dir selbst, dann hilft dir Gott)

Geist:

- Starke Phantasien.
- Instinktsicheres Handeln und Urteilen.
- Verlässliches Gespür für Trends.
- Der klare Verstand mit der Intuition vereint.
- Sinn für Realitäten.
- Ich-Stärker, Wille und Mut.
- Mangel an Selbstverantwortung.
- Adonis macht vernünftiger, verjüngt den Geist.
- Verhilft zum souveränen Umgang mit besonderen Gaben.

Wirkung im Horoskop:

- Yin-Yangverbinder (weibliche und männliche Energien, aktiv/passiv)
- Kann gute Stellungen und Winkel des Neptuns (die besonderen Talente) noch besser machen (besonders Sextil, Trigon zu Pluto, Uranus)
- Stärkt Haus 5 (Lebensfreude)
- Stärkt Haus 1 (Durchsetzung, Ich-Stärke)
- Stärkt Haus 7 (Zugang zum Du)
- Überbetonung der rechten Horoskophälfte (Du-ler, Abgrenzung, Allergie)
- Planetenballung in Fisch/Haus 12 (Überempfindlichkeit, Geheimnisse, Rückzug, geheime Feinde, lebensfremd, Lymphe)
- Planetenballung im Sternzeichen Löwe (Energieausgleich, harmonisierend, Ich/Du)
- AC/DC-Achse, Haus 1/7 (Ich-Du)
- AC Stärker (Ich-Stärke, Durchsetzung)
- Verstärkt eine Sonnenprägung am AC, die

Sonne in Haus 1 (Ich-Stärke, Erfolg, Durchsetzung)
- Stärkt die Sonne in der unteren Horoskophälfte (nach außen gehen, Auftreten, Energie)
- Schwierige Winkel zwischen Sonne und Neptun (Überempfindlichkeit, Ich-Schwäche, Lymphe, Herz)
- Stärkt die Sonne im Sternzeichen Fische (Einfühlungsvermögen, Intuition, Abgrenzung, Lymphe)
- Spannungen zwischen Pluto und Sonne (Druck, Täter/Opfer, Herz, plutonische Zone im Genick)
- Saturnprägung von AC/Haus 1 (für Selbstachtung, Ich-Stärke, Durchsetzung, Geduld)
- Saturn im Sternzeichen Widder (fördert den Kampfgeist, Mut, Wille, Abwehr, bei Schwachstelle Kopf)
- Schwierige Winkel Saturn/Mars (fördert Durchhalten, schenkt Energie, Potenz, Ich-Stärke, Abwehr)
- Schwierige Merkur-Saturnwinkel (Negativ-Denken, fördert das analytische Denken, Stoffwechsel, Lunge)
- Neptunprägung am AC/Haus 1 (hilft bei Unsicherheit, Selbstfindung)
- Stärkt Neptun im Sternzeichen Löwe/ Haus 5 (Selbstachtung, Rückenschwäche, Ich-Schwäche, Kreislauf, Trendriecher, Gestaltung)
- Stärkt Venus im Sternzeichen Waage/Haus 7 (Liebesfähigkeit, Kunstsinn, Ästhetik)
- Isolierte Venus (für Liebe, schlechtes Verhältnis zu Frauen, Mangel an Sinn für das Schöne, Regeneration)
- Schwierige Stellung von Venus (Probleme mit Zuneigungen, Weiblichkeit)
- Sonnenprägung von Haus 9 (Fortbildung, eigene Meinung, Entfaltung über Reisen, Auswanderer)
- Neptunprägung von Haus 9 (Philosophie, Religion, Fortbildung)

Besonderheiten:
- Durchwärmt Körper, Seele, Geist, die „Pulsatilla der mittleren Körperregion“
- Nicht bei Schwangerschaft und bei hohem Blutdruck (homöopathisch)
- Bild für Meditation
- Als Amulett, um Freundschaft zu erzeugen

Legende:
- Es gab wieder einmal Zoff im griechischen Götterhimmel. Und wie so oft ging es um einen Mann. Adonis war einfach viel zu schön, um friedlich leben zu können. Ausgerechnet Aphrodite und die Mondgöttin Persephone warben um seine Gunst. Zeus musste das richten. Er entschied, dass Adonis ein Drittel des Jahres bei Aphrodite und eines bei Persephone in der Unterwelt verbringen musste. Die restlichen vier Monate hatte er frei. Aphrodite wäre ja bereit gewesen den schönen Jüngling zu teilen, doch die eifersüchtige Nebenbuhlerin wollte das nicht. Sie verpetzte das Techtelmechtel Ares, dem griechischen Mars. Dieser verwandelte sich in einen wütenden Eber und tötete Adonis. Aphrodite weinte viele Tränen, als sie den sterbenden Jüngling fand. An der Stelle, wo sich ihre Tränen mit dem Blut des Adonis vermischten, wuchs später das Adonisröschen. Der Götterhimmel war über den Tod des Adonis so traurig, dass Zeus in der Unterwelt anordnen ließ, Adonis müsse einmal jährlich auf der Erde erscheinen, um nun wenigstens die Menschen zu erfreuen. Zur Frühlingstagundnachtgleiche kommt Adonis also pünktlich aus der Unterwelt hoch und steht damit symbolisch für die Wiederauferstehung.

Brauchtum/Magie:
- Mittel der „Persona“, der Ahnenmaske
- Russland: Krämpfe, Hysterie, Wassersucht, Epilepsie, Herz
- Traditionell bei Wasseransammlungen, Harn- und Steinleiden, Schwindel, Gicht, Gelbsucht, Hauterkrankungen
- TCM: mildes Yin-Feuer
- Wirkung auf Vishuddi-Chakra

Ammei

Ammi visnaga

Namen: vom griechischen ammos: Sand
- Knorpelmöhre, Bischofskraut, Zahnstocherkraut, Zahnstocherammei

Astrologische Zuordnung: Sonne, Neptun, etwas Merkur

Signatur:

Sonne:
- Vollsonniger Standort, vertragen Sonne den ganzen Tag
- Würziger, aromatischer Geschmack
- Flavonoide

Neptun:
- Bevorzugt gleichmäßig leicht feuchten Boden, auf keinen Fall zu nass
- Doldenstrahlen breiten sich beim Anfeuchten aus und schließen sich bei Trockenheit

Merkur:
- Doldenblüten
- Aufrechter, gerillter Stängel
- Blätter mehrfach gefiedert, eiförmig-elliptisch

Element: Luft

Verwendeter Pflanzenteil: Wurzel, Kraut, Samen

Wirkung:

Körper:
- Wirkung auf Geistseele
- Krämpfe: Muskelkrämpfe, Koliken, Menstruation, Nierensteine, Migräne
- Bronchialasthma, Emphysem
- Blutgefäßerweiterung, verbessert Sauerstoffversorgung, krampfartige Herzbeschwerden (Angina pectoris, bei allen krampfigen Herzleiden, wirkt ähnlich wie Nitroglycerin, verbessert die Sauerstoffversorgung des Herzens

Seele:
- Lichtempfindlichkeit (Dunkelheit bessert)
- Depression
- Mangelnde Mutterliebe

Geist:
- Überkontrolliert, wer alles zu Tode analysiert (deutsches Phänomen)

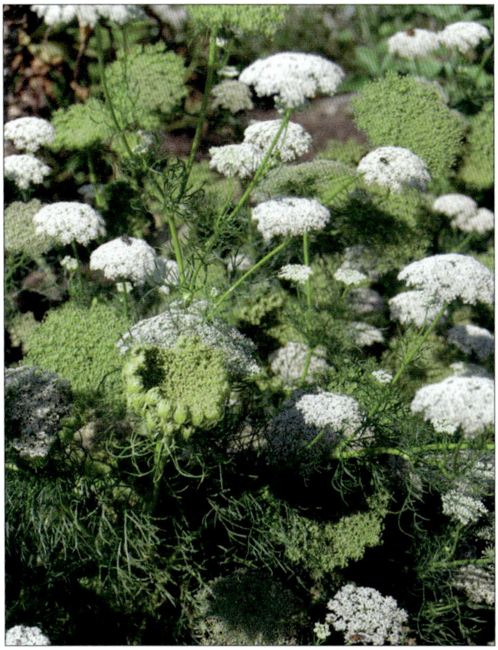

Ammei

- Schicksalsschlagmittel

Wirkung im Horoskop:
- Wohltäter für das Sternzeichen Jungfrau (für Planung, Sorgfalt, Verdauungsorgane, Element Erde)
- Stärkt Pluto im Sternzeichen Jungfrau/Haus 6 (Perfektionswahn, Besserwisser, Krämpfe)
- Harmonisiert schwierige Winkel zwischen Jupiter und Pluto (Überehrgeiz, Übertreibungen)
- Harmonisiert schwierige Winkel zwischen Pluto und Uranus D6 und höher (zwanghaftes Verhalten, vorschnelles Handeln, Nerven)
- Harmonisiert schwierige Stellung von Uranus (Nerven, Unfallneigung, Unruhe, vorschnelles Handeln)
- Uranus rückläufig (Schicksalsschläge, Probleme mit Veränderungen, Unruhe, Nerven)
- Rückläufiger Pluto (Macht/Ohnmacht, Druck, Karma)

- Stärkt Mond im Sternzeichen Steinbock/ Haus 10 (Depression, die gepanzerte Seele, Neubildungen, Intuition, die kalte Mutter)
- Harmonisiert Winkel zwischen Pluto und Mond (vorgeburtlicher Schock, Eifersucht, Verlassensangst, Neubildungen)
- Harmonisiert schwierige Winkel zwischen Venus und Pluto (tiefe Gefühle, Leidenschaft, Eifersucht, Nieren, Unterleib)
- Saturn Transit über Pluto (Prüfung, Transformation von der Raupe zum Schmetterling, Loslassen)

Besonderheiten:

- Neuerdings wird die Wirkung gegen Aids getestet
- Nicht in der Schwangerschaft

Brauchtum/Magie:

- Arabische Welt: Blütenstängel traditionell als Zahnstocher verwendet (blutstillend und Zahnfleisch straffend)
- Papyrus Ebers: gegen Harn- und Blasensteine (häufig bei Bilharziose)
- Lonicerus: für die „kalten Gebrechen", Bauchgrimmen, für die Gebärmutter, „treibe den Harn und den Frauen ihre Zeit", Samen gegen Sterilität, Harnleiterkrämpfe und Nierensteine
- TCM: bringt Qi zum Fließen, verbessert die Durchgängigkeit der Meridiane.

Trollblume

Trollius europeus

Namen: Rollerla, Goldköpfchen, Butterblume, Butterkugel, Budabinkerl, Butterrosn, Kugelranunkel

- Von „troll" „kugelrund" und lateinisch „trulleus" „rundes Gefäß"

Astrologische Zuordnung: Sonne, Neptun

Signatur:

Sonne:

- Gelbe Blüte

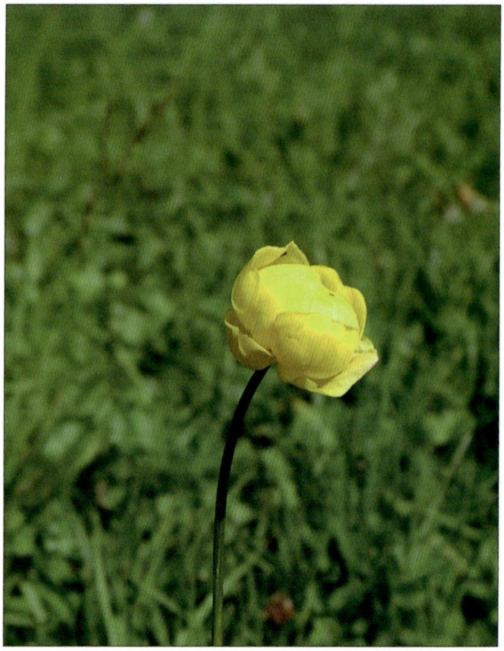

Trollblume

- Wächst bis auf 3000m Höhe
- Karotinoide

Neptun:

- Standort: braucht viel Feuchtigkeit
- Kaltkeimer
- Schwach giftig

Element: Wasser

Verwendeter Pflanzenteil: blühendes Kraut

Wirkung:

Körper:

- Sehr gutes antivirales Mittel
- Verstopfung

Seele:

- Stimmungsaufheller
- Seelentröster
- Gegen das Helfersyndrom

Geist:

- Ahnungen
- Mittel des Vorwissens

Wirkung im Horoskop:

- Mond im Sternzeichen Steinbock (Depression, die gepanzerte Seele, Neubildungen)
- Mond in Haus 8 (vorgeburtlicher Schock, das „unerwünschte Kind")
- Mond in Haus 7 mit Spannungen zu den Übeltätern, besonders Pluto (die Mutter als Partner, das Kind als Partnerersatz, Eifersucht, Infektionen, Neubildungen)
- Mond im Quadrat zu Jupiter (zu fürsorglich, als Kind das Gefühl „die Mutter steht meinem Glück im Weg", Infektionen der Leber)
- „Rückläufiger" Mond (Donald Duck)
- Isolierter Neptun (zum Entwickeln von Gespür, metaphysischen Anlagen, Karma)
- Stärkt Mond in Haus 10 (Intuition, den eigenen Weg finden, Neubildung, Depression)
- Stärkt Haus 8 (Macht/Ohnmacht, Transformation)
- Stärkt Haus 12 (heimliche Feinde)

Besonderheiten:

- Steht unter Schutz
- Nahezu vergessen, gehört zu den Auslösern der Wiesendermatitis
- Sehr Vitamin C-haltig

Legende:

- Ein armer Hirte lebte einst glücklich und zufrieden mit seiner Tochter in einer kleinen Hütte im Wald. Das Mädchen war bei allen beliebt, denn sie half immer und jedem. Eines Tages hörte sie beim Holzsammeln einen Baum rufen: „Lauf schnell fort, denn der Troll ist hinter dir her, er will dich holen." Kurz darauf erschien der Troll schon. Hässlich sah er aus. Sein langer Bart und die kohlrabenschwarzen Augen machten dem Mädchen Angst. Doch auch der Troll fand das Mägdlein überaus sympathisch und so sprach er traurig. „Renn weg, so schnell du kannst, ich muss dich umbringen, sonst sterbe ich" „Ich will dir helfen. Sag mir, was los ist", antwortete ihm das Mädchen. Der Waldgeist erzählte: „ich war einst ein schöner junger Mann, doch faul und ich hatte nur Unsinn im Kopf. Einer alten Frau habe ich das letzte Huhn stibitzt, worauf sie vor lauter Leid starb. An ihrem Todestag wurde ich in einen Troll verwandelt und jetzt muss ich Böses tun." Der Vater des Mädchens wusste Rat. „Geh und mach alle deine Schandtaten wieder gut, dann wirst du Hilfe finden", riet ihm der Hirte. Gesagt, getan und aus dem Waldgeist wurde schon bald ein allseits beliebter Troll. Dann wurde auch noch das Mädchen schwer krank und keiner konnte ihr helfen. Weinend schlich der Troll durch den Wald, als er plötzlich eine Stimme hörte: „Heute nacht wird hier eine gelbe Blume erblühen. Pflücke sie und gib sie dem Mägdlein, dann wird sie genesen. Du aber wirst dadurch sterben." In dieser Nacht pflückte der Troll die gelbe Blume und legte sie der Sterbenden auf die Brust. Sofort gesundete das Mädchen - und der Troll starb wie angekündigt. Er zerfiel in Asche und diese streute das Mädchen rund um die Hütte. Unzählige gelbe Blumen blühten da, wo sich die Asche mit der Erde vermischte. Zum Dank, dass der Troll sein Leben für sie geopfert hatte, heißt diese gelbe Blume seither Trollblume.

Brauchtum/Magie:

- Traditionell gegen Skorbut
- China: Halsentzündungen, Lymphe

Johanniskraut

Hypericum perforatum

Namen: Hartheu, Hartenau, Tausendlöcherlkraut, Fuga daemonum, Teufelsflucht, „berührt und heilt", Balsam der Krieger, Blutkraut, göttliche Gnade, Jageteufel, Hypericon

Astrologische Zuordnung: Sonne, Neptun, Uranus

Element: Element Feuer, Wasser: Öl färbt sich in der Sonne rot, Blüte bei Zerreiben

- Verbindet das Wasser Neptuns mit dem Feuer der Sonne, damit diese nicht in den Gefühlswelten untergeht.
- Sulfur: Reaktionsmittel zum Erschüttern chronischer Zustände

Signatur:

Sonne:

- Volle Sonne, selbst Samen brauchen Licht, um sich zu entfalten
- Gelbe Blüten
- Spirale: Lebenskraft
- Aromatischer Geschmack
- Flavonoide
- Ätherisches Öl, Hypericin

Neptun:

- Die Samen können im Dunkeln sehr lang überdauern
- Pflanze produziert viel mehr Blütenstaub, als sie zur Erhaltung bräuchte
- Braucht viel Feuchtigkeit

Uranus:

- Filigrane, luftige Staubblätter
- Strahlenförmige Büschel
- Geädertes Blatt
- Über 200 verschiedene Arten, also uranisch vielseitig

Verwendeter Pflanzenteil: blühendes Kraut, Öl

Wirkung:

Körper:

- Leberschwellung, wetterfühlig
- Stich-, Schnitt- und Schussverletzungen, Nervenschädigungen durch Operationen
- Sonnenstich, Verbrennungen, Sonnenschäden, elektrische Störfelder
- Parkinson
- Nerven, Hysterie
- Bindegewebe, Knorpel aufbauend, Beschwerden der Wirbelsäule
- Phantomschmerz, Ischias, Hexenschuss, Rückenschmerzen, Rückenmarksleiden
- Blutarmut
- Lungen
- Menstruationsbeschwerden
- Alpträume und das Bettnässen der Kinder, wenn die Seele weint
- Krampfadern, Schlaganfall, Herzprobleme nervöser Art
- Würmer
- Ohrenentzündung

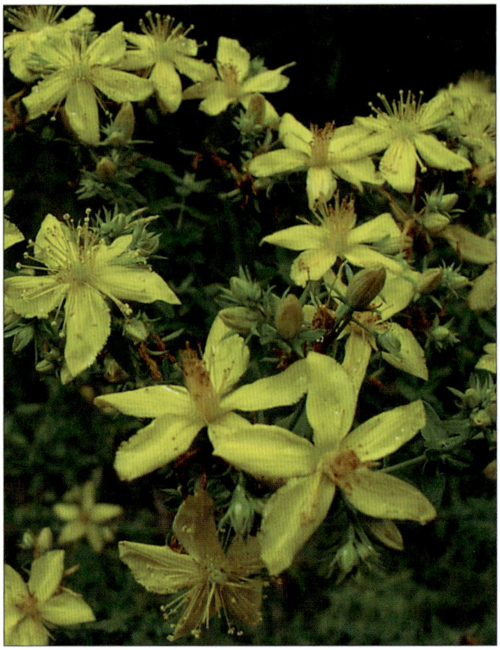

Johanniskraut

- Entzündungen der Mund-, Magen- und Darmschleimhaut
- Gegen Viren, Bakterien und Pilze
- Blutreiniger
- Krebsfeindlich: hohler, zäher, harter Stängel

Seele:

- Stimmungsaufheller, vermittelt auch in trüben Tagen und Nächten das Licht und die Wärme der Sommersonne
- Depression, Winterdepression
- Schwarzsehen
- Schlechte Laune durch Regenwetter
- Alpträume
- Nerven (Nadelstiche, Arnika der Nerven)
- Mobbing
- Schutz vor magischen Angriffen und Außeneinflüssen

Geist:

- Ich-Stärker
- Fördert Entschluss- und Handlungsfähigkeit

- Durchblicken von magischen Angriffen
- Mangelnder Selbstwert
- Folgen von Schicksalsschlägen
- Sinnestäuschungen
- Steigert Belastbarkeit, wenn Veränderungen zusetzen

Wirkung im Horoskop:

- Mulhadara-Chakra (Mond)
- Stärkt das veränderliche Kreuz (Nerven, verhindert den ständigen Wechsel der Symptome nach Ort und Art)
- Planetenballung im Sternzeichen Waage (zu Du-bezogen, Entscheidungsschwäche)
- Planetenballung im Sternzeichen Steinbock (kopflastig, zu starr, wenig flexibel)
- Planetenballung im Sternzeichen Jungfrau (zu ernst, Hypochonder, Verdauungsorgane, kopflastig)
- Wenn die obere Hälfte im Geburtshoroskop Hilfe braucht, auch Sonne in der Himmelstiefe (nach außen gehen, Auftreten, Energie, gegen das Grübeln)
- Achse 3/9 (verbindet das Gelernte mit der eigenen Meinung, die vertraute Umgebung/Ferne)
- Harmonisiert 5/11-Achse (Lebensfreude/Verpflichtung, Ich/Gemeinschaft)
- Stärkt das Sternzeichen Zwillinge/Haus 3 (Flexibilität, Anpassung, Geist-anregend, Kommunikation, Lunge)
- Stärkt das Sternzeichen Steinbock/Haus 10 (Geduld, Disziplin, Berufung, Ausdauer, Knochen, Knie, Struktur)
- Stärkt das Sternzeichen Wassermann/Haus 11 (Nerven, Gemeinschaftssinn, Freunde, soziale Verpflichtung, Planung, Venenleiden)
- Wenn der Vollmond Beschwerden macht
- Antipathische Hilfe gegen alle Mond-Beschwerden (Magen, Brust, Psyche, Neubildungen, Infektionen)
- Allgemein günstige Wirkung auf Jupiter, Sonne, Uranus (Wohlfühlen, Ich-Stärke, Nerven, Schwung)
- Stärkt die Sonne im Sternzeichen Fische/Haus 12 (Einfühlungsvermögen, Intuition, Abgrenzung, Lymphe)
- Stärkt Merkur im Sternzeichen Wassermann/Haus 11 (Ideenreichtum, Fleixibilität, „Um die Ecken denken", Nerven)
- Stärkt Merkur im Sternzeichen Zwillinge/Haus 3 (fördert die Kommunikation, Flexibilität, Vishuddi-Chakra, Lunge)
- Stärkt Merkur im Sternzeichen Jungfrau/Haus 6 (Geist-anregend, analytischer Verstand, Verdauung)
- Stärkt Uranus im Sternzeichen Widder/Haus 1 (aufbrausend, Nerven, stärkt die Gabe der Motivation, Mut)
- Stärkt Neptun im Sternzeichen Stier/Haus 2 (klares Selbstbild über Talente, Fehlspekulationen, Betrug, Hals)
- Stärkt Neptun im Sternzeichen Löwe/Haus 5 (Selbstachtung, Rückenschwäche, Ich-Schwäche, Kreislauf, Trendriecher, Gestaltung)
- Stärkt Neptun im Sternzeichen Waage/Haus 7 (Lymphe, Schwäche der Harnorgane, Entscheidungsschwäche, Feinsinn)
- Stärkt Neptun im Sternzeichen Jungfrau/Haus 6 (verbindet Verstand und Gefühl, stärkt die Oberbauchorgane)
- Stärkt Sonne am IC/untere Horoskophälfte (bei Grübeln, Nachtmenschen, zu großer Schwere, Abwehr, Stimmung, introvertiert)
- Stärkt Haus 7 (verbessert die Beziehung zum Du)
- Stärkt Haus 12 (geheime Feinde, Mobbing, Geheimnisse, Einsamkeit, Zurückgezogenheit, Sucht, Lymphe)
- Uranusprägung DC/Haus 7 (zu großes Freiheitsbedürfnis, Bindungsunfähigkeit)
- Neptunprägung DC/Haus 7 (Idealisierung vom Partner, immer den Falschen)

Besonderheiten:

- Seelen-Geistreiniger
- Erfolgreich im Kampf gegen Aids
- Das „pflanzliche Arsen"
- Kann die Schmerzzentren im Gehirn erreichen und wirkt dort als pflanzliches Morphium.
- Die Wirkung nimmt mit der Höhe der Breitengrade zu.

- Weil das Johanniskraut den Körper für Licht empfindlich macht, ist es substantiell eher für dunkle Menschentypen geeignet.
- Nicht in der Schwangerschaft und bei Lichtüberempfindlichkeit.

Legende:

- Als der Teufel einst merkte, welche Macht dieses Kraut über ihn hatte, durchstach er voller Wut die Blätter der „Teufelsflucht".
- Herrgottsblut wird das Johanniskraut genannt, weil es aus den Blutstropfen Jesu gewachsen sein soll, als dieser am Kreuz starb. Johannes der Täufer sammelte die Sonnenpflanze und verteilte sie unter den Menschen.

Brauchtum/Magie:

- Bei Blitz und Donner (Uranus) im Haus und Stall Kränze aufgehängt. Stimme aus dem Himmel hatte den Menschen während eines bösen Gewitters einst ermahnt: „Ist den keine alte Fraue, die kann pflücken Hartenaue, dass sich das Gewitter staue."
- „Die Teufel haben einen so großen Widerwillen vor dieser Pflanze, dass sie sofort überall die Flucht ergreifen, wo sie verbrannt wird." (Kräuterbuch aus dem 16. Jh.)
- Krankheitsabwehr, vertreibt Teufel, Dämonen (geräuchert)
- Sonnwendbuschen (heute: Maria Himmelfahrtsbuschen)
- Hexen mussten vor dem Verhör den Saft trinken, damit sie die Wahrheit sagen.
- Krieger zogen nicht ohne Johanniskraut im Beutel in die Schlacht.
- „Liebfrauen-Bettstroh": Während der Geburt geräuchert, Schutz für Mutter und Kind.
- Liebeszauber: Am Johannitag ins Wasser gestellt, sollte es frisch bleiben und Knospen treiben, ist eine Hochzeit nah.
- Gegen die angezauberte Liebe
- Beste Wirkung wenn es am Tag vor Johanni (24. Juni) mittags geerntet wird.
- Zwischen Lebensmittel gelegt, um Madenbefall zu verhindern
- Pestmittel
- Hieronymus Bock: Schlaganfall und Epilepsie, „Dost, Hartheu und weisse Heid, thun dem Teufel viel Leid."
- Paracelsus: „Die Blüten faulen in der Form des Blutes. Das ist ein Zeichen, daß sie für Wunden und was von Wunden kommt, gut sind..." „Die Adern auf den Blättern sind ein Zeichen, daß Perforata alle Phantasmata austreibt"... „Wie die Sonne alle Dinge die guten und die schlechten bescheint, so ist auch die Arznei" ... „So gibt es auch Würmer, die vor Hypericon fliehen. Es geschieht nicht nur wegen des Geruches, sondern auch, weil in der Perforata der Spiritus ist, der die phantastischen Geister vertreibt." „(...) Denn Hyperion ist die Sonne und die richtige irdische Sonne."
- An den Wurzeln befinden sich Körner (Insektenlarven) mit rotem Saft. Wer diesen Saft in der Mittagsstunde des Johannistages sammelt, kann „Wunder thun".
- Tabernaemontanus: „Gegen den Wurmbefall der Pferde".
- Weiße Schafe, die zuviel davon fressen, können durch die erhöhte Lichtempfindlichkeit sterben, dunkle nicht.

Schlüsselblume

Primula veris

Namen: Allerweltsheil, Himmelschlüssel, Gichtblume, Petriblume, Apothekerblume, Arzneiprimel, Peterschlüssel, Bürgerschlüssel, Frauenschlüssel

Astrologische Zuordnung: Neptun, Sonne, Venus

Signatur:

Sonne:

- Blüte: gelb
- Ätherische Öle, Magnesium

Venus:

- Geschmack: süß (Wurzel)
- Duft: lieblich

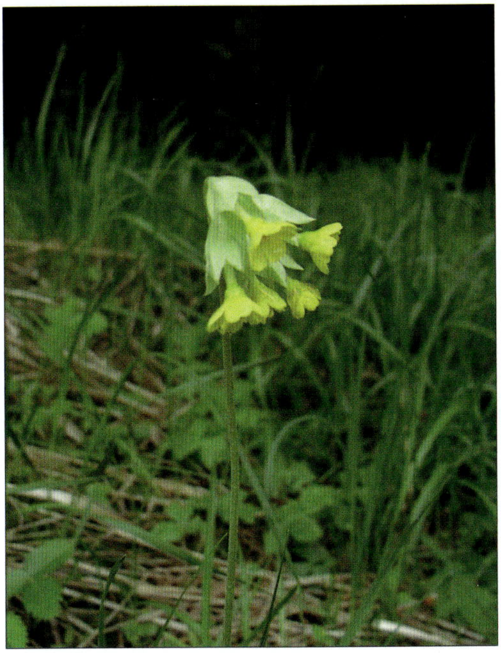

Schlüsselblume

Neptun:

- Braucht viel Feuchtigkeit

Element: Wasser, Luft

Verwendeter Pflanzenteil: Blüte, Blätter, Wurzel

Wirkung:

Körper:

- Herz
- Lunge
- Vitalisierend besonders bei Frühjahrsmüdigkeit
- Beruhigt die Nerven
- Schlaganfall
- Rheuma
- Migräne
- Schwache Stimme
- Rhythmusstörungen
- Entkrampfend

Seele:

- Öffnet die Tore zu tief verborgenen Schätzen der Seele und befreit die Seele von Leid
- Stark stimmungsaufhellend
- Hysterie
- Schlaffördernd
- Ich-liebe-mich-Mittel
- Selbstachtung
- Verjüngung
- Bringt Ostersonne ins Herz

Geist:

- Ich-Stärker
- Stärkt die Neugier

Wirkung im Horoskop:

- Yinstärker (Weiblichkeit)
- Überbetonung von Element Feuer (Mangel Wasser, zu hitzig, reizbar, akute Leiden)
- Überbetonung untere Horoskophälfte (nach außen gehen, Auftreten, Energie, gegen das Grübeln)
- Überbetonung der linken Horoskopseite (Ich-ler)
- Überbetonung der rechten Horoskophälfte (Du-ler)
- Stärkt das feste Kreuz (chronische, hartnäckige Leiden)
- 1., 2. Quadrant (Unbewusstes, Kindheit, Rushhour)
- Isolierte Venus (schlechtes Verhältnis zu Frauen, Mangel an Sinn für das Schöne, Regeneration)
- Rückläufige Venus (Karma, Liebesprobleme, Schwierigkeit das Schöne anzunehmen, Ärger mit Frauen)
- Wirkt auf IC/Haus 4 (Kindermittel, Alter, Heim, Karma)
- Harmonisiert AC/DC, Haus 1/Haus 7 (Ich und Du)
- Harmonisiert Achse 4/10 (wo komm' ich her, wo geh' ich hin, Vergangenheit/Zukunft, Karma)
- Stärkt Haus 12 (geheime Feinde, Mobbing, Geheimnisse, Einsamkeit, Zurückgezogenheit, Sucht, Lymphe)
- Stärkt das Sternzeichen Zwillinge/Haus 3 (Flexibilität, Anpassung, Geist-anregend, Kommunikation, Lunge)
- Wohltäter für das Sternzeichen Wassermann/Haus 11 (Nerven, Gemeinschaftssinn,

Freunde, soziale Verpflichtung, Planung, Venenleiden)
- Stärkt das Sternzeichen Jungfrau/Haus 6 (für Planung, Sorgfalt, Verdauungsorgane, Element Erde)
- Stärkt die Sonne in Haus 7 (Abgrenzung, Ich-Stärke)
- Rückläufiger Merkur (Probleme im Beruf, Geist, Kommunikation, Nerven, Stoffwechsel, Lunge, Karma)
- Sonnenprägung von Haus 2 (Selbstwert, Hals)
- Neptunprägung von Haus 2 (Selbstwert unklar, Schwäche am Hals)
- Neptunprägung von Haus 9 (Fernbildung, Reise, Religion)

Besonderheiten:
- veredelt Rezepte
- Gute Ergänzung zu anderen Sonnenmitteln
- Sie sollte als erste Heilpflanze im Jahr genutzt werden, um den Körper für die Heilkräfte der restlichen Kräuter aufzuschließen.
- Streng geschützt

Legende:
- Die germanische Liebesgöttin Freya hat mit der Schlüsselblume einst die Herzen der Menschen geöffnet.
- Etwas später ist dann Petrus der Himmelschlüssel auf die Erde entglitten, wo ihn Maria dazu nutzte, den Menschen den Himmel ein wenig zu öffnen.
- Die Schlüsselblume blüht, wenn Eastre oder Ostara die germanische Lichtgöttin aus ihrem Winterschlaf erwacht.

Brauchtum/Magie:
- Die keltischen Druiden brauten mit der Schlüsselblume, weiteren 5 Frühjahrsboten und Honig den „Trank der Begeisterung".
- Wurzeln wurden zu Pulver zerstoßen und als „Schmalzler" geschnupft.
- Findet ein Mädchen den ersten Strauß noch in der Karwoche, wird sie im selben Jahr heiraten.
- 7 Blüten bei Vollmond auf den Bauch gebunden erweckt die Fruchtbarkeit der Frau.
- Wer die Schlüsselblume isst, sieht angeblich Gespenster.
- Hildegard: „Die Melancholie nämlich, wenn sie im Menschen aufsteigt, macht ihn traurig und in seinem Benehmen unruhig... was die Luftgeister sehen und zu ihm eilen und in oft durch seine Entgleisungen in den Wahnsinn treiben..."
- Tabernaemontanus: gegen „Blödhaupt und verstopfte Nerven" (Schlaganfall).

3.5.5 Sonne-Uranusmittel

Unterstützen das Begreifen der Wirklichkeit und helfen, sich richtig zu verhalten, falls eine Störung im Verhältnis Ich–Mitmenschen vorliegt; Wirken auf die „Geistseele".

Harmonisieren alle rhythmischen Vorgänge wie Herzschlag, Puls, Atmung, Darmperistaltik, etc.

Sonne-Uranusmittel fördern Originalität, Freiheitsdrang und sind die schutzmagischen Mittel gegen Kräfte aus anderen Dimensionen und daraus resultierenden merkwürdigen Schäden und Krankheiten, wie Lähmungen, Apoplex, Kammerflimmern, Unfall, Nervenleiden usw.

Immer wirken sie wohltuend auf die Achse 5/11 (Pflicht/Spaß, Ichpräsenz/Gemeinschaft).

Der Einfluss von Uranus unterstützt den Bezug Selbst/Gemeinschaft stark.

Sie kommen auch bei Sonne isoliert, besonders im Wassermann und/oder im Haus 11 in Frage.

Berg-Gamander

Teucrium montanum

Namen: Bergrosmarin (in der Geriatrie durchaus mit der Rosmarinwirkung vergleichbar), Alpenbalsam, Alpengamander

Astrologische Zuordnung: Sonne, Uranus, Mond

Signatur:

Sonne:
- Duft: aromatisch

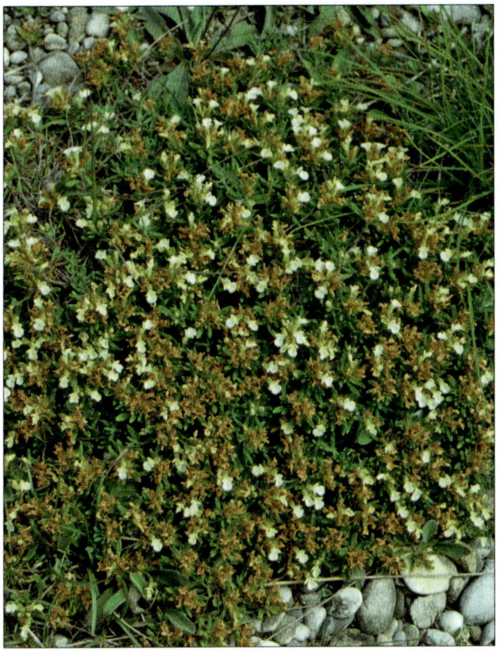

Berg-Gamander

- Standort: Sonne, Gebirgspflanze (bis 2400m), Pflanze verträgt sehr gut Hitze und Trockenheit, braucht sehr viel Licht
- Ätherische Öle

Uranus:

- Standort: Steilhänge
- Blüte: „unordentlich"

Mond:

- Weiße Blüte

Element: Feuer, alchimistischer Sulfur, bei Überbetonung vom Element Wasser

Verwendeter Pflanzenteil: blühendes Kraut

Wirkung:

Körper:

- Reaktionsmittel für chronische Zustände
- Altersheilmittel 1. Ranges
- Osteoporose (Ergänzungsmittel für Calcium, besonders die Calcium carbonicum-Therapie wird positiv unterstützt)
- Nervöser Magen
- Nachbehandlung bei Schlaganfall

Seele:

- Wenn man sich auf die Hinterbeine stellen muss
- Opferlämmer
- Gegen phlegmatische Zustände

Geist:

- Durchbrechen von Gewohnheiten, wer immer wieder die gleichen Fehler macht
- Fördert das Selbstbewusstsein
- Verbindet rechte und linke Gehirnhälfte
- Wirkung auf Parietallappen des Neuhirns, auf alle Sprachzentren

Wirkung im Horoskop:

- Zur Prophylaxe von Leiden in den veränderlichen Zeichen (Nerven, verhindert den ständigen Wechsel der Symptome nach Ort und Art)
- Stärkt 4. Quadrant (Alter, Karma)
- Wohltäter für Haus 5 (Lebensfreude, Kinder, Ichdarstellung)
- Wohltäter für Haus 11 (Gemeinschaft, Verpflichtung, Freunde)
- Harmonisiert Achse 5/11 (Lebensfreude/Verpflichtung)
- Harmonisiert Achse 6/12 eingeschlossen (Häuser der Krankheiten und der heimlichen Feinde, Karma, Herausforderung)
- Harmonisiert Achse IC/MC (Heim/Beruf)
- Wohltäter für das Sternzeichen Löwe (Auftreten, Ich-Stärker, Verantwortungsgefühl, Herz, Rücken)
- Stärkt das Sternzeichen Wassermann (Nerven, Gemeinschaftssinn, Freunde, soziale Verpflichtung, Planung, Venenleiden)
- Stärkt Mond im Sternzeichen Wassermann/Haus 11 (Freunde, Familie, Unruhe, Nerven, Gemütsschwankungen, der nervöse Magen, Hypophyse, Schlaganfall)
- Planetenballung im Sternzeichen Waage (Oberflächlichkeit, Wankelmut, Unentschiedenheit, Niere, Haut)
- Harmonisiert schwierige Winkel von Mars (gereizte Psyche, Schwäche, Macht/Ohnmacht, hitzige Leiden, Entgiftung)
- Harmonisiert Pluto im Sternzeichen Zwillinge/Haus 3 (Sarkasmus, verbale Gewalt,

Manipulation, positiven Einfluss auf Andere, Lunge, Arme, Schultern)
- Harmonisiert schwierige Winkel von Pluto zu Mars (Opfer/Täter, Gewalt, Ohnmacht)
- Harmonisiert schwierige Winkel von Pluto zur Sonne (Suizidneigung, Selbstüberforderung, Druck)
- Rückläufiger Pluto (Macht/Ohnmacht, Druck, Karma)
- Rückläufiger Saturn (Hindernisse, Geduldsprüfungen, Karma)
- Rückläufiger Mars (Autoaggression, Krieg, Streit, Opferlamm)
- Saturnprägung von AC/Haus 1 (Ich-Schwäche, Einengung, erschwerte Persönlichkeitsentwicklung)

Besonderheiten:
- Nicht mehr im Handel, empfindliche Lücke im Kräuterangebot
- Gute Ergänzung zur Meisterwurz
- Donald-Duckmittel

Brauchtum/Magie:
- Wurde zum Fälschen von Rosmarin verwendet
- Matthiolus: Augenentzündung

Galbanum

Ferula galbanifera

Namen: Mutterharz

Astrologische Zuordnung: Sonne, Uranus, Saturn

Signatur:

Sonne:
- Gelbblühend
- Balsamischer Duft

Uranus:
- Dickflüssiger Milchsaft, der an der Luft schnell trocknet

Saturn:
- Tiefe Wurzel

Element: Luft (Doldenblütlerin), Feuer: Geschmack ist bitter, scharf und brennend

Verwendeter Pflanzenteil: Harz

Wirkung:

Körper:
- Für die bizzaren Probleme
- Rheuma
- Lockerung von Verspannungen und Krämpfen (auch Unterleib)
- Durchblutungsfördernd
- Abszesse, Furunkel, unreine Haut
- Chronische Infektion der Lunge und des Unterleibs
- antiseptisch

Seele:
- Für Opferlämmer
- Löcher in der Aura
- Von allen herumgeschubst und ausgebeutet
- Hilft Neinsagen zu lernen, macht kritischer
- In stressigen und hektischen Zeiten beruhigt Galbanum die Nerven und vermittelt innere Ruhe und Gelassenheit. Hilft, von Verhaftetem und Altem loszulassen und löst seelische Verhärtungen und Ängste aller Art auf
- Lässt durchhalten

Geist:
- Reaktionsmittel des Geistes
- Lässt den richtigen Weg finden
- Gegen das hirnverbrannte Schicksal
- Zum Begreifen des Schicksal unentbehrlich
- Diplomatie
- Metaphysik, Psyche, um mit Astralwesen in Verbindung zu kommen, Karma
- Geistdrainage
- Struktur, gleichzeitig lässt Galbanum in die Tiefe denken
- Zur Förderung von Geistesblitzen, macht den Geist beweglicher, fördert Ideenreichtum und Querdenken, für die unkonventionellen Lösungen schwieriger Probleme.Bei mündlichen und schriftlichen Prüfungen nimmt es die Angst
- Verbessert die Ausdrucksfähigkeit und lässt Wissen gut auf- und auch wieder abgeben
- Zum Durchstehen magischer Operationen (besonders wenn diese zu groß sind), wer sich in der Hermetik übernommen hat

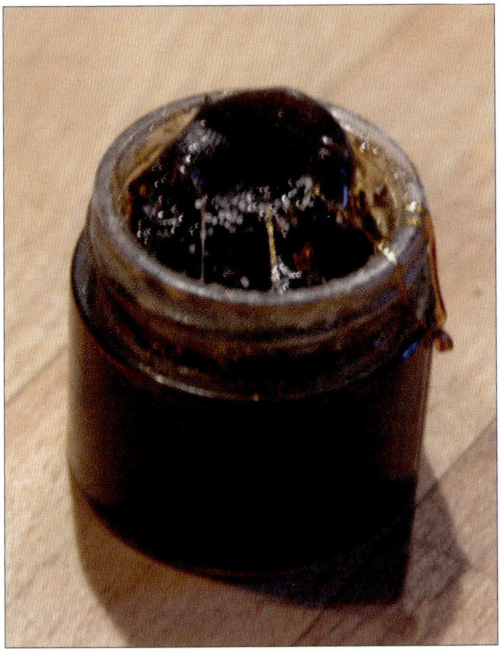

Galbanum

Wirkung im Horoskop:

- Yang-Stärker (Aktivität, Kraft, Männlichkeit, Potenz)
- Stärkt das kardinale Kreuz (akute Leiden)
- Saturn gibt der uranischen Sonne Halt, Uranus bringt Schwung in chronische Leiden
- Überbetonung der rechten Horoskophälfte (für Ich-Stärke, Durchsetzung, Abgrenzung)
- Stärkt Haus 5 (Lebensfreude, Kinder, Sexualität)
- Stärkt Haus 8 (Macht/Ohnmacht, Transformation, Idealvorstellung)
- DC (Du, Klimakterium)
- MC (Berufung, Alter, Auftreten)
- Fördert die Energie aus dem Sternzeichen Wassermann/Haus 11 (Nerven, Gemeinschaftssinn, Freunde, soziale Verpflichtung, Venenleiden)
- Wohltäter für das Sternzeichen Löwe/Haus 5 (Auftreten, Ich-Stärker, Verantwortungsgefühl, Herz, Rücken)
- Wohltäter für das Sternzeichen Jungfrau/Haus 6 (für Planung, Sorgfalt, Verdauungsorgane, Element Erde)
- Stärkt Jupiter im Sternzeichen Jungfrau/Haus 6 (Perfektionismus, Leber, Oberbauchorgane)
- Stärkt das Sternzeichen Waage/Haus 7 (bei Entscheidungsschwäche, Du-Abhängigkeit, Nieren-Hautleiden)
- Planetenballung im Sternzeichen Skorpion (Macht/Ohnmacht, Transformation, Unterleib, Krämpfe)
- Planetenballung im Sternzeichen Wassermann (Unruhe, Nerven, Gemeinschaftssinn, Verpflichtung)
- Stärkt die Sonne in Haus 7 (Abgrenzung, Ich-Stärke)
- Stärkt Sonne in Haus 12 (Rückzug, Heimlichkeiten)
- Stärkt Mars in Haus 12 (Helfersyndrom, das Hintenherumkämpfen, Mobbing, die heimlichen Liebhaber)
- Stärkt Marsprägung von Haus 7 (der Kampf für oder gegen das Du)
- Saturnprägung am MC/Haus 10 (Geduld, der übermächtige Vater)
- Günstige Wirkung allgemein auf Merkur (Kommunikation, Geschäfte, Hormone, Lunge, Stoffwechsel)
- Harmonisiert Mars im Sternzeichen Widder (Durchsetzung, Streithammel)
- Günstige Wirkung auf Uranus im Sternzeichen Löwe/Haus 5 (Unruhe, Nerven, Brauchtum/Fortschritt, Herzrhythmus)
- Günstige Wirkung auf Uranus (Nerven, Flexibilität, Gemeinschaftssinn, Freiheitsliebe, Individualität, Freigeist)
- Günstige Wirkung auf Uranus im Sternzeichen Schütze/Haus 9 (der ewige Student, Auswanderer, nervöse Verdauung, Leber)
- Harmonisiert Winkel zwischen Merkur und Uranus (gespannt: D6) (Nerven, Stottern, Sprachfehler)
- Harmonisiert schwierige Winkel zwischen Jupiter und Saturn (schwierige Vaterbeziehung, fehlende Struktur, Grenze, Leber)

- Isolierter Uranus (Schicksalsschläge, Angst vor Veränderung, Nerven)
- Uranus rückläufig (Schicksalsschläge, Karma)
- Mondknotenachse im Quadrat zu Neptun (Entwickeln von Gespür, Sensibilität, Karma)
- Mondknotenachse im Quadrat zu Uranus (Umgang mit Freiheitsbedürfnis, Individualität, Phlegma, Karma)
- Mondknotenachse im Quadrat zu Merkur (Umgang mit Kommunikation, Karma)
- Mondknotenachse im Quadrat zu Lilith (Umgang mit den weiblichen Urkräften, Karma)
- Transit Uranus (Unruhe, Nerven, Krankheitsschübe)

Besonderheiten:

- Mittel für Leute beim Film
- Kokainersatz
- Gute Ergänzung zu Buchs, Conium
- Entlasser für geistige Wesen, die man gerufen hat
- Schutzmittel für die Beschäftigung mit anderen Dimensionen (hohler Stängel)
- Mittel der weisen Männer (es nimmt der Priester)
- Legende: „Und der Herr sprach zu Mose: Nimm dir Spezerei: Harz, Räucherklaue und Galbanum, wohlriechendes Gewürz und reinen Weihrauch, zu gleichen Teilen, und bereite Räucherwerk daraus, nach der Kunst des Salbenbereiters gemischt, gesalzen, rein und heilig." (Uranus-Neptun-Rezept). Gott Jahwe selbst übermittelte Mose dieses Rezept als Belohnung dafür, dass er sein Volk aus der ägyptischen Gefangenschaft geführt hatte.

Brauchtum/Magie:

- Große Wertschätzung in nahezu allen Religionen und Kulturkreisen.
- Vor mehr als 3500 Jahren im Papyrus Ebers genannt.
- Lange vor Christi Geburt räucherten Priester vieler alter Kulturen zum Dank an die Götter und um den Zugang zum Jenseits zu finden, das Galbanharz während ihrer religiösen Zeremonien.
- In Mesopotamien und in Ägypten wurden die Toten mit dem Harz einbalsamiert (Symbol der Wiederauferstehung).
- Als Diamantleim zum Kitten eingesetzt
- Plinius: Epilepsie, Krämpfe im Magen und im Unterleib, Menstruationsprobleme, Geburterleichterung, Austreiben von Totgeburten
- Wichtiges Geistmittel des Ayurveda

Beifuss

Artemisia vulgaris

Namen: Schosswurz, Mugwurz, Jungfernkraut, Gürtlerkraut, Wiegenkraut, Thorwurz, Besenkraut, Fliegenkraut, Gänsekraut, Johannesgürtelkraut, Sonnenwendkraut, Weiberkraut, Wilder Wermut, Moxakraut, Fuga daemonum (Teufelsflucht)

- „Artemisia" ist griechisch und bedeutet „Unversehrtheit"

Astrologische Zuordnung: Sonne, Uranus, etwas Mond

Signatur:

Sonne:

- Standort Sonne
- Ätherisches Öl

Uranus:

- Blätter: Nervensignatur
- Wirkung gegen elektromagnetische Strahlung
- Lebendige Erscheinung

Mond:

- Weiße Blüte
- Silbrige Blätter

Element: Feuer, Luft, alchimistischer Merkur, Sulfur

Verwendeter Pflanzenteil: blühendes Kraut, Wurzel

Wirkung:

Körper:

- Allgemein erwärmendes Mittel (speziell Unterleib, Bauchnabel)
- Ruderalpflanze (Universalentgifter von Schwermetallen: Unkraut, Straßen, Bahngleisen, Autobahnen, lebensfeindlichen Orten)

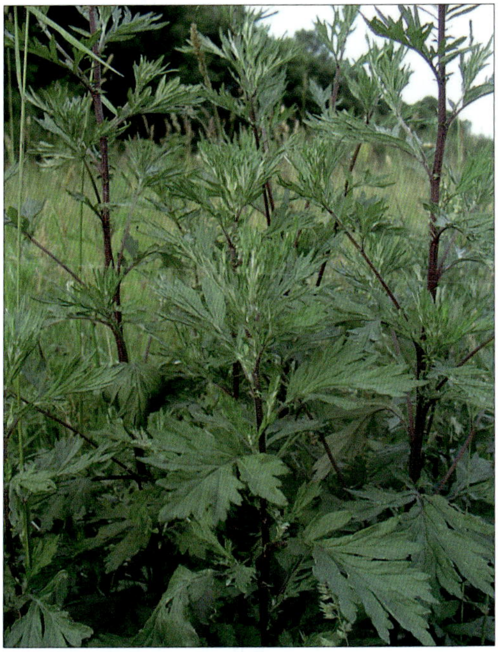

Beifuss

- Öffnet alle Entgiftungswege (Schweiß, Harn, Stuhl, Menstruationsblut), bringt alles zum fließen
- Hypophyse (regt Vorder- und Hinterlappen an): Östrogenwirkung, Klimakterium
- Epilepsie
- Periode, regt die Keimdrüsen an, erwärmt den Unterleib, fördert die Menstruation (wenn Eintritt der Blutung die Schmerzen bessert)
- Erleichtert Geburt und Nachgeburt, säubert das Nest bei Kinderwunsch
- Moxen, damit sich das Kind im Mutterleib in die richtige Lage dreht
- Pilze
- Entzündungen an Blase und Gebärmutter
- Geschlechtskrankheiten, Wechseljahrsbeschwerden
- Krämpfe
- Nervöses Erbrechen
- Schlafwandeln
- Alle chronischen nervösen Leiden mit Frühjahrsverschlimmerung
- Magenschwäche, regt Verdauungssekrete an
- Altes Wurmmittel
- Bei bösen Folgen von Elektrosmog, CT, Kernspin, elektromagnetischen Feldern beliebiger Frequenzen

Seele:

- Weißmagisches Mittel, uraltes, schutzmagisches Mittel, Schutz vor absolut Fremdartigem aus der Anderswelt
- Schock, Beschwerden durch Kummer, schlechte Nachrichten
- Stärkt Vertrauen in die eigene Intuition
- Fördert die Kreativität, Klarheit
- Stärke macht mutig
- Fördert das Wachstum und die Entwicklung
- Hilft eine Beziehung zum Du aufzubauen (der Hund schwanzelt)

Geist:

- Bei Geistproblemen durch gestörte Entwicklung im Hormonapparat
- Für Beschleunigung des Denkvermögens und zur Steigerung der geistigen Beweglichkeit. Auch um sich auf die Hinterfüße stellen zu können, um etwas Neues zu starten, unterstützt jegliche Neuanfänge (gibt den Startschuss).
- Gedächtnisschwäche
- Hilft, Fehlentscheidungen zu vermeiden
- Wenn jemand eine Schraube locker hat (höhere Potenzen, D30)

Wirkung im Horoskop:

- Sonne in der unteren Horoskophälfte (Nachtmensch, Introvertiertheit, Abwehr, Frösteln, müde)
- Überbetonung der rechten Horoskophälfte (Du-ler, Allergien)
- Stärkt das feste Kreuz (Reaktionsmittel)
- 4. Quadrant (Altersheilmittel, Karma)
- Karmahoroskope, wenn viele Planeten rückläufig sind (ab 4) (Karma)
- Planetenballung im Sternzeichen Zwillinge (abgehoben, Nerven, Lunge, Arme, Schulter, Hände)

- Saturnprägung am AC/Haus 1 (verzögerte Persönlichkeitsentwicklung, Kind/Mama in der Partnerschaft)
- Günstige Wirkung auf die Sonne (Ich-Stärke, Auftreten, Stimmung, Herz)
- Sonne wirkt günstig auf den Mond (Stimmung, Wärme für die Mondorgane, Psychotherapeutikum)
- Stärkt Haus 11 (Gemeinschaftssinn, Verpflichtung, Freunde, Nerven)
- Stärkt das Sternzeichen Löwe/Haus 5 (Stimmung, Ich-Stärke, Auftreten, Lebensfreude, Herz)
- Sonnenprägung von Haus 1 (Ich-ler, starke Abwehr, Durchsetzung)
- Stärkt Venus im Sternzeichen Löwe (beliebt, verantwortungsbewusst, starke Regeneration, Herz)
- Mond in der oberen Horoskophälfte (Mutter für alle, Schlaf)
- Mondprägung am AC/Haus 1 (überfürsorglich)
- Stärkt Mond im Sternzeichen Wassermann/Haus 11 (launisch, Freunde sind Familie, die Wunschfamilie, Nerven)
- Uranusprägung von Haus 1 (Freigeist, Bindungsunfähigkeit, Nerven)
- Stärkt Mond im Sternzeichen Widder (emotionales Reagieren, der nervöse Magen, Migräne)
- Stärkt Sonne im Sternzeichen Jungfrau (Planung, Oberbauchorgane)
- Venus in Haus 12 (die heimliche Liebe, Empfindlichkeit, Lymphe, Niere)
- Venus in Haus 7 (Beliebtheit)
- Venus am AC/Haus 1 (zu lieb für die böse Welt, Narzismus, Sensibilität, Niere, Regeneration)
- Stärkt Venus im Sternzeichen Jungfrau/Haus 6 (trockene Gefühlswelt, starke Regeneration, Niere, Schilddrüse)
- Stärkt Venus im Sternzeichen Widder (die Amazone, Flirtkönigin, Allergien)
- Stärkt Venus im Sternzeichen Skorpion/Haus 8 (Leidenschaft, starke Regeneration, Nieren, Venen, Unterleib)
- Stärkt Mars in Haus 6 (Arbeitswut, starkes Immunsystem, akute Leiden)
- Stärkt Mars im Sternzeichen Waage/Haus 7 (zu großes Harmoniebedürfnis, Nieren, Venen, Allergien)
- Stärkt Mars im Sternzeichen Stier/Haus 2 (konfliktscheu, Hals)
- Stärkt Mars im Sternzeichen Schütze/Haus 9 (Übereifer, hitzige Leberleiden, Hüfte)
- Stärkt Merkur im Sternzeichen Widder/AC/Haus 1 (Streithammel, verbale Durchsetzung, Schlagfertigkeit, Vergiftungskopfschmerz)
- Merkurprägung von Haus 1(Gscheithaferl, Wissenschaftler, Stoffwechsel)
- Stärkt Merkur im Sternzeichen Stier/Haus 2 (Stimme, Hals, Kommunikation, Hormone)
- Stärkt MC (Alter, Berufung, der eigene Weg)
- Harmonisiert die IC/MC-Achse (eigenen Weg finden)
- Mars isoliert (Umgang mit Macht/Ohnmacht, Abwehr, Autoaggression)
- Uranus isoliert (Probleme mit Veränderungen, Nerven)
- Harmonisiert Mars in Opposition zu Venus (Ich/Du, Abgrenzung, Allergien)
- Harmonisiert Pluto im Sternzeichen Waage (Gerechtigkeitssinn, Eifersucht, Niere, Venen, Haut)
- Saturn im Sternzeichen Krebs/Haus 4 (Ernst im Heim, Magen, Brust, Fortpflanzungsorgane)
- Winkel zwischen Merkur und Uranus (gespannte: ab D6, günstige: tiefe Potenzen machen den Winkel noch günstiger) (Nerven)
- Jupiter rückläufig (Struktur, Pechvogel, Leber, Karma)
- Uranus rückläufig (Schicksalsschläge, Nerven, Karma)

Besonderheiten:

- Nicht in der Schwangerschaft und bei sehr hohem Blutdruck
- Stark allergen
- Gewürz, das Enten- und Gänsebraten etwas verträglicher machen

- Der Name der Stadt Tschornobyl (russisch Tschernobyl), in der sich das Reaktorunglück ereignete, bedeutet auf deutsch „Beifuß".

Legende:

- Im schottischen Galloway war einst ein junges Mädchen schwer erkrankt und keiner wusste, wie man ihr helfen konnte. Da ertönte plötzlich die Stimme einer Meerjungfrau: „Ihr lasst sterben das Mädchen in eurer Hand, und doch blüht die Mugwurz rings im Land." Die Menschen pflückten dem Mädchen einen blühenden Beifussstrauß, gaben ihr von dem Kraut zu trinken. und konnten sie durch dieses Tränklein retten.

Brauchtum/Magie:

- Pflanze der Mondgöttin Artemis (Beschützerin der wilden Tiere und der Frauen)
- Der germanische Gott Thor, für die Ehe und deren Fruchtbarkeit zuständig, verdoppelte mit einem Beifussgürtel seine Kraft. Dieser Gürtel sicherte ihm die Intuition und brachte ihm die weiblichen Energien. Das wird heute noch in Tirol bei Kinderwunsch angewendet.
- Beifussgürtel der Sommersonnwendfeuer (Kelten: Schutz vor allerlei Krankheit. Teile des Gürtels wurden aufbewahrt und geräuchert, falls sich doch ein Krankheitsdämon über die Schwelle des Hauses wagen würde) Räuchern, um alles Böse und Schlechte zu vertreiben.
- Ein Schlag mit der Beifussrute sollte verhexte Milch und beschrieene Eier entzaubern und die Geister verjagen, die den Ehefrieden stören.
- Liebeszauber
- Zusammen mit einem Silberamulett wurde ein Beifusssträußlein zum Schutz an die Wiege gebunden.
- Abtreibungsmittel („Felon herb", das Verbrecherkraut)
- In die Schuhe legen, um länger und schmerzfrei laufen zu können und Blasen zu verhindern.
- Wer seine Kristallkugel einmal im Jahr mit frischen Blättern dieser Pflanze abrieb, erhielt einen klaren Blick und sah bessere Bilder.
- Beziehung zu den drei Göttinnen, der dreifachen Göttin heilig (schwarz, weiß, rot)
- Moxakraut
- Geschmacksverstärker für Bier

Arnika

Arnica montana

Namen: Kraftwurz, Gemswurz, Fallkraut, Engelskraut, Mutterwurz, Blutwurz, Wolfsauge, Donnerwurz, Bergwohlverleih, Kathreinwurzel, Wolfsblume, Kraftrose, Schreckblum, Stichkraut

Astrologische Zuordnung: Sonne, Uranus, Merkur

Signatur:

Sonne:

- Extremklima, Hochgebirgspflanze, sonnenhafte gelbe Blüte, Flavonoide, ätherisches Öl, aromatischer Geruch

Uranus:

- Unordentliche Blüte (vgl. Ordnung der Ringelblume), Wirkung bei Unfällen

Element: Erde, Yang

Verwendeter Pflanzenteil: Blüten, Wurzel. Bei schwierigen Transiten wirkt die Wurzel besser.

Wirkung:

Körper:

- Geistseele-Mittel (Seele setzt sich im Geist oder Leib fest)
- Allheilerin
- Bizzare Symptome
- Gibt Ausdauer und Widerstandskraft während anstrengender Phasen
- Sonnenschäden, Strahlung
- Herzstärkend (Muskel, Kreislauf), Blutdruck, Durchblutungsstörungen im Gehirn und Herz, Herzinfarkt, Angina pectoris
- Apoplex auch zur Vor- und Nachsorge
- Stärkt Gefäßsystem, äußerlich bei Venenleiden
- Arteriosklerose

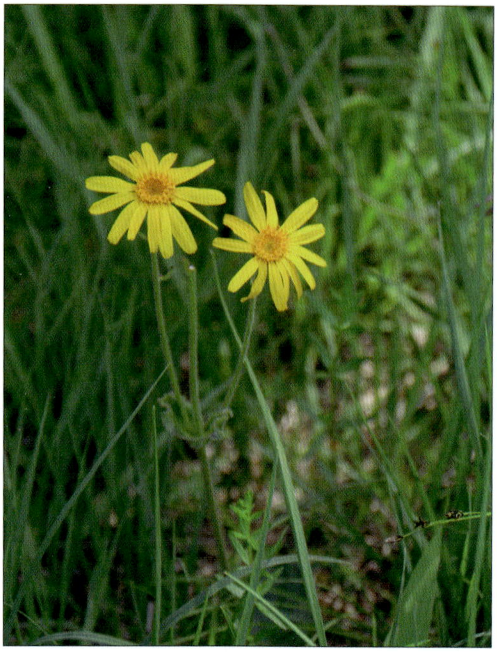

Arnika

- Stärkt Bildung der roten Blutkörperchen
- Jet-Lag, Tag-Nachtrhythmus
- Epilepsie
- Neuralgie
- Verletzungen (Stich, Stoß, Fall, Schnitt), Gehirnerschütterung
- Mandelentzündungen, Mundschleimhautdefekte
- Fördert die Rückbildung der Gebärmutter nach einer Geburt
- Rheuma (beginnt unten und steigt nach oben vgl. Ledum), Fibromaylgie
- MS
- Morbus Meniere
- Migräne
- Bei Stuhlgang während des Schlafs
- Herpes
- Grippe (Knochenschmerzen)
- Schleimhautmittel
- Entzündungen im Unterleib (Blase, Eierstock, Gebärmutter, Harnwege)
- Entzündungshemmend, antiseptisch, antimykotisch, antibakteriell

Seele:

- Schock, holt Verdrängtes hoch und heilt
- Angst, Hoffnungslosigkeit, Melancholie, Träume von Unfällen und Blitz, Platzangst

Geist:

- Mut, Zuversicht
- Selbstbewusst
- Lässt durchhalten, die Dinge zu Ende bringen
- Schock aufgrund finanzieller Verluste

Wirkung im Horoskop:

- Allgemein günstige Wirkung auf die „Übeltäter“
- Überbetonung der unteren Horoskophälfte (Auftreten, introvertiert)
- Sternzeichen Stier (Selbstwert, Hals)
- Sternzeichen Waage (Entscheidungshilfe, Niere, Haut)
- Sternzeichen Fische (Schläge im weitesten Sinn, heimliche Feinde)
- Uranus im Sternzeichen Widder (Unfallaspekt, Entscheidungsschwäche, Niere)
- Mond in Haus 8 (vorgeburtliches Trauma, Verlassensängste, Neubildungen)
- Mond in Haus 5 (Lebensfreude, Mama statt Geliebte)
- Saturn im Sternzeichen Löwe (Souveränität, Auftreten, Ich-Stärke, Herz)
- Pluto am AC (Macht/Ohnmacht)
- Winkel zwischen Uranus und Saturn (Entscheidungsfreude, Nerven)
- Uranus Quadrat Merkur (Nerven)
- Saturn Quadrat Merkur (schwarzsehen, verlangsamter Stoffwechsel)
- Transit Uranus (Konjunktion, Quadrat, Opposition) über Pluto (Schicksalsschläge, Nerven)
- Transit Uranus über Saturn (Schicksalsschläge, Nerven)
- Transit Uranus über Uranus (Nerven)

- Transit Uranus über Mars (Unfallgefahr, Nerven)
- Uranus rückläufig (Schicksalsschlag, Karma)
- Karmische Belastung (hohe Potenzen D200)

Besonderheiten:

- Verbessert die Aufnahme von Kalzium
- Ein Kügelchen Arnica D30 dem Neugeborenen unter die Zunge legen, um Geburtsschock und eventuelle Verletzungen zu beheben.
- Gute Ergänzung zu anderen Sonnenmitteln
- Homöopathisch, da leicht giftig, stark allergen
- Streng geschützt

Legende:

- Jährlich zu Johanni, wenn der teuflische Korndämon die Felder bedrohte, umzäunten die Bauern des Mittelalters ihr Getreide mit Arnika. Die Wolfspflanze sollte den Kornwolf, auf den Feldern halten. Denn nur das Wesen des Wolfes konnte verhindern, dass der Dämon, der auf einem schwarzen Bock über die Felder fegt, das Korn schwarz machte und die Halme knickte (Mutterkorn).

Brauchtum/Magie:

- Bergbauern hatten immer einen Arnikaschnaps dabei, als Notfallmittel für den Absturz (Uranus sind die Steilhänge)
- Traditionell als Wundheilkraut
- Abtreibungsmittel
- Johannibuschen: Schutz vor Blitzschlag, Hexen und übler Nachrede
- Zum Schutz gegen die Wetterdämonen in die Stube gehängt. Tobten Blitz und Donner, räucherten die Menschen das Kraut und sprachen: „Steckt Arnika an, steckt Arnika an, daß sich das Wetter scheiden kann."
- Hildegard von Bingen: „...Wenn ein Mensch einen anderen an der Haut mit grüner Arnika berührt, wird er in Liebe zu ihm entbrennen."
- TCM: Herz, Lunge, Milz

3.5.6 Sonne-Plutomittel

Hilfreich bei Autoaggression und Krampfneigung sowie bei übermächtigem Leistungsdruck. Pluto als Herrscher über das Unbewusste führt die Sonne, das Ich, in die geistige und seelische Tiefe und schützt vor magischen Angriffen.Es versteht sich von selbst, dass plutonische Mittel nicht leichtfertig verwendet werden dürfen.

Rainfarn

Tanacetum vulgare

Namen: griechisch: „athanaton" = unsterblich, Wurmkraut, Heilware, Wurmsamen, Kraftwurz, Viehwermut, Gürtelkraut, Muttergottesstab, Gülden Knöpfle

Astrologische Zuordnung: Sonne/Merkur, etwas Pluto

Signatur:

Sonne:

- Gelbe Blüte
- Ätherisches Öl, Flavonoide
- Balsamischer Geruch
- Blätter richten sich im vollen Sonnenlicht genau senkrecht nach Süden aus (Kompasspflanze)
- Zum Gelbfärben genutzt
- Antibiotisch (Bakterien mögen die Sonne nicht)

Merkur:

- Stark gefiederte Blätter
- Wächst immer in Gesellschaft
- Ruderalpflanze
- Pluto:
- Giftig

Element: Feuer, Erde, etwas Wasser

Verwendeter Pflanzenteil: blühendes Kraut

Wirkung:

Körper:

- Altersheilmittel, besonders für das Altern der Haut
- Wundheilmittel (äußerlich)

- Nerven: Epilepsie, Veitstanz, Hysterie, Nervinum (wirkt positiv auf die Nervenleitungen), Parkinson, Meniere, gegen neurotrope Viren
- Magenschwäche, Parasitenbefall
- Schwindel
- Niere
- Rheuma, Gicht
- Fieber (treibt den Schweiß)
- Wirkung auf den Prominens (Todeschakra Plutozone)
- Wurmtreibend, verdauungsfördernd, menstruations-geburtsfördernd, antibiotisch, insektizid (äußerlich gegen Läuse, Milben, Motten, Flöhe)

Seele:

- Mittel für Opferlämmer
- Seelenreiniger
- Empfindlichkeit durch Jahreszeiten (klimatische Probleme)

Geist:

- Verschreikraut
- Albernes Benehmen
- Apathie
- Schwache Konzentration
- Geistige Verwirrung
- Angst vor Geisteskrankheit

Wirkung im Horoskop:

- Bezug zu Saturn ist nur vorgetäuscht, dahinter zeigt sich Pluto unter der Tarnkappe
- Stärkt die obere Horoskophälfte (Auftreten, nach außen gehen, gegen Grübeln)
- 4. Quadrant (Altersheilmittel, Karma)
- Stärkt das Sternzeichen Zwillinge/Haus 3 (Kommunikation, Lunge, Hals, Schulter)
- Haus 9 (Fortbildung, Reisen, Philosophie, Leber)
- Haus 7 (Zugang zum Du)
- Achse 3/9 (Gelerntes/eigene Meinung)
- Stärkt das Sternzeichen Jungfrau/Haus 6 (Beruf, Planung, Haus der Krankheiten, Oberbauchorgane)
- Stärkt das Sternzeichen Wassermann/Haus 11 (Gemeinschaftssinn, Ideen, Nerven)

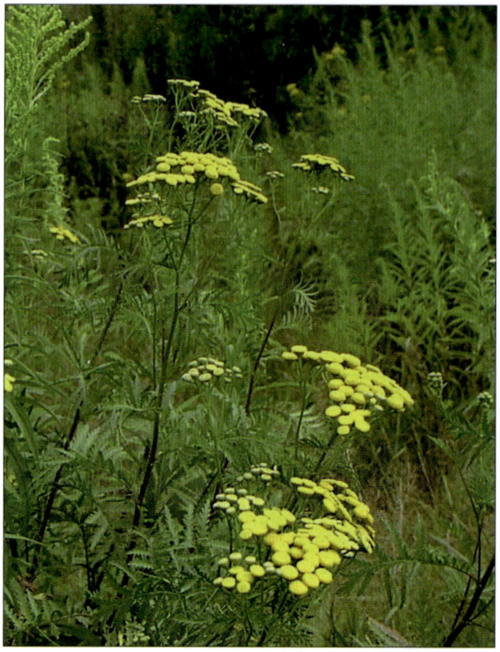

Rainfarn

- Stärkt das Sternzeichen Steinbock/Haus 10 (Berufung, analytischer Verstand, Knie)
- Günstige Wirkung auf Saturn (Einengung, Prüfung, der körperliche Schwachpunkt, Haut, Knochen)
- Harmonisiert Pluto am MC (Machtstreben, Opferlamm)
- Harmonisiert Pluto und Uranus in Konjunktion (Revolution, Nerven, Druck)
- Stärkt Mond in Haus 10 (die manipulative Mutter, Depression, Mutter für alle)
- Stärkt Mond in Haus 11 (Freunde sind Familie, Nerven)
- Harmonisiert Winkel zwischen Venus und Pluto (Leidenschaft, Eifersucht, Krämpfe, weibliche Fortpflanzungsorgane)
- Harmonisiert Winkel zwischen Sonne und Pluto (Druck, Blutdruck, Suizidneigung, Macht/Ohnmacht)

Besonderheiten:

- Nicht in der Schwangerschaft und bei entzündlichen Leiden

- Giftig (nicht überall gleich giftig, im Süden weniger), besser ab D3/4 (Thujon) und mit anderen Mitteln mischen, besonders Venusmitteln, und vorsichtig mit Venus-Neptunmitteln.

Legende:

- Göttervater Zeus hatte sich wieder einmal unsterblich verliebt. Der schöne, aber leider sterbliche trojanische Prinz Ganymed hatte ihm den Kopf verdreht. Zeus nahm seinen jungen Geliebten deshalb mit auf den Olymp, gab ihm Rainfarn zu trinken und machte so seine Liebe unsterblich. Ganymed wurde der Mundschenk des Zeus und auch seine Schönheit blieb ihm durch den Trank für ewig erhalten.

Brauchtum/Magie:

- Schadenzauber: Bestandteil des Maria Himmelfahrtsbuschen
- Heilbrote mit Rainfarn für die Jugend zu Ostern als Abwehrsteigerung
- Räuchern gegen alles Böse
- Vor einer Reise pflücken, dann ist die sichere Heimreise garantiert
- Büschel als Fruchtbarkeitsmagie über das Bett hängen
- Zum Schutz Neugeborener vor Hexen wurde ihnen Rainfarn unter das Kissen gelegt.
- Um gesund, kräftig und lebhaft zu werden, hielt man die Säuglinge kurz in Rainfarnrauch.
- Insektenabwehrend
- Als Sargbeigabe ins Leichentuch gestreut
- Zum Schutz und zur Mücken- und Fliegenabwehr wurden Türen und Fenster mit Rainfarn umkränzt.
- Kompasspflanze: Blüten richten sich bei Sonnenschein immer direkt nach Süden
- Hildegard: harntreibend, trockener Husten, Medizinalwein: Blasensteine
- Vertreibt Kartoffelkäfer, gegen Mehltau
- Getrockenete Blätter und Saft in den Bienenstock, um Bienen zu beruhigen (Gemeinschaftsaspekt von Pluto).
- Kälber und Kühe bekommen den Tee bei Durchfall, die Kühe nach dem Kalben.

3.6 Nichtpflanzliche Ergänzungsmittel der Sonne

3.6.1 Metalle und Mineralien

Die Elemente Gold, Phosphor und Magnesium werden in der Alchimie dem Prinzip Sulfur zugeordnet. Sie haben einen deutlichen Sonnenaspekt. Auch Schwefel selbst und die Salze der Schwefelsäure sind stark von der Sonne geprägt.

Gold

Paracelsus: „Das Gold hat die Natur des Feuers. Es trägt die Sonnenenergie, befeuert den Lebensgeist, kräftigt das Herz und Geblüt, fördert das Wachstum und verleiht Größe und Stärke. Gold trägt auch die Wärme, die alles reifen macht."

Gold gilt als Universalheilmittel. Es kräftigt das Ichbewusstsein, stärkt das Gemüt und vermittelt Selbstachtung. In Verbindung mit Venus schenkt es das Gefühl „Ich liebe mich", mit Saturn, Selbstsicherheit. Beides ist wichtig zum souveränen Auftreten. Man wirkt durch diese Mittel majestätisch, glaubhaft und Vertrauen erweckend.

Bei suizidgefährdeten Menschen darf Gold nur unter größter Vorsicht verwendet werden, da es unter Umständen den Mut gibt, sein tödliches Vorhaben in die Tat umzusetzen.

Gold hat sich als gutes Altersheilmittel, besonders auch bei chronischen Leiden, erwiesen.

Die einzelnen Goldverbindungen werden unterschiedlich verwendet:

Beispiele:

Aurum chloratum: Herz, Kreislauf, Degeneration von Zentralnervensystem, Multiple Sklerose

Aurum jodatum: Sklerose, Myome, Zysten, Schilddrüse

Aurum arsenicosum: Autoimmunleiden, Schwäche

Phosphor

Wird der Lichtträger genannt. Er belebt das innere Feuer, aktiviert den Stoffwechsel und unterstützt die Kontrolle über besondere Gaben wie Medialität.

Metallwirkungen in Verbindungen mit Phosphor erfahren eine sonnenhafte Aufhellung. Zum Beispiel zeigt Silberphosphat die astrologische Zuordnung von Sonne und Mond. Wir schieben damit also die Wärme der Sonne auf die Seele und verbinden das Bewusste mit dem Unbewussten. Metallphosphate sind wirksamer und edler, lichter und harmonischer in der Geistwirkung, als die freien Metalle und ihre sonstigen Verbindungen.

Beispiele: Manganphosphat, um im Geist schnell durchschalten zu können

Magnesium

Gold, das Metall der Sonne, ist kein Lebensmittel und auch kein lebensnotwendiges Spurenelement. Es ist sogar giftig. Ein lebensnotwendiges Metall, das astrologisch der Sonnenkraft zugeordnet wird, ist das Magnesium. Der Mangel an diesem Element, das für den Immunapparat unentbehrlich ist und weitere wichtige Aufgaben im Organismus hat, ist weit verbreitet. Ursachen hierfür sind die Verschlechterung der Nahrungsqualität sowie das merkwürdige Phänomen, dass bei Stress große Mengen Magnesium im Harn erscheinen (Feuer-Wasserbeziehung). Besonders im Winter und während Stressphasen, sollte die Diät aus reichlich magnesiumhaltigen Lebensmitteln bestehen (wobei es keine extrem magnesiumreichen Nahrungsmittel gibt, die Bilanz ist bestenfalls ausgeglichen). Einigermaßen magnesiumhaltig sind: Milchprodukte, Spinat, Kartoffeln, Vollkorn, Vollreis und Nüsse. Mit viel Kunstdünger (Stickstoffüberdüngung) gezogene Produkte sind magnesiumarm.

Magnesit

Magnesium carbonicum ist Sonne und Mond zugeordnet und ein wichtiges Mittel zur Infarktvorsorge. Magnesit regt den Geist an und bringt sozusagen Licht in die Birne.

Wir verwenden ihn als Stimmungsaufheller, bei Selbstzweifeln, als Geistreiniger, besonders gegen die Lähmung des Geistes durch negative Gedanken. Hier helfen alle Magnesiumsalze, besonders aber Magnesium fluoratum (Sonne, Saturn).

Magnesium phosphoricum: Wichtiges Schmerzmittel und Ideenanreger. Magnesium phosphoricum eignet sich vor allem für Menschen, die sensibel und zartbesaitet sind und eine schwache Sonnenstellung im Geburtshoroskop vorweisen. Gewöhnlich sind diese nachts geboren.

Schwefel

Sulfur kurbelt Reaktionen an, ist also ein Reaktionsmittel bei hartnäckigen, chronischen Leiden und ein großer Reiniger. Auch bei Sozialstörungen und realitätsfremden Menschen verbessert Sulfur die Lage.

Bernstein

Succinum ist ein fossiles Harz eines Nadelbaums und Sonne und Saturn zugeordnet. Legende: Der griechische Sonnengott Helios dachte einst, es sei an der Zeit, seinem Sohn Phaethon das Lenken des Sonnenwagens beizubringen. Vier Pferde, Symbole für die vier Elemente, die Himmelsrichtungen und die Jahreszeiten, aber auch für die vier Achsenpunkte AC, DC, MC, und IC, zogen den prächtigen Wagen, als Helios seinem Sohn die Zügel übergab. Die Fahrstunden aber wurden zur Höllenfahrt und für die Erdbewohner ging es um Leben und Tod. Einmal flog der Schüler zu tief, dann wieder zu hoch. Auf der Erde verbrannten die Felder, dann erstarrte plötzlich wieder alles zu Eis. Da konnte Zeus nicht länger warten und er ließ den unbesonnenen Phaethon kurzerhand durch einen Blitz töten. Die Schwestern des Höllenfahrers konnten ihre Trauer nicht überwinden und verwandelten sich in Pappeln. Ihre Tränen aber wurden zu Bernstein, dem man deshalb auch den Namen Augstein gab.

Seit ältester Zeit wird Bernstein als hervorragendes magisches Schutzmittel verwendet und ist in vielen lebensverlängernden Elixiren enthalten

Er gehört zu den interessantesten Mitteln bei Ängsten wie Platzangst, Beengung im weitesten Sinn, Angst vor der Zukunft und Suizidneigung.

Wir verwenden ihn als Stimmungsaufheller, wenn die Einsicht uns eine unerfreuliche Erkenntnis offenbart, vor der wir bislang die Augen verschlossen hatten. Wenn man sich wie eines der im Harz eingeschlossenen Insekten fühlt, starr und völlig handlungsunfähig, dem Schicksal unterworfen, gibt er uns Schutz, Erdung, und lässt uns Verantwortung leichter tragen.

Weitere Anwendungsgebiete sind Entzündungen, Altersleiden, Gelenks- und Rückenbeschwerden (Knorpelaufbau), empfindliche Schleimhäute, Wundheilung, Rheuma, Gicht und Allergien.

Bergkristall

Ein Sonnenmittel das auch Saturn in sich trägt und deshalb besonders für chronische Leiden mit mangelnder Lebenswärme, Wirbelsäulenbeschwerden, zum Erden, für die Abwehr, Haut, den Folgen von Antibiotika verwendet wird und Struktur für Körper, Seele und Geist liefert. Unverzichtbar bei Bindegewebsschwäche, für Haare, Nägel und Haut. Der Bergkristall fördert logisches Denken und schärft alle Sinne.

Chrysolith

Stärkt die Sehkraft, lässt uns das Kleingedruckte im Vertrag erkennen, verhilft zu Einsichten und fördert das Hellsehen.

Heliotrop

Der Sonnenstein hilft uns bei Angst in der Nacht, Liebeskummer und in allen Situationen, wo wir am Tiefpunkt angekommen zu sein scheinen. Er schenkt Vertrauen und Zuversicht und stärkt zudem den Geschmacksinn und das Riechen, also auch den Riecher.

Hyazinth

Gut für das Vegetativum und bei Abwehrschwäche. Auch bei Wetterempfindlichkeit, Allergien und Elektrosmog kann dieses Mittel der Sonne helfen.

Karneol

Der Sonnenanteil des Karneols hilft bei Apathie und sexueller Unlust. Er macht friedlich, stärkt Herz, Nerven, Muskel, Tastsinn, und besänftigt bei Reizbarkeit. Wir brauchen ihn, wenn Schicksalsschläge, Sozialstörungen, und Kontaktprobleme zu Herzbeschwerden und Kreislaufschwäche geführt haben.

Chalkopyrit

Entzündung der Atemwege und Abwehrschäche verlangen nach diesem Stein.

Gelber Topas

Für das geschwächte Herz, zum Stimmungsausgleich und zur Anregung des Geschmacksinns eignet sich der Topas.

3.6.2 Ätherische Öle

Anis, Bay, Engelwurz, Galgant, Nelke, Safran (allg. Gewürze), Lorbeer, Weihrauch (Einheimischer Ersatz: Wacholder).

3.6.3 Die Sonne in der Ernährung

Vitamine

Besonders Vitamine E, B und A zeigen starke Sonnenqualitäten.

Gewürze

Alle Gewürze mit einer starken Sonnenprägung sind bereits im Pflanzenteil beschrieben. Die der Sonne zugeordneten Gewürze haben in Mischungen eindeutig eine bessere Wirkung, als einzelne Sonnenmittel. Dies ist ein Aspekt des alchimistischen Merkur. Sonnengewürzmischungen führen Vitalenergie zu. Eine typische Mischung ist der ayurvedische Yogitee. Auch bei vorzeitiger Alterung eignen sich Gewürzmischungen bestens. Hier nochmals eine Liste der sonnigen Gewürze:

Gewürznelke/Piment: Sonne, Merkur, Venus. Bei behutsamer Verwendung häufig anwendbar.

Koriander: Sonne, Mond. Brotgewürz. „Das Manna war wie Koriander".

Galgant: Sonne, Mond, Jupiter. Extrem feurig. Sulfur. Das Geriatrikum Nummer 1 der HL. Hildegard.

Ingwer: Sonne, Mars, Uranus, Luft (!). Heiß und feucht. Sulfur. Kandierter Ingwer, um Sal in die Zubereitung zu bringen. Ingwer, Essig und Zucker sollen Sulfur verstärken. Alle Ingwergewächse werden in ihrer Heimat konsequent zur Verlangsamung des Alterns verwendet. Hildegard hat sie allen Patienten verordnet, die diese Therapie finanzieren konnten.

Muskatnuss: Sonne, Merkur. Aromatisch, warm, mildes Feuer, Luft. Ebenfalls edler Sulfur.

Lorbeer: Sonne, Jupiter, Saturn. Warm und erleuchtend.

Wacholder: Sonne, Mars, Saturn, Sulfur, Sal. Schutzmagisches Gewürz.

Ysop: Jupiter, Sonne, Venus. Helfer in allen Extremsituationen, Durchhaltemittel.

Dill: Merkur, Sonne, Luft, Sulfur. Ausdauermittel, Geistanreger, mit ihm nimmt man das Leben leichter.

Safran: Sehr stark solar, die Sonnenkönigin unter den Gewürzen für Ich-Stärke und Auftreten.

Anis: Sonne, Merkur, milder Merkur, Sulfur. Nervinum. Für das einsame Kind.

Fenchel: Sonne, Luft. Wie Anis.

Sternanis: Sonne, Jupiter, Merkur. Feuer und Wasser in Harmonie. Bei Entschlussschwäche.

Kardamom: Venus, Sonne, Merkur. Harmonisiert Rezepte gegen Stimmungsschwankungen.

Beifuss: Sonne, Uranus, Mond. Milde, aber nachhaltige Wärme, Hypophysenwirkung.

Dost/Oregano: Sonne, Jupiter, Luft. Schutzmittel für die Aura.

Senf: Mars, Sonne, Feuer, Luft. Viel Sulfur. Verbessert den Immunstatus, lebensverlängernd.

Rosmarin: Eines der wenigen Sonne-Saturnmittel. Feuer, Erde, Sulfur, Sal. Chronische Leiden, Altersmittel ersten Ranges. Erhöht den Blutdruck (Schwierig zu verwenden, aber wertvoll. Besser in Mischrezepturen einbinden).

Liebstöckel: Sonne, Venus. Aufbaumittel der Psyche. Reinigend im weitesten Sinn.

Bohnenkraut: Sonne, Merkur, Mond. Vitalität, Altersheilmittel.

Öle

Gesättigte und ungesättigte Öle

Fette haben völlig zu Unrecht einen schlechten Ruf. Sie sind wichtige Energielieferanten und enthalten viele lebensnotwendige Bestandteile, ohne die unser Körper nicht funktionieren würde. Bestimmte Vitamine (A, D, E, K) lassen sich beispielsweise nur über Fett aufnehmen.

Gesättigte Öle finden wir hauptsächlich in tierischen Produkten. Sie dienen als Energielieferanten, erhöhen bei übermäßigem Gebrauch aber scheinbar die Blutfettwerte, was neuesten Untersuchungen zufolge jedoch umstritten ist. Hier gilt wie immer Paracelsus Meinung: „Die Dosis macht das Gift."

Pflanzenöle enthalten einen mehr oder weniger großen Prozentsatz an wertvollen ungesättigten und/oder hochungesättigten Fettsäuren (Omega-3- und Omega-6-Fettsäuren). Diese sind stark reaktionsfreudig und lagern leicht Sauerstoff an, was sie schnell ranzig werden lässt. Die Reaktionsfreudigkeit dieser Öle zeigt auch ihren besonders starken Sulfurcharakter.

Öle sind praktisch alle astrologisch der Sonne unterstellt, die hochungesättigten besonders stark. Zur Stabilisierung leicht oxydabler Stoffe hat die Natur Antioxydantien ersonnen. Antioxydantien werden auch Radikalenfänger genannt. Sie dienen dem Schutz der Zellen vor den freien Radikalen, die zellschädigend wirken und so zum Verursacher vieler Leiden werden. Reichlich vorhanden sind Antioxydantien beispielsweise in Vitamin E (in allen Fetten enthalten, reichlich in einwandfreien Keimölen, besonders Weizenkeimöl, aber auch reichlich in Palmöl, Sonnenblumenöl und Erdnussöl), Carotin (in rot gefärbten Ölen), Lezithin, in roten und blauen Beeren, Artischocken, Bohnen, Kartoffeln und Pekanüssen. Sind sie nach langer Lagerung oder schlampiger Zubereitung zerstört, werden die Öle und Fette ausgesprochen gesundheitsschädlich.

Die Hausfrau stabilisiert deshalb beispielsweise Schweineschmalz durch Auskochen von Zwiebeln.

Öle mit einem hohen Gehalt an ungesättigten Fettsäuren, die sich durch ihren Gehalt an Antioxydantien trotzdem zum Erhitzen und Frittieren eignen sind besonders Olivenöl, Sesamöl, Erdnussöl, Rapsöl, Sojaöl, Kokosnussöl und Hanföl.

Leicht ranzig werden hingegen Leinöl, Traubenkernöl, Avocadoöl, Keimöle, Walnussöl, Haselnussöl, Sonnenblumenöl.

Die Stabilität ist stark von der Herstellung abhängig. Viele Kochfette des Handels stellen gewöhnlich tote Chemikalien dar, keine Lebensmittel.

Nüsse

Nussprodukte spielen in der Tropenküche (z.B. Indien, Thailand) eine große Rolle (Sympathieeffekt genau wie bei der scharfen Küche warmer Länder). Allen Nüssen gemeinsam ist der durch den Fettgehalt hohe Brennwert, der in der alchimistischen Einteilung den Sulfurcharakter anzeigt (Sulfur, das brennende Element). Die heiße Sonne ist ein Sulfurplanet. Sulfurische Stoffe aller

Art haben eine ähnliche Wirkung wie Stoffe, die man in der Astrologie der Sonne oder anderen heißen Planeten (Mars, Uranus, Jupiter) zuordnet. Sulfurische Stoffe fördern übrigens auch den Stoffwechsel, der besonders im Winter angeregt werden sollte.

Walnuss: Gehirnfutter, leicht ranzig, Nüsse als solche verwenden, extrem sonnenhaft.

Mandel: Sonne, Venus, Quintessenz, antibiotisch, harmonisiert Feuer und Wasser.

Sesam: Körner wie Öl verwendenaufbauendes Mittel, Rekonvaleszenz.

Olive: Stark lebensverlängernd, Sonne, Saturn.

Sonstige Lebensmittel mit Sonnenkraft

Nach Vehlow sind alle Getreidearten, besonders Weizen und Reis (Vollreis) der Sonne zugeordnet. Die Diät kann also mit Getreidekeimen mit Sonnenkraft angereichert werden. Dies ist auch der Grund für den großen Wert von Vollkornprodukten, falls sie vertragen werden. Alle Grasarten haben auch einen Saturnaspekt, also wieder Saturn und Sonne.

Anthocyane (und allgemein Flavonoide): sind sulfurisch, auch krebsfeindlich. Gelbe und rote sind sonnenhaft, blaue saturnisch. Beeren (beispielsweise Aronia, Heidelbeere), Kirschen, blaue Trauben, Auberginen. Sehr gute Wirkung auf Stoffwechsel und Immunsystem.

Heiße Getränke:

- Glühwein
- heiße Zitronenlimonade (sympathisch und antisympathisch)
- überhaupt heiße Fruchtgetränke, z.B. Traubensaft und Wasser zu gleichen Teilen gemischt und heiß getrunken; heißer Tee mit Sonnengewürzen und -kräutern, wie Ringelblume, Hagebutten, Malve (Anthozyane) usw.;
- Yogitee besteht aus Sonnengewürzen wie Anis, Fenchel, Zimt, Kardamom, Ingwer und Pfeffer (Mars). Echter Yogitee enthält echten Tee, wegen der Neptunzuordnung von Thea sinensis/assamica – also Feuer- und Wasserelement.

3.6.4 Farben

Gelbe und orange Kleidung, Farbanstriche, Bilder etc. vermitteln Sonnenkraft und eignen sich dadurch zur Stimmungsaufhellung, für besseres Auftreten und zur Stärkung des Ichs. Diese Qualitäten machen sich Farbtherapeuthen zu Nutze.

3.6.5 Tiere

Schlangen

Schlangen brauchen die Sonne zum Überleben. Ihr Gift wird als Heilmittel für die Herz-Kreislauftherapie, Abwehr (Immunmodulation), bei Allergien, Wirbelsäulenleiden, Haut, Hormonen, Klimakterium, postinfektiöse Herzklappenfehler, Rhythmus- und Blutdruckstörungen, Angina pectoris eingesetzt und ist als Bestandteil in Rezepten auch für Grübler wertvoll.

Biene Apis mellifica (Sonne/Mars) und all ihre Erzeugnisse

D6-D200 für nervöse, geschäftige, ängstliche und reizbare Menschen. Bei Eifersucht, Zähneknirschen, Lichtscheu, akuten, entzündlichen Leiden mit Brennen, Rötung, Schwellung und Hitze und wenn Berührung nicht ertragen wird. Sie ist ein Helfer für die Abwehr bei Allergie, Ödemen, Umweltschäden, aber auch bei Ich-Schwäche und Trägheit.

Bei Bienenstichen hilft die Potenz D30 zuverlässig. Begleitend verwenden wir die Biene, Ihr Gift und all ihre Produkte bei Hirnhautentzündung, Scharlach, Windpocken und Masern.

Da Apis in tiefen Potenzen die Periode anregt darf es in der Frühschwangerschaft nicht verwendet werden. Es ist eine Hilfe für junge Mädchen mit stockender Periode und Zysten im Unterleib. Beim kalten Unterleib (Zysten, Neubildungen, Lustlosigkeit und stockender Periode) bringt Apis Wärme in den unteren Körperteil.

Die Biene ist fleißig und ausdauernd. In tiefen Potenzen regt sie also die Handlungsfreude an, in hohen besänftigt sie das übermässig fleißige Lieschen. An den Waben ist der ordnungsschaffende Aspekt aller Bienenprodukte erkennbar, was sie als geistfördernd und gegen Lähmung des Handelns durch negative Saturnkräfte auszeichnet.

3.6.6 Landschaften

In warmen und trockenen Gegenden, besonders in Weinanbaugebieten und Mittelmeerlandschaften können wir ebenfalls Sonnenkräfte tanken. Sonnengeprägte Landschaften haben ein gemäßigtes Klima und zeigen sich hell und freundlich.

ANHANG

Index nach der Wirkung im Horoskop

Häuser

Horoskophälften

Isolierte Planeten

Kreuze

Planeten

Planetenballungen in Sternzeichen und Häusern

Planeten und Häuser

Quadranten

Rückläufige Planeten

Sternzeichen

Winkel

Yin/Yang

Literaturverzeichnis

Abraham, Hartwig und Thinnes, Inge, Hexenkraut und Zaubertrank. Urs Freund, Greifenberg 1995

Agrippa von Nettesheim, De Occulta Philosophia - Drei Bücher über die Magie. Greno Verlagsgesellschaft, Nördlingen 1987

Aigremont, Dr. (Hrsg. Christian Rätsch), Volkserotik und Pflanzenwelt. Express Edition, Berlin 1987

Akron Frey, Charles, Das Astrologie Handbuch: Charakteranalyse und Schicksalsdeutung. Kailash Verlag 2001

Alberts, Andreas; Mullen, Peter, Aphrodisiaka aus der Natur. Kosmos Verlag, Stuttgart 2003

Amann, Max, Die hermetischen Grundlagen der Spagirik. Naturheilpraxis 50/1997

Amann, Max, Nicholas Culpeper und die astrologische Heilkräuterkunde. Naturheilpraxis 10/1998

Amann, Max, Pflanzen für ein langes Leben. Naturheilpraxis 02/1995

Amann, Max, Vergessene Heilpflanzen. Naturheilpraxis 05/2003

Amann, Max; Allgeier, Riki, Dem Geist auf die Sprünge helfen. Pflaum Verlag, München 2000

Arrowsmith, Nancy, Das Buch der heilenden Kräuter. Allegria Ullstein, Berlin 2009

Arroyo, Stephen, Astrologie, Psychologie und die vier Elemente. Rowohlt Tb, Hamburg 1989

Aschenbrenner, Eva, Rezepte für die Gesundheit. Kosmos Verlag, Stuttgart 2005

Aschner, Bernhard (Hrsg.), Paracelsus. Sämtliche Werke. Verlag G. Fischer, Jena 1930

Bächtold-Staubli, H.; Hoffmann-Krayer, E. (Hrsg.), Handwörterbuch des Deutschen Aberglaubens. Walter de Gruyter, Berlin 1987

Balick, Michael J.; Cox, Paul Alan, Drogen, Kräuter und Kulturen. Spektrum Akademischer Verlag 1997

Baumann, Hellmut, Die griechische Pflanzenwelt in Mythos, Kunst und Literatur. Hirmer Verlag, München 1982

Baumgart, G., Handbuch Volksmedizin. Bechtermünz Verlag, Augsburg 1998

Beckmann, Dieter und Barbara, Alraun, Beifuß und andere Hexenkräuter. Campus Verlag, Frankfurt a.M. 1990

Beckmann, Dieter und Barbara, Das geheime Wissen der Kräuterhexen. DTV, München 1997

Besler, Basilius, Der Garten von Eichstätt (1613). Nachdruck. Taschen-Verlag, Köln 1999

Beuchert, Marianne, Symbolik der Pflanzen. Insel Verlag, Frankfurt a.M. 1995

Binet, Claude Dr., Thérapeutique homéopatique T 1 und 2. Dangles 1990

Binet, Claude Dr., Oligo-éléments et oligothérapie. Dangles 2007

Binnet, Claude Dr., L'homéopathie practique. Dangles 2007

Birmann-Dähne, Gerhild, Bärlauch und Judenkirsche. Haug Verlag, Heidelberg 1996

Blair, Nancy, Göttinnen für jede Jahreszeit. Goldmann Verlag, München 1997

Bock, Hieronymus, Kreutterbuch (1577). Reprint by Verlag Konrad Kölbl, München 1964

Bodini, Gianni, Ein Gang durchs Jahr - Riten und Brauchtum im alten Tirol. Tappeiner Verlag, Lana 1992

Boericke, William, Homöopathische Mittel und ihre Wirkungen. Wissenschaftl. Autorenverlag, Leer 1986

Boericke, William, Handbuch der homöopathischen Materia medica. Haug Verlag, Stuttgart 2004

Bott, Victor, Anthroposophische Medizin. Haug Verlag, Heidelberg 1982

Braun, Erwin (Hrsg.), Gesundheitslehre der Schule von Salerno. Ges. für Präventivmedizin, Basel 1981

Brooke, Elisabeth, Von Salbei, Klee und Löwenzahn. Bauer Verlag, Freiburg 1997

Brosse, Jaques, Mythologie der Bäume. Walter Verlag, Olten 1990

Brosse, Jaques, Magie der Pflanzen. Walter Verlag, Olten 1992

Brunfels, Otto, Kreüterbuch (1532). Reprint by Verlag Konrad Kölbl, München 1964

Brunschwyck, Hieronymus, Ars Destillandi (1610). Reprint by Verlag Konrad Kölbl, München 1963

Bühring, Ursel, Praxis-Lehrbuch Heilpflanzenkunde: Grundlagen – Anwendung – Therapie. Haug Verlag, Stuttgart 2014

Campell, Joseph, Mythen der Menschheit. Kösel Verlag, Müchen 1993

Carrichter, Bartholomaei, Horn des heyls Menschlicher Blödigkeit oder Kreutterbuch darinn die Kräuter deß Teudschenlands / auß dem Licht der Natur / nach rechter art der himmlischen Einfließungen beschriben (1606). Reprint by Verlag Konrad Kölbl, München 1981

Castleman, Michael, The New Healing Herbs: The Essential Guide to More Than 125 of Nature‘s Most Potent Herbal Remedies. Rodale 2010

Cerny, Christine, Das Buch der Naturgeister. Goldmann Verlag, München 1997

Cohen, Richard, Die Sonne – der Stern, um den sich alles dreht. Arche Verlag, Hamburg 2012

Croll, Oswald, Von den innerlichen Signaturen oder Zeichen aller Dinge. Frankfurt a.Main 1623

Culpeper, Nicholas, Complete Herbal. A book of natural remedies for ancient ills. Wordsworth Reference, London 2007

Cunningham, Scott, Enzyklopädie der magischen Kräuter. Schirner Verlag, Darmstadt 2011

Cunningham, Scott, Das große Buch von Weihrauch, Aromaölen und magischen Rezepturen. Goldmann Verlag, München 2001

Cunningham, Scott, Handbuch der Natur- und Elementarmagie, Band I und II. Arun 2004

Czygan, Franz, Kulturgeschichte und Mystik des Johanniskrautes. Pharmazie in unserer Zeit 3/2003 Wiley VCH Verlag Weinheim

Daems, Willem F., Mensch und Pflanze. Die Heilpflanzen in Vergangenheit, Gegenwart und Zukunft. Weleda Schriftreihe, Schwäbisch Gmünd 1988

Dander, Christine; Kompatscher, Annelise, Garten der Gesundheit. Tappeiner Verlag, Bozen 1991

Diesing, Waldemar, Schlangen-Reintoxine und ihre Bedeutung für die Heilkunde. 2. Auflage, Horvi Chemie Dr. Waldemar Diesing, Georgensgmünd 1978

Dioskurides, Kreutterbuch 1610. Reprint by Verlag Konrad Kölbl, München 1968

Dressendörfer, Werner, Blüten, Kräuter und Essenzen. Heilkunst alter Kräuterbücher. Jan Thorbecke Verlag, Ostfildern 2003

Engel, Fritz-Martin, Zauberpflanzen – Pflanzenzauber. Landbuch-Verlag, Hannover 1978

Engel, Wolfram, Gold im Zusammenhang mit Weihrauch und Myrrhe in der Arzneiherstellung. Der Merkurstab 11-12/2007, Verlag-Gesellschaft Anthroposophischer Ärzte, Filderstadt

Erbacher, Ursula, Gold, Weihrauch und Myrrhe. Praxis Magazin 12/2005 und 01/2006, PACs GmbH Verlagsservice, Staufen 2005

Fiegala, Karin; Priesner, Claus, Alchemie: Lexikon einer hermetischen Wissenschaft. Beck Verlag, München 1998

Fink, Gerhard, Who ist Who in der antiken Mythologie. DTV, München 2009

Fink, Hans, Verzaubertes Land – Volkskult und Ahnenbrauch in Südtirol. Tyrolia Verlag, Innsbruck 1969

Fintelmann, Volker, Intuitive Medizin – Anthroposophische Medizin in der Praxis. Hippokrates Verlag, Stuttgart 2007

Fintelmann, Volker; Weiss, R.F., Lehrbuch der Phytotherapie. Hippokrates Verlag, Stuttgart 2002

Fischer-Rizzi, Susanne, Blätter von Bäumen. Hugendubel Verlag, München 1989

Fischer-Rizzi, Susanne, Medizin der Erde. AT Verlag, Aarau 2005

Fischer-Rizzi, Susanne, Himmlische Düfte. AT Verlag, Aarau 2011

Fischer, Hermann, Mittelalterliche Pflanzenheilkunde. Verlag der Münchner Drucke, München 1929

Forth Wolfgang; Klimmek, Reinhard, Toxisch oder kanzerogen. Verlags GmbH, Bad Boll 1991

Frazer, James George, Der goldene Zweig. Rowohlt Verlag, Hamburg 1989

Frick, Karl R.H., Das Reich Satans. Akademische Druck- und Verlagsanstalt, Graz 1982

Fritschi, Hans-Josef, Spagyrik: Lehr- und Arbeitsbuch. G. Fischer, Ulm 1997

Frohne, Dietrich; Pfänder, Hans-Jürgen, Giftpflanzen – Ein Handbuch für Apotheker, Ärzte, Toxikologen und Biologen. Wissenschaftliche Verlagsgesellschaft, Stuttgart 1987

Fuchs, Leonhard, New Kreüterbuch 1543. Reprint by Verlag Konrad Kölbl, München 1964

Gäbler, H., Das Buch von den heilenden Kräutlein. Goldmann Verlag, München 1977

Gallwitz, Esther, Kleiner Kräutergarten: Kräuter und Blumen bei den Alten Meistern im Städel. Insel Verlag, Frankfurt a.M. 1992

Gallwitz, Estter, Ein wunderbarer Garten – Die Pflanzen des Genter Altars. Insel Verlag, Frankfurt a.M. 1996

Gawlik, W., Götter, Zauber und Arznei. Barthel und Barthel, Schäftlarn 1994

Gebelein, Helmut, Alchemie. Diederichs, München 1991

Genaust, Helmut, Etymologisches Wörterbuch der botanischen Pflanzennamen. Nikol Verlagsgesellschaft, Hamburg 1976

Gessmann, G.W., Die Pflanze im Zauberglauben. Esoterischer Verlag P. Hartmann, Bürstadt 2003

Geßmann, G.W., Die Geheimsymbole der Alchymie, Arzneikunde und Astrologie des Mittelalters. Arkana, Ulm 1964

Geßner, Cunrat, Von allerhand künstlichen und bewerten Ölen/Wasseren/und heimlichen Arzneyen (1583). Nachdruck. Antiqua-Verlag, Lindau 1979

Gichtel, Johann Georg, Theosophia Practica (1779). Nachdruck. Ansata, Schwarzenburg 1979

Giebel Marion, Das Geheimnis der Mysterien. DTV, München 1990

Golowin, Sergius, Paracelsus. Mediziner – Heiler – Philosoph. Goldmann, München 1993

Gottwald, Franz Theo; Rätsch, Christian (Hrsg.), Rituale des Heilens. Ethnomedizin, Naturerkenntnis. AT Verlag, Aarau 2000

Grant, Michael und Hazel, John, Lexikon der antiken Mythen und Gestalten. DTV, München 1994

Gröber, Uwe, Orthomolekulare Medizin. Wissenschaftliche Verlagsgesellschaft, Stuttgart 2002

Haag, Stefan, Liebeskraut und Zauberpflanzen: Mythen, Aberglauben, Heutiges Wissen. Kosmos Verlag, Stuttgart 2002

Haag, Stephan, Von Druidentrank und Hexenkraut: Heil- und Zauberpflanzen aus aller Welt. Kosmos Verlag, Stuttgart 2002

Haerkötter, Gerd und Marlene, Das Geheimnis der Bäume: Sagen, Geschichte, Beschreibungen. Anaconda, Köln 2016

Hahnemann, Samuel, Apothekerlexikon; 3. Nachdruck der Erstausgabe Leipzig 1798. Haug Verlag, Heidelberg 1985

Haider, F., Tiroler Brauch im Jahreslauf. Tyrolia-/Athesia-Verlag, Innsbruck / Bozen 1990

Heits, Edward (Hrsg.), Kent's Arzneimittelbilder – Vorlesungen zur homöopathischen Materia medica. Haug Verlag, Heidelberg 1985

Herold, Edmund, Heilwerte aus dem Bienenvolk. F.W. Hendel Verlag, München 1970

Hertzka, Gottfried und Strehlow, Wighard, Große Hildegard-Apotheke. Verlag H. Bauer, Freiburg i.Br. 1993

Heydecker, Joe J., Die Schwestern der Venus. Nymphenburger Verlagbuchhandlung, München 1991

Hildegard von Bingen, Heilkraft der Natur – „Physica". Herder Verlag, Freiburg i.Br. 1993

Himmel, Manfred, Bäume helfen heilen : Wie Sie mit Bäumen Kontakt aufnehmen und ihre natürlichen Energien nutzen. Schirner Verlag, Darmstadt 2015

Hirsch, Siegrid; Grünberger, Felix, Die Kräuter in meinem Garten. Weltbild Verlag, Augsburg 2008

Höfler, Max, Volksmedizinische Botanik der Germanen. Verlag für Wissenschaft und Bildung, Berlin 1990

Hornfisher, Daniel, Löwe und Phönix: Das große Handbuch der praktischen Spagyrik und Alchemie. Aurum Verlag, Braunschweig 1998

https://www.wikipedia.de

Huibers, Jaap, Kräuter für Leber und Galle. Aurum Verlag, Freiburg i.Br. 1978

Huibers, Jaap, Gesund sein mit Metallen. Aurum Verlag, Freiburg i.Br. 1979

Husemann, W. (Hrsg.), Das Bild des Menschen als Grundlage der Heilkunst Band 1 bis 3. Verlag Freies Geistesleben, Stuttgart 1986

Jabobi, Lis (Hrsg.), Lied der Sonne - Morgen- und Sonnengedichte aus 3 Jahrtausenden. Verlag Freies Geistesleben, Stuttgart 1983

Junius, Manfred, Pflanzenalchemie - Ein praktisches Handbuch: Traditionelle Phytotherapie und Spagyrik Heilkräftige Essenzen, Tinkturenund Elixiere selbst zubereitet. AT Verlag, Aarau 2016

Kalbermatten, Roger, Pflanzliche Urtinkturen. AT Verlag, Aarau 2005

Kalbermatten, Roger, Wesen und Signatur der Heilpflanzen: Die Gestalt als Schlüssel zur Heilkraft der Pflanzen. AT Verlag, Aarau 2005

Kneipp, Sebastian, Wasserkur und Pflanzenatlas. Reprint der Originalausgabe von 1894 und 1892. Reprint Verlag Leipzig

Kranich, Ernst M., Die Formensprache der Pflanze. Grundlinien einer kosmologischen Botanik. Freies Geistesleben, Stuttgart 1979

Kühni, Werner und von Holst, Walter, Enzyklopädie der Steinheilkunde. AT Verlag, Aarau 2003

Künzle, Johann, Chrut und Unchrut. Verlagsbuchhandlung Unterberger, Feldkirch 1935

Künzle, Johann, Das große Kräuter-Heilbuch. Nachdruck der Erstausgabe von 1945. Walter Verlag, Olten 1995

Lonicerus, Adam, Kreuterbuch 1679, Reprint. F.W. Hendel Verlag, Naunhof bei Leipzig 1934

Lucas, Richard, Die Magie der Heilkräuter. Bauer Verlag, Freiburg 1999

Madaus, Gerhard, Lehrbuch der biologischen Heilmittel. Nachdruck der Ausgabe Leipzig 1938. mediamed Verlag, Ravensburg 1987

Madejsky, Margret, Alchemilla - Eine ganzheitliche Heilkräuterkunde für Frauen. Goldmann Verlag, München 2000

Madejsky, Margret, Lexikon der Frauenkräuter. AT Verlag, Aarau 2008

Madejsky, Margret, Signaturenlehre - Urweg der Heilpflanzenerkenntnis. Naturheilpraxis 05/2003

Madejsky, Margret, Signaturenlehre: Botschaften der Zaunkräuter. Naturheilpraxis 04/2001

Madejsky, Margret; Rippe, Olaf, Heilmittel der Sonne. AT Verlag, Aarau 2013

Magister Botanicus, Magister Botanicus Magisches Kreutherkompendium: Ein erweitertes wahrhaft ergötzliches Werk über die magischen Verrichtungen mit Kräutern und den... sowie deren medizinalischer Bedeutungen. Die Sanduhr Fachverlag für altes Wissen, Speyer 1995

Marinova, Marina, Magie und Heilkraft der Kräuter. Die Silberschnur GmbH, Güllesheim 2004

Marzell, Heinrich, Wörterbuch der deutschen Pflanzennamen. S. Hirzel Verlag, Stuttgart 1979

Marzell, Heinrich, Geschichte und Volkskunde der deutschen Heilpflanzen. Nachdruck der Ausgabe 1938. Reichl Verlag, St. Goar 2002

Matthiolus, Petri Andrae, Kreutterbuch (1562). Reprint by Verlag Konrad Kölbl, München 1963

Mayer Gottfried; Groehl, Konrad (Hrsg.), Höhepunkte der Klostermedizin / Der Macer floribus und das Herbarium des Vitus Auslasser (1832). Nachdruck. Reprint Verlag Leipzig

Mebs, Dietrich, Tiergifte. Wissenschaftliche Verlagsgesellschaft, Stuttgart 2000

Meier, Pirmin, Paracelsus. Arzt und Prophet. Pendo Verlag, Zürich 1998

Melchers, E. und H., Das große Buch der Heiligen, Geschichte und Legende im Jahreslauf. Südwest Verlag, München 1978

Mercatante, Anthony, Der magische Garten. Schweizer Verlagshaus, Zürich 1980

Mertz, Bernd, Das Handbuch der Astromedizin. Herder Verlag, Freiburg i.Br. 1995

Mességué, Maurice, Das Messegue-Heilkräuter-Lexikon. Verlag Fritz Molden, München/Wien/Zürich 1976

Mességué, Maurice, Von Menschen und Pflanzen. Leben und Rezepte eines berühmten Naturarztes. Molden 1982

Metzner, Ralph, Der Brunnen der Erinnerung. Aurum Verlag, Freiburg i.Br. 1994

Meyer, Ulrich, Weihrauch und Myrrhe – Baumharze als Heilmittel. Merkurstab 6/2007, Medizin. Sektion der freien Hochschule für Geisteswissenschaften am Goetheanum, Dornach

Mezger, Julius, Gesichtete homöopathische Arzneimittellehre. Haug Verlag, Stuttgart 1995

Müller-Ebeling, Claudia und Rätsch, Christian, Isoldens Liebestrank. Kindler, München 1986

Müller-Ebeling, Claudia; Rätsch, Christian; Storl, Wolf-Dieter, Hexenmedizin. AT Verlag, Aarau 2002

Müller, Ingo W., Humoralmedizin. Heidelberg 1993

Müller, Irmgard, Die pflanzlichen Heilmittel bei Hildegard von Bingen. Otto Müller, Salzburg 1982

Nemènyi, Geza von, Heidnische Naturreligion. Peyn und Schulze Verlag, Bergen 1991

Oertel, Adolf und -Bauer, Eduard, Heilpflanzen-Taschenbuch. Ratgeber für naturgemäße Heil- und Lebensweise. Thomas-Verlag, Kempen 1956

Ovid, Metamorphosen. Goldmann Verlag, München 1981

Pahlow, Mannfried, Das große Buch der Heilpflanzen. Gräfe und Unzer, München 1993

Paracelsus, Sämtliche Werke (1930 von Bernhard Aschner). Anger Verlag Eick (Nachdruck 1993)

Paris, Günther-Ernst, Der Schlüssel zur esoterischen Astrologie. Urania, München 1984

Pelikan, Wilhelm, Heilpflanzenkunde, Band I-III. Philosophisch-anthroposophischer Verlag am Goetheanum, Dornach 1958

Pelikan, Wilhelm, Sieben Metalle: Vom Wirken des Metallwesens in Kosmos, Erde und Mensch. Philosophisch-anthroposophischer Verlag am Goetheanum 1981

Perger, K. Ritter von, Deutsche Pflanzensagen. Schaber Verlag, Stuttgart und Oehringen 1864

Pflanzer, E.; H., Schneider, W., Brauchtum und Feste in Österreich. Pinguin-Verlag, Innsbruck 1985

Plassmann, J.O. (Hrsg.), Orpheus – Altgriechische Mysterien. Eugen Diederichs Verlag, München 1992

Ploberger, Florian, Westliche Kräuter aus Sicht der TCM. Bacopa-Verlag 2005

Probst, Christian, Fahrende Heiler und Heilmittelhändler. Rosenheimer Verlagshaus, Rosenheim 1992

Ranke Graves, Robert von, Griechische Mythologie. Rowohlt Taschenbuch, Hamburg 1960

Rätsch, Christian, Die Steine der Schamanen. Eugen Diederichs Verlag, München 1997

Rätsch, Christian, Heilkräuter der Antike. Eugen Diederichs Verlag, München 1997

Rätsch, Christian, Lexikon der psychoaktiven Pflanzen. AT Verlag, Aarau 1998

Rätsch, Christian, Räucherstoffe – Der Atem des Drachen. AT Verlag, Aarau 2004

Rätsch, Christian, Der heilige Hain – germanische Zauberpflanzen, heilige Bäume und schamanische Rituale. AT Verlag, Aarau 2005

Rätsch, Christian, Weihrauch und Copal. AT Verlag, Aarau 2004

Riolle, Y. Trouard, Les plantes et la santé. Riolle Verlag 1977

Rippe, Olaf (Hrsg.), Die Mistel, eine Heilpflanze für die Krankheiten unserer Zeit. Pflaum Verlag, München 2010

Rippe, Olaf, Madejsky, Margret, Die Kräuterkunde des Paracelsus. AT Verlag, Aarau 2001

Rippe, Olaf, Madejsky, Margret; Ochsner, Patricia; Amann, Max; Rätsch, Christian, Paracelsusmedizin. AT Verlag, Aarau 2001

Roob, Alexander, Alchemie und Mystik. Taschen-Verlag 1996

Roscher, Michael, Astrologie und Psychosomatik. Horoskopkonstellationen aus medizinischer Sicht. Droemer Knaur, München 1992

Rosenberger, Veit, Griechische Orakel. Theiss Verlag, Darmstadt 2001

Rosival, Vera, Die homöopathische Hausapotheke. Dr. Vera Rosival Verlag, München 2010

Rudat, Klaus, Bernstein – ein Schatz an unseren Küsten. Husum Verlagsgesellschaft, Husum 1985

Rüttner-Cova, S., Frau Holle, die gestürzte Göttin. Sphinx-Verlag, Basel 1986

Sagan, Samuel, Heilende Planetenkräfte. Ebertin Verlag, Freiburg i. Br. 1998

Sagmeister, Rudolf, Wilde Blumen – Alte Meister. Kunst und Natur. Bertolini Verlag 2014

Schaffner, Willi, Heilpflanzen und ihre Drogen. Mosaik Verlag, München 1992

Schipperges, Heinrich, Der Garten der Gesundheit. Artemis Verlag, München/Zürich 1985

Schipperges, Heinrich, Heilsamer Trunk. Rombach Verlag, Freiburg i.Br. 2000

Schlegel, Emil, Religion der Arznei (Reprint). Sonntag Verlag, Regensburg 1987

Schönfelder, Ingrid und Peter, Das neue Handbuch der Heilpflanzen. Kosmos Verlag, Stuttgart 2004

Schöpf, Hans, Zauberkräuter. VMA Verlag, Wiesbaden 1992

Schramm, Henning, Metalle und Mineralien in der Therapie. Novalis Verlag, Schaffhausen 1991

Schramm, Henning, Märchen und Heilmittel: Eine imaginative Einführung in die anthroposophische Metalltherapie. Novalis Verlag, Schaffhausen 1993

Schramm, Henning, Heilmittel der anthroposophischen Medizin: Grundlagen – Arzneimittelportraits – Anwendung. Elsevier, München 2009

Schröder, Johann, Chymische Apotheke oder höchstköstlicher Arzney-Schatz (1685). Reprint by Verlag Konrad Kölbl, München 1963

Schrödter, Willy, Pflanzengeheimnisse. Schröder-Verlag, Kleinjörl bei Flensburg 1968

Selawry, Alla, Metallfunktionstypen in Psychologie und Medizin – Zur Therapie mit Silber, Merkur, Kupfer, Eisen, Zinn, Blei und Gold (Reprint). Salumed Verlag 2015

Seligmann, Siegfried, Die magischen Heil- und Schutzmittel aus der belebten Natur (Pflanzenreich). Dietrich Reimer Verlag, Berlin 1996

Silva, Raymond, Magie in der Medizin, gestern und heute. Von ungewöhnlichen Heulweisen und Heilerfolgen. Ariston Verlag, Genf 1989

Simonis, Werner Christian, Arzneitiere. Verlag Freies Geistesleben, Stuttgart 1972

Simonis, Werner Christian, Erde, Mensch und Krankheit. Mellinger Verlag, Stuttgart 1974

Simonis, Werner Christian, Heilpflanzen und Mysterienpflanzen. Novalis Verlag, Schaffhausen 1981

Simpson, Jaqueline, Mythen und Legenden des alten Europa. Neuer Kaiser Verlag, Schaffhausen 1981

Soukup, Rudolf Werner; Mayer, Helmut, Alchemistisches Gold. Paracelsistische Pharmaka. Böhlau Verlag, Wien 1997

Stammel, Heinz J., Die Apotheke Manitous – Das Heilwissen der Indianer. Rowohlt Verlag, Hamburg 2000

Stauffer, Karl, Klinische Homöopathische Arzneimittellehre. Sonntag Verlag, Regensburg 2002

Steiner, Rudolf, Mythen und Sagen. Rudolf Steiner Verlag, Dornach 1992

Stoffler, Hans-Dieter, Der Hortulus des Walahfried Strabo. Jan Thorbecke Verlag, Sigmaringen 1989

Stoffler, Hans-Dieter, Kräuter aus dem Klostergarten. Wissen und Weisheit mittelalterlicher Mönche. Jan Thorbecke Verlag, Sigmaringen 2002

Storl, Wolf-Dieter, Von Heilkräutern und Pflanzengottheiten. Aurum Verlag, Freiburg i.Br. 1986

Storl, Wolf-Dieter, Heilkräuter und Zauberpflanzen zwischen Haustür und Hoftor. AT Verlag, Aarau 1996

Storl, Wolf-Dieter, Die Pflanzen der Kelten. AT Verlag, Aarau 2000

Storl, Wolf-Dieter, Götterpflanze Bilsenkraut. Nachtschatten Verlag, Solothurn 2000

Storl, Wolf-Dieter, Kräuterkunde. Aurum Verlag, Freiburg i.Br. 2011

Storl, Wolf-Dieter, Die alte Göttin und ihre Pflanzen. Kailash 2014

Storl, Wolf-Dieter, Naturrituale: Mit schamanischen Ritualen zu den eigenen Wurzeln finden. AT Verlag, Aarau

Straßmann, René, Baumheilkunde – Mythos und Magie der Bäume. AT Verlag, Aarau 1994

Stumpf, Ursula, Von Magie bis Phythotherapie: Die Geschichte der Kräuter und Pflanzen, ihre Bedeutung und erfolgreiche Anwendung. MedMedia, Wien 2010

Surya, G.W., Astrologie und Medizin. Rohm Verlag 1980

Tabernaemontanus, Jakobus Theodorus, Kräuterbuch (1731). Nachdruck. Reprint by Verlag Konrad Kölbl, München 1993

Termolen, Rosel (Hrsg.), Hildegard von Bingen – Heilkraft der Edelsteine. Pattloch Verlag, Augsburg 1990

Tetzner, Reiner, Germanische Göttersagen. Philipp reclam jun. GmbH, Stuttgart 1992

Treben, Maria, Gesundheit aus der Apotheke Gottes. Verlag Wilhelm Ennsthaler, Steyr 1994

Tscharner, Gisula und Knieriemen, Heinz, Hexentrank und Wiesenschmaus. Rezepte aus der Wilden Weiber Küche. AT Verlag, Aarau 2005

Ulydert, Mellie, Verborgene Kräfte der Metalle. Irisana-Hugendubel Verlag, München 1984

Ulydert, Mellie, Die verborgenen Kräfte der Pflanzen. Kraft und Gesundheit aus der Natur. Irisana-Hugendubel Verlag, München 1984

Ulydert, Mellie, Verborgene Kräfte der Edelsteine. Lüchow Verlag, Stuttgart 2005

Usteri, Alfred; Daems, Willem F., Die Pflanzenwelt im Jahreslauf. Philosophisch-anthroposophischer Verlag am Goetheanum 1987

Vogel, Heinz-Hartmut, Wege der Heilmittelfindung. Natur, Mensch & Medizin Verlag, Bad Boll 1994

Weidinger, H.-J., Kräuter für die Seele. Niederösterreichisches Pressehaus, St. Pölten 1993

Weiß, Rudolf Fritz, Lehrbuch der Phytotherapie. Hippokrates Verlag, Stuttgart 1991

Wichtl, Max (Hrsg.), Teedrogen und Phytopharmaka. Wissenschaftliche Verlagsgesellschaft, Stuttgart 2002

Widmann Martin; Mörgeli, Christoph, Bader und Wundarzt; Medizinisches Handwerk in vergangenen Tagen. Medizinhistorisches Museum Zürich 1998

Wohlleben, Peter, Das geheime Leben der Bäume: Was sie fühlen, wie sie kommunizieren – die Entdeckung einer verborgenen Welt. Ludwig Verlag, München 2015

Wurzer, Walter, Die große Enzyklopädie der Heilpflanzen. Neuer Kaiser Verlag 1994

www.sagen.at/texte/sagen/oesterreich/sagen_oesterreich.htm

Zuther, Svenja, Die Sprache der Pflanzenwelt: Begegnungen mit der Pflanzenseele – Signaturenlehre – Ganzheitliche Pflanzenheilkunde. AT Verlag, Aarau 2010